EUL VERLAG

EUROPEAN BUSINESS SCHOOL
International University Schloss Reichartshausen

Inauguraldissertation
zur Erlangung des Grades
Doctor rerum politicarum (Dr. rer. pol.)

Franchising im deutschen Gesundheitswesen

Eine empirische Untersuchung am Beispiel des zahnärztlichen Bereiches

Name: Dipl.-Kfm. Florian Muschaweck
Referent: Prof. Dr. Heinz Klandt
Korreferent: Prof. Dr. Ronald Gleich
Disputation am: 10. Dezember 2009

Reihe: FGF Entrepreneurship-Research Monographien · Band 68

Herausgegeben von Prof. Dr. Heinz Klandt, Oestrich-Winkel, Prof. Dr. Dr. h. c. Norbert Szyperski, Köln, Prof. Dr. Michael Frese, Gießen, Prof. Dr. Josef Brüderl, Mannheim, Prof. Dr. Rolf Sternberg, Hannover, Prof. Dr. Ulrich Braukmann, Wuppertal, und Prof. Dr. Lambert T. Koch, Wuppertal

Dr. Florian Muschaweck

Franchising für Zahnärzte

Eine empirische Analyse

Mit einem Geleitwort von Prof. Dr. Heinz Klandt,
European Business School (EBS), Oestrich-Winkel

EUL VERLAG

Bibliografische Information der Deutschen Nationalbibliothek

Die Deutsche Nationalbibliothek verzeichnet diese Publikation in der Deutschen Nationalbibliografie; detaillierte bibliografische Daten sind im Internet über <http://dnb.d-nb.de> abrufbar.

Dissertation, European Business School (EBS), Oestrich-Winkel, 2009, unter dem Titel: Franchising im deutschen Gesundheitswesen – Eine empirische Untersuchung am Beispiel des zahnärztlichen Bereiches

D 1540

ISBN 978-3-89936-994-6
1. Auflage Dezember 2010

JOSEF EUL VERLAG GmbH
Brandsberg 6
53797 Lohmar
Tel.: 0 22 05 / 90 10 6-6
Fax: 0 22 05 / 90 10 6-88
E-Mail: info@eul-verlag.de
http://www.eul-verlag.de

Bei der Herstellung unserer Bücher möchten wir die Umwelt schonen. Dieses Buch ist daher auf säurefreiem, 100% chlorfrei gebleichtem, alterungsbeständigem Papier nach DIN 6738 gedruckt.

Geleitwort

Das deutsche Gesundheitswesen steht in den Medien und der Politik immer wieder in heftiger Diskussion. Insbesondere die Frage nach der Effizienz der Gestaltung von Strukturen und Abläufen bleibt aufgrund wachsender Kosten des Systems (>10% des BIP) ein Dauerthema. Die Politik bemüht sich mit mäßigem Erfolg durch Kostendämpfungsmaßnahmen den kontinuierlich steigenden Ausgaben für Gesundheit in Deutschland Herr zu werden. Auch im Jahr 2010 wurden mit dem GKV-Änderungsgesetz (GKV-ÄndG), dem Arzneimittelmarktneuordnungsgesetz (AMNOG) und dem GKV Finanzierungsgesetz (GKV-FinG) erneut weitreichende Eingriffe der Politik in einen bereits ohnehin regulierten Markt getätigt.

Neben der systemischen Ebene ergeben sich auch auf der Ebene der medizinischen Leistungserbringer tiefgreifende Folgen, die den Handlungsspielraum der Akteure erheblich begrenzen. Eingeengt z.B. durch das ärztliche Standesrecht können Lösungen, die in anderen Wirtschaftsbereichen üblich sind nur bedingt eingebracht werden. Das gilt auch für den Franchiseansatz. Die vorliegende empirische Studie untersucht die Möglichkeit Franchising im konkreten Kontext zahnärztlicher Versorgung anzuwenden und greift damit ein brisantes, aktuelles und praxisrelevantes Thema auf.

Die Untersuchung beschäftigt sich mit dem Organisationsmodell des Franchisings im deutschen Gesundheitssektor als mögliches Mittel zur Effizienzverbesserung auf Kosten- und Erlösseite. Die Arbeit fokussiert sich auf den zahnärztlichen Bereich als derzeit wichtigstes Anwendungsgebiet des Franchisings auf Ebene der medizinischen Leistungserbringer. Die Analyse des Verfassers stützt sich auf eine Fallstudie des größten zahnärztlichen Franchisesystems. Diese Analyse stellt die Basis für die folgende empirische Untersuchung von 439 zahnärztlichen Franchisenehmern dar. Im Kern dieser Untersuchung steht hierbei die Identifikation der relevanten Einflussfaktoren auf die Gesamtzufriedenheit der zahnärztlichen Franchisenehmer.

Die Arbeit stellt einen wesentlichen Erkenntnisfortschritt dar, der für zukünftige Forschungsarbeiten sehr hilfreich sein kann. Auch für die Praxis der Franchisegeber und Franchisenehmer lassen sich viele wichtige Handlungsmöglichkeiten aus der Arbeit entnehmen.

Prof. Dr. Heinz Klandt
Kochi (Indien) - 2010

Vorwort

Die vorliegende Arbeit entstand im Rahmen meines Doktorandenstudiums am Lehrstuhl für Entrepreneurship an der European Business School (ebs) in Oestrich-Winkel und wurde im Herbst 2009 als Dissertation angenommen. Diese Arbeit hätte nicht entstehen können, ohne die Unterstützung einiger besonderer Menschen, denen ich an dieser Stelle danken möchte.

Mein besonderer Dank gilt Herrn Professor Heinz Klandt nicht nur für die wissenschaftliche Betreuung meiner Promotion, sondern insbesondere auch für die vorbehaltslose Rückendeckung und Unterstützung während des gesamten Erstellungsprozesses. Seine Bereitschaft zur Betreuung der Arbeit und die eingeräumten Freiheitsgrade bei der Erstellung haben wesentlich zum erfolgreichen Gelingen beigetragen. Besonderer Dank gebührt auch Herrn Professor Ronald Gleich für die Übernahme des Zweitgutachtens.

Während der Erstellung meiner Arbeit wurde die Bayerische Staatsbibliothek in München zu einer Art zweitem Zuhause. Hierzu haben maßgeblich meine Mitstreiter Dr. Benjamin Pfeifer, Dr. Philipp Manchot, Dr. Boris Töller und Dr. Matthias Ambiel beigetragen. Vielen Dank für die unzähligen Diskussionen, Anmerkungen und Kaffepausen. Wir haben es geschafft! Bedanken möchte ich mich auch bei meinen guten Freuden Lucas, Reyk, Anna und Olaf die regelmäßig für den notwendigen privaten Ausgleich gesorgt haben und mir immer mit Rat und Tat zur Seite standen und stehen.

Der größte Dank gebührt allerdings meinen Eltern Petra und Leonhard, meiner Stiefmutter Ulrike und meiner Freundin Viktoria. Sie waren es, die mich in der gesamten Zeit der Erstellung bedingungslos unterstützt, motiviert und insbesondere in schwierigen Phasen immer wieder aufs Neue angespornt haben. Ihnen widme ich dieses Buch.

Florian Muschaweck
München - 2010

Inhaltsübersicht

Inhaltsverzeichnis

Abbildungsverzeichnis

Tabellenverzeichnis

Formelverzeichnis

Symbolverzeichnis

k	-	Anzahl an Indikatoren
α	-	Cronbachs Alpha
y	-	Indikator der endogenen Variable
x	-	Indikator der exogenen Variable
γ	-	Pfadkoeffizient
O_k	-	Quadratsumme aus geschätzten und verbleibenden Mittelwerten
E_k	-	Quadratsumme der Prognosefehler
λ	-	Regressionskoeffizient der endogenen Variable
π	-	Regressionskoeffizient der exogenen Variable
ς	-	Residualgröße der exogenen Variable
δ	-	Residualgröße der Indikatoren der exogenen Variable
ε	-	Residualgröße der Indikatoren der endogenen Variable
Q^2	-	Stone-Geisser-Kriterium
η	-	Vektor der latent endogene Variable
ξ	-	Vektor der latent exogene Variablen

Abkürzungsverzeichnis

AMNOG - Arzneimittelmarktneuordnungsgesetz
ApoG - Apothekengesetz
BEMA - Bewertungsmaßstab zahnärztlicher Leistungen
BIP - Bruttoinlandsprodukt
BMG - Bundesministerium für Gesundheit
BSSich - Beitragssicherungsgesetz
DFV - Deutscher Franchise-Verband e. V.
Diss. - Dissertation
DKG - Deutsche Krankenhausgesellschaft
DKV - Deutschen Krankenversicherung AG
DMS IV - vierte Deutsche Mundgesundheitsstudie
DRG - Diagnose Related Groups
EBM - Einheitlicher Bewertungsmaßstab
et al. - et alii
EU - Europäische Union
EuGH - Europäischer Gerichtshof
GRG - Gesundheitsreformgesetz
GKAR - Gesetz über das Kassenarztrecht
GKV - gesetzliche Krankenversicherung
GKV-ÄndG - GKV-Änderungsgesetz
GKV-FinG - GKV Finanzierungsgesetz
GKV-NG - GKV-Neuordnungsgesetz
GKV-NOG - Gesetze zur Neuordnung von Selbstverwaltung und Eigenverantwortung in der gesetzlichen Krankenversicherung
GKV-SolG - GKV-Solidaritätsstärkungsgesetz
GMG - Gesundheitsmodernisierungsgesetz
GOÄ - Gebührenordnung für Ärzte
goDentis - goDentis – Gesellschaft für Innovation in der Zahnheilkunde mbH
GOZ - Gebührenordnung für Zahnärzte
GSG - Gesundheitsstrukturgesetz
HMO - Health Maintenance Organizations
HWG - Heilmittelwerbegesetz
i. e. S. - im engeren Sinn

i. w. S.	-	im weiteren Sinn
IDZ	-	Institut der Deutschen Zahnärzte
IGeL	-	Individuelle Gesundheitsleistungen
IV	-	Integrierte Versorgung
k.A.	-	keine Angabe
KBV	-	Kassenärztliche Bundesvereinigung
KVEG	-	Kostendämpfungs-Ergänzungsgesetz
KVG	-	Kostendämpfungsgesetz
KVKG	-	Krankenversicherungs-Kostendämpfungsgesetz
KZBV	-	Kassenzahnärztliche Bundesvereinigung (vorher KZVD)
KZVD	-	Kassenzahnärztliche Vereinigung Deutschland
KV	-	Kassenärztliche Vereinigung
MBO-Ä	-	Musterberufsordnung der Ärzte
MBO-Z	-	Musterberufsordnung der Zahnärzte
MVZ	-	Medizinische Versorgungszentrum
NIÖ	-	Neue Institutionenökonomik
o.J.	-	ohne Jahr
o.V.	-	ohne Verfasser
PatG	-	Patentgesetz
PKV	-	private Krankenversicherung
PZR	-	professionelle Zahnreinigung
RVO	-	Reichsversicherungsordnung
S.	-	Seite
SGB V	-	Sozialgesetzbuch V
SVRKAiG	-	Sachverständigenrat für die Konzentrierte Aktion im Gesundheitswesen
TruDent	-	TruDent Zahnärztliche Behandlungskonzepte AG
VÄndG	-	Vertragsarztrechtsänderungsgesetz
Vgl.	-	Vergleiche
Vertikal-GVO	-	EU-Gruppenfreistellungsverordnung für vertikale Vertriebsbindungen
VIF	-	Varianzinflationsfaktor
WHO	-	World Health Organization
z.B.	-	zum Beispiel

Teil A: Grundlagen

1 Einleitung

„Da wir aus den Ärzten Kaufleute machen, zwingen wir sie,

die Handelskniffe zu erlernen"

George Bernhard Shaw, 1856–1950

Irischer Dramatiker, Schriftsteller und Nobelpreisträger

1.1 Einleitung und Problemstellung

Das Gesundheitswesen ist einer der wichtigsten wirtschaftlichen Bereiche in Deutschland. Die Zahl der im Gesundheitswesen Beschäftigten betrug im Jahr 2005 über 4,26 Millionen. Somit ist nahezu jeder neunte Beschäftigte in Deutschland im Gesundheitswesen tätig (Destatis, 2007, S. 254). Die Gesundheitsausgaben betrugen im Jahr 2001 über 226,0 Mrd. €, was 10,4 % des Bruttoinlandsproduktes (BIP) entspricht; die durchschnittlichen Pro-Kopf-Ausgaben liegen bei circa 3.566 € (Beske, Drabinski & Zöllner, 2004, S. 71–72). Diese Gesundheitskosten haben sich bis 2005 auf über 239,4 Mrd. € beziehungsweise 10,7 % des BIP oder circa 3.782 € pro Kopf erhöht. Den größten einzelnen Kostenblock bilden hierbei die ärztlichen Leistungen mit circa 64,5 Mrd. €. Der mit 135,9 Mrd. € (56.8 %) größte Anteil an den Gesamtkosten wird von den gesetzlichen Krankenversicherungen (GKV) getragen, gefolgt von den privaten Haushalten mit 32,4 Mrd. € und den privaten Krankenversicherungen (PKV) mit 22,0 Mrd. € (Destatis, 2007, S. 251).

Trotz seiner Wirtschaftskraft handelt es sich beim Gesundheitswesen, aufgrund der kontinuierlichen Kostensteigerungen, um eines der wesentlichen gesellschaftlichen und volkswirtschaftlichen Problemfelder (Schmidt-Wilke, 2004, S. V). Die Ursachen für steigende Ausgaben im System sind vielfältig und nur eingeschränkt durch epidemiologische Veränderungen oder medizinischen Fortschritt zu erklären.[1] Diese Kostenentwicklung teilt Deutschland mit den Gesundheitssystemen nahezu aller hoch entwickelten Volkswirtschaften (Böcken, 2000, S. 12–13). Die Tendenz der steigenden Ausgaben ist jedoch nicht per se als negativ zu beurteilen, sofern diese auch die geänderten Präferenzen der Bevölkerung widerspiegelt. Teilweise sind Steigerungen der Ausgaben aller-

[1] Für eine umfassende Analyse der Problembereiche des Gesundheitssystems in Deutschland vgl. Köck, 1996, S. 20–32.

dings endogen durch Ineffizienz im Gesundheitssystem verursacht (Böcken, 2000, S.12–13).

Die Reformversuche im Gesundheitswesen hatten in der Vergangenheit eher die Form des Krisenmanagements, sie zielten weniger auf grundlegende Strukturveränderungen, sodass zum Teil systemimmanente Probleme weiter Bestand haben (Böcken, 2000, S. 12–13). Es werden nur wenige direkte Anreize für ein effizientes, kostenbewusstes und qualitätsorientiertes Verhalten der Akteure im Gesundheitswesen geboten (Böcken, 2000, S. 12–14; Sachverständigenrat zur Begutachtung der gesamtwirtschaftlichen Entwicklung, 2000, S. 240–250). Reformen wie das 2003 eingeführte pauschalierte Entgeltsystem auf der Grundlage von *Diagnose Related Groups* (DRG) für Krankenhäuser führten durch die Erhöhung des Kostendrucks dazu, dass mehrere hundert Kliniken direkt von der Insolvenz bedroht wurden (Beyer-Rehfeld, 2005, S. A–80). Diese Entwicklung macht auch vor niedergelassenen Ärzten nicht halt. Im Jahr 2005 haben insgesamt 240 Praxen Insolvenz beantragt, so viele wie noch nie zuvor in Deutschland. Dies entspricht gegenüber dem Vorjahr einem Anstieg um fast 55 %. Darüber hinaus blieb über 30.000 der 135.000 Praxisinhaber nach Abzug aller Kosten, Steuern und Abgaben ein monatliches verfügbares Einkommen von weniger als 2.000 bis 2.500 € bei einer wöchentlichen Arbeitsbelastung von bis zu 60 Stunden (van Zwoll, Mai, Eckardt & Rehborn, 2007, S. 1; Wingchen, 2007, S. 17). Die Ursachen für diese wirtschaftlich angespannte Situation vieler niedergelassener Ärzte liegt zum einen – auf der Erlösseite – an der Budgetierung der Einnahmen und an zurückgehenden Patientenzahlen und zum anderen – auf der Ausgabenseite – an den steigenden Kosten und hohen Verbindlichkeiten (Wingchen, 2007, S. 18). Durch den zunehmenden Wettbewerb und die Ökonomisierung im Gesundheitswesen werden Ärzte verstärkt zu betriebswirtschaftlichem Handeln und Denken gezwungen (Saleh, 2003, S. 428). Doch nicht nur der wirtschaftliche Druck auf die Ärzte ist gestiegen, vielmehr wurden zusätzlich die Anforderungen an die Qualität der medizinischen Leistung angehoben. So wurden 2005 erstmalig niedergelassenen Ärzten verbindliche praxisinterne Qualitätsmaßnahmen gemäß § 135 a Abs. 2 Nr. 2 SGB V verpflichtend vorgeschrieben, woraus sich zusätzliche Belastungen für die Ärzte ergeben haben (Gemeinsamer Bundesausschuss, 2005, S. 1).

Auf der anderen Seite wurde das ärztliche Berufsrecht im Rahmen des Vertragsarztänderungsgesetzes (VÄndG) im Vergleich zu früheren Regelungen deutlich liberalisiert. Hierdurch wurde es Ärzten erstmalig gestattet, überörtliche Gemeinschaftspraxen und Praxisfilialen zu gründen oder andere Ärzte in der eigenen Praxis zu beschäftigen. Ziel dieser Neuregelung ist es, mehr Wettbewerb zwischen den Leistungsanbietern zu ermöglichen (Dahm & Ratzel, 2006, S. 555–556). Es besteht somit erstmalig die Möglichkeit, dass erfolgreich etablierte Organisations- und Kooperationsmodelle aus anderen Wirtschaftsbereichen auch im Gesundheitswesen eingeführt werden können.

Franchising, das in der heutigen Zeit vielseitig in unterschiedlichen Bereichen der Wirtschaft eingesetzt wird (Skaupy, 1995, S. 46), könnte ein solches Modell sein. Hierfür gilt es allerdings zu klären, inwieweit Franchising als Kooperationsmodell auf das deutsche Gesundheitswesen übertragbar ist. Insbesondere aufgrund der besonderen Rolle, die das Gesundheitswesen in Deutschland einnimmt, ist damit zu rechnen, dass Anpassungen am Konzept typischer Franchisesysteme vorgenommen werden muss, um auf die Besonderheiten der Branche adäquat eingehen zu können. Somit ist die Voraussetzung für einen branchenübergreifenden Transfer, dass sowohl die generelle Anwendbarkeit überprüft als auch die Auswirkungen eines solchen Systems auf die medizinischen Leistungserbringer kritisch analysiert und dargestellt werden.

Franchising ist im ursprünglichen Sinn ein Absatz- und Vertriebssystem. Die Einführung des ersten Systems lässt sich auf das Jahr 1860 datieren, in dem die „Singer Sewing Machine Company" Franchising für den Aufbau des eigenen Vertriebssystems von Nähmaschinen einsetzte (Ditges, 2001, S. 14; Schulz, 1995, S. 132–133). Im Laufe der vergangenen Jahrzehnte hat Franchising eine fundamentale Weiterentwicklung weg vom reinen Vertriebsfranchising durchlaufen (Skaupy, 1995, S. 46). Der Fokus des modernen Franchisings liegt darin, Know-how oder ganze Geschäftsmodelle vom Franchisegeber zum Franchisenehmer bei gleichbleibender Produkt- oder Servicequalität zu transferieren. Franchising gehört damit inzwischen zu den am weitesten verbreiteten kooperativen Organisationsmodellen (Deutscher Franchise Verband, 2003, S. 3). Allein in Deutschland haben im Jahr 2006 circa 900 Franchisegeber zusammen mit ihren 51.100 Franchisenehmern einen Umsatz von circa 37,6 Mrd. € erwirtschaftet und insgesamt 429.000 Arbeitnehmer beschäftigt (Deutsche Bank, 2007, S. 3).

Skaupy (1995) spricht im Hinblick auf Ärzte, Rechtsanwälte, Notare und Steuerberater – aufgrund der Freiberuflichkeit dieser Berufe – von sogenannten nicht franchisierbaren Tätigkeiten. Ob diese Aussage auch angesichts der neu geschaffenen Gestaltungsspielräume im deutschen Gesundheitswesen Gültigkeit besitzt, soll im Folgenden geklärt werden.

1.2 Zielsetzung und Forschungsfragen

Die vorliegende Untersuchung zielt auf einer konzeptionellen Ebene auf eine Verknüpfung des Konzepts des Franchisings mit dem deutschen Gesundheitswesen. Vor allem soll überprüft werden, inwieweit sich Franchising für die Nutzung im deutschen Gesundheitswesen eignet beziehungsweise wie die bereits existierenden Franchisesysteme umgesetzt wurden. Hierfür sollen exemplarisch die Franchisesysteme untersucht werden, die sich in der zahnärztlichen Versorgung im Gesundheitssystem bereits etabliert haben. Im Zentrum des Interesses dieser Arbeit steht somit die Frage, ob Franchising (grundsätzlich) eine Kooperationsmöglichkeit im Gesundheitswesen auf Ebene der Leistungserbringer, insbesondere der Zahnärzte, ist.

Ausgangspunkt für die Betrachtung ist die Analyse, wie das deutsche Gesundheitswesen aufgebaut ist. Daran anschließend soll untersucht werden, inwieweit Franchising als Kooperationsmodell innerhalb des deutschen Gesundheitswesens geeignet ist. Hierfür reicht es nicht aus, durch einen Induktionsschluss von den bereits etablierten Franchisesystemen auf eine allgemeine Franchiseeignung zu schließen. Vielmehr wird, basierend auf der Analyse der Struktur des Gesundheitswesens, im Hinblick auf spezifische Aspekte des Franchisings (Berthold & Klöpper, 2002, S. 125–128) und juristische Gesichtspunkte die Möglichkeit der Umsetzung von Franchising untersucht. Auf diesem Wege soll überprüft werden, ob Franchising die durch die Spezifika des Gesundheitswesens implizierten Anforderungen an Kooperationsmodelle erfüllt. Erst dann wäre von einer generellen Franchiseeignung zu sprechen. Hieran anschließend ist es möglich, sich mit den bereits etablierten Franchisesystemen zu beschäftigen und zu analysieren, wie diese ausgestaltet sind.

In diesem Zusammenhang ist es von großer Bedeutung, welche Systemelemente aus der Vielzahl von Leistungselementen, die andere Franchisesysteme bieten, umgesetzt und wie diese von den teilnehmenden Zahnärzten wahrgenommen werden. Durch diese Analyse ist es möglich – nachdem im vorherigen Schritt die generelle Systemebene behandelt wurde – auf der spezifischen Ebene der zahnärztlichen Leistungserbringer die Franchiseeignung zu untersuchen. Die Franchiseeignung kann dann, nochmals detaillierter, im Hinblick auf die einzelnen Systemleistungen untersucht werden. Damit eröffnet sich die Möglichkeit, diese untereinander hinsichtlich ihrer Übertragbarkeit auf das Gesundheitswesen zu vergleichen. Diese tief greifende Analyse ist die Basis, um zu einem besseren Verständnis darüber zu gelangen, welche Faktoren die Zahnärzte motivieren, sich in einem der Franchisesysteme zu engagieren, beziehungsweise welche Elemente ihre Zufriedenheit mit dem System beeinflussen, denn von dieser hängt der zukünftige Erfolg eines Franchisesystems im hohen Maße ab.

Zusammenfassend können folgende Forschungsfragen formuliert werden:

Forschungsfrage I: Welche Aspekte von Franchisesystemen lassen sich im deutschen Gesundheitswesen umsetzen?

Forschungsfrage II: Wie sind zahnärztliche Franchisesysteme aufgebaut? Welche Implikationen ergeben sich aus diesem Aufbau insbesondere für die zahnärztlichen Franchisenehmer?

Forschungsfrage III: Welche Systemelemente werden in den existierenden zahnärztlichen Franchisesystemen eingesetzt? Welche Elemente der Systeme haben einen Einfluss auf die Gesamtzufriedenheit der teilnehmenden Zahnärzte?

Grundsätzlich soll es in der Untersuchung nicht darum gehen, die Vorteilhaftigkeit von Franchising gegenüber anderen Kooperationsformen für medizinische Leistungserbringer im deutschen Gesundheitswesen darzulegen. Es soll außerdem auch kein allgemeingültiges Franchisekonzept für das Gesundheitswesen im Rahmen der Arbeit entwickelt werden. Vielmehr sollen folgende Ziele im Rahmen der Untersuchung erreicht werden:

1. Es sollen Aussagen darüber getroffen werden, welche Aspekte des Franchisings sich auf das deutsche Gesundheitswesen übertragen lassen.
2. Es soll ein tieferes Verständnis davon gewonnen werden, wie zahnärztliche Franchisesysteme in Deutschland ausgestaltet sind.
3. Die für die Gesamtzufriedenheit der zahnärztlichen Franchisenehmer relevanten Einflussfaktoren sollen identifiziert werden.

Die Ergebnisse der Studien richten sich hierbei an:

- Geschäftsführungen von Unternehmen im Gesundheitswesen,
- medizinische Leistungserbringer sowie
- politische Entscheider,

die Interesse haben, Franchising zu verstehen und eventuell zu fördern, um bestehende Unternehmen, Organisationsmodelle und Konzepte zu multiplizieren und neue Wege der Kooperation im Gesundheitswesen zu gehen.

1.3 Wissenschaftliches Vorgehen der Arbeit

Um strukturiert zu einer Erweiterung des bisherigen Forschungsstandes beizutragen, wird zu Beginn dieser Untersuchung die Frage nach dem wissenschaftlichen Vorgehen beantwortet. Dieses gliedert sich in die genaue Identifikation des Forschungsobjekts, unterteilt in *Erfahrungs-* und *Erkenntnisobjekt*, die Formulierung des *Forschungsziels* sowie die Ausarbeitung einer *Forschungsmethodik* (Thommen, 1996, S. 161).

Um ableitend vom *Erfahrungsobjekt* zum *Erkenntnisobjekt* der Untersuchung zu gelangen, bedarf es einer genaueren Erläuterung zweier bereits erwähnter Teilaspekte der Untersuchung: des deutschen Gesundheitswesens und von Teilen seiner Marktteilnehmer auf der einen Seite und des Franchisings als Kooperationsform auf der anderen.

Das deutsche Gesundheitswesen hat im Verhältnis zu anderen Branchen viele unterschiedliche Marktteilnehmer. Diese lassen sich in interne und externe Stakeholder[2] unterteilen. Interne Stakeholder sind zum Beispiel Ärzte (primäre Leistungserbringer), Patienten (Leistungsnachfrager) sowie private und gesetzliche Krankenkassen (Leistungsversicherer). Externe Stakeholder sind der Staat, die Öffentlichkeit, Ärzteverbände, die Pharmaindustrie, Hersteller von Medizintechnik und Verbrauchsmaterial und sonstige Gesundheitsdienstleister (Saleh, 2003, S. 438–439; Wille & Ulrich, 1991, S. 29).

Erbracht wird die eigentliche medizinische Dienstleistung von Ärzten, die wiederum in einer Gesundheitsorganisation tätig sind.[3] Gesundheitsorganisationen unterscheiden sich zum Teil erheblich im Hinblick auf die Aufbau- und Ablauforganisation, die Trägerschaft, den Zweck der betrieblichen Betätigung (gewinn- oder bedarfsorientiert), die Rechtsform und die Patientenklientel. Es gibt jedoch auch Elemente, die diese Organisationen gemeinsam haben:

1) sie sind Bestandteil des Gesundheitswesens;
2) sie stehen im unmittelbaren Patientenkontakt;
3) sie tragen unmittelbar zur Steigerung des Patientenwohls bei;

[2] Der Stakeholder-Ansatz ergänzt den klassischen Shareholder-Ansatz um interne und externe Interessengruppen; vgl. Freeman (1984); Freeman (2004, S. 228–241).

[3] Der Begriff Gesundheitsorganisation ist in wissenschaftlichen Abhandlungen jedoch nicht allgemein gültig definiert. Er wird in der Literatur nicht näher spezifiziert und meist analog zum Begriff Krankenhaus verwendet. In wenigen Fällen werden auch gemeinnützige Organisationen, die sich der Förderung oder dem Erhalt von Gesundheit widmen (wie zum Beispiel die Weltgesundheitsorganisation), als Gesundheitsorganisationen verstanden. Vgl. Pietsch-Breitfeld, 1999; Heimerl-Wagner & Köck, 1996. In der vorliegenden Untersuchung wird der Begriff, basierend auf seinen allgemeinen Charakteristika, weiter gefasst und inkludiert neben den stationären Leistungserbringern (z. B. Krankenhäusern) auch die ambulanten Leistungserbringer (z. B. Arztpraxen).

4) sie werden von Menschen getragen und sind nicht automatisiert (Kleinfeld, 2002, S. 44).

Die Gesundheitsorganisationen, die diese Charakteristika erfüllen, gliedern sich in die in Abbildung 1 dargestellten Gruppen.

Abbildung 1: Ambulante und stationäre Gesundheitsorganisationen

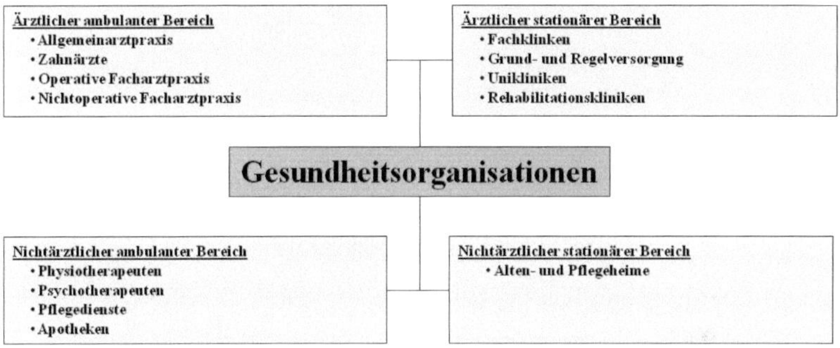

Quelle: eigene Darstellung (2009)

Für die Untersuchung wird die von Kleinfeld (2002) entwickelte Definition verwendet:

„Eine Gesundheitsorganisation ist ein von Menschen geschaffenes und getragenes soziotechnisches System, das in den gesamtgesellschaftlichen Rahmen eingebunden ist und der unmittelbaren Befriedigung menschlicher Gesundheitsbedürfnisse dient" (Kleinfeld, 2002, S. 44).

Hierauf basierend sind die *Erfahrungsobjekte* der vorliegenden Untersuchung ärztliche ambulante Leistungserbringer im Allgemeinen und Zahnärzte, die an einem Franchisesystem teilnehmen, im Speziellen. Die hieraus abgeleiteten *Erkenntnisobjekte* sind die Systemelemente, die im Rahmen der zahnärztlichen Systeme umgesetzt wurden, und die Einflussfaktoren, die auf die Zufriedenheit der Zahnärzte mit den jeweiligen Franchisesystemen einwirken.

Das *Forschungsziel* der Arbeit umfasst im Kern die Beantwortung der spezifischen Fragestellung, die sich aus dem Erkenntnisobjekt ergibt. Die Untersuchung fokussiert somit auf drei Aspekte. Erstens die konzeptionelle Analyse der Übertragbarkeit von Franchising auf das Gesundheitswesen unter Berücksichtigung der Charakteristika der Branche. Zweitens die fallbezogene Untersuchung der Ausgestaltung von zahnärztlichen Franchisesystemen in Deutschland und drittens die explanative (falsifizierende[4]) Analyse der Einflussfaktoren auf die Gesamtzufriedenheit von zahnärztlichen Franchisenehmern.

Abbildung 2: Zusammenfassung der Forschungsmethodik

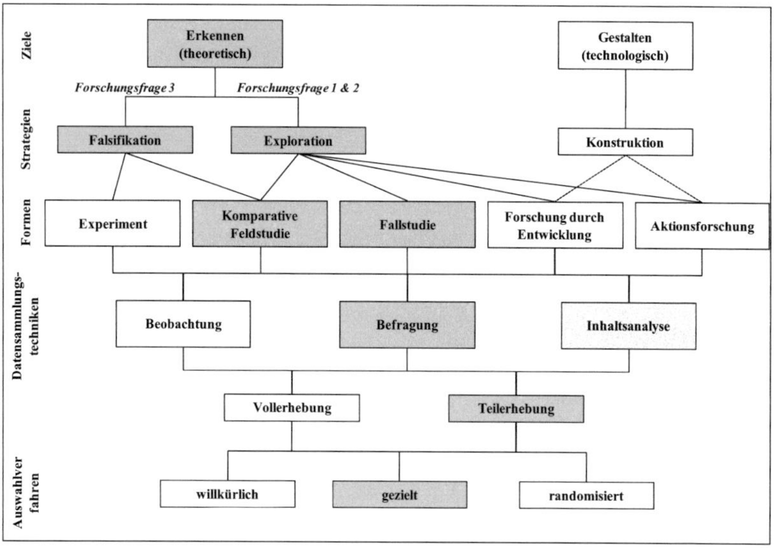

Quelle: eigene Darstellung in Anlehnung an Klandt (2009, S. 13)

Die *Forschungsmethodik* ist zusammenfassend in Abbildung 2 dargestellt. Das erkenntnisorientierte Forschungsziel wird auf zwei verschiedenen Wegen erreicht. Im Rahmen der Forschungsfrage I und II wird ein exploratives Vorgehen verfolgt. Dieses wird sowohl durch die theoretisch-konzeptionelle Analyse als auch durch die Fallstudie des Erfahrungsobjektes gewährleistet. Für diesen Teil der Untersuchung wurde für die Datenerhebung sowohl auf Befragungen als auch auf eine Inhaltsanalyse von verschiedenen Dokumenten zurückgegriffen. Zum anderen orientiert sich die Forschungsfrage III an einem falsifizierenden Forschungsansatz. Hierfür wurden im Rahmen einer komparativen Feldstudie in Form eines Fragebogens die Zahnärzte, die an Franchisesystemen

---

[4] Diese theoretische Exploration ist die Basis für eine systematische Sichtung und Analyse von bereits etablierten wissenschaftlichen Theorien, um neue Hypothesen deduktiv-nomologisch abzuleiten (Bortz & Döring, 2006, S. 362–363). Die auf diese Weise gewonnenen Erklärungen oder Vorhersagen sind anschließend mithilfe von empirischen Untersuchungen zu hinterfragen. Der Wert einer solchen Erklärung hängt davon ab, wie gut die zugrunde gelegten Theorien empirisch bereits bestätigt sind (Bortz & Döring, 2006, S. 20). Dieses Vorgehen stimmt überein mit der Forderung von Popper (1989), aus Theorien Hypothesen zu deduzieren und anschließend zu versuchen, diese zu falsifizieren. Hierfür müssen Hypothesen generiert werden, die nach strengen Kriterien der Wissenschaftlichkeit überprüft und ge rechtfertigt werden können (Bortz & Döring, 2006, S. 357).

teilnehmen (also die Erfahrungsobjekte der Untersuchung) befragt. In beiden Fällen – sowohl beim explorativen als auch beim falsifizierenden Vorgehen – wurden Teilerhebungen durchgeführt, da davon ausgegangen werden kann, dass nicht die gesamte Population erfasst werden kann. Die Auswahl der jeweiligen Untersuchungsobjekte erfolgte gezielt. Die formale Umsetzung dieser Forschungsmethodik wird im folgenden Kapitel dargestellt.

1.4 Aufbau der Arbeit

Raffée (1974) bezeichnet die wissenschaftliche Forschung als die Tätigkeit, „die auf die systematische Gewinnung von Erkenntnis [...] gerichtet ist“ (S. 13). Aus diesem Grund wird folgend die systematische Umsetzung der Forschungsmethodik dargestellt.

Teil A stellt, wie in Abbildung 3 zusammengefasst, die Hintergründe und die Grundlagen der Untersuchung dar. Hierfür werden in den einleitenden Kapiteln die Problemstellung, die Zielsetzung wie auch das wissenschaftliche Vorgehen dargelegt. Im weiteren Verlauf werden die für die Untersuchung relevanten begrifflichen Grundlagen gelegt, um anschließend die theoretischen wie methodischen Grundlagen aufzuzeigen.

Teil B beschäftigt sich mit der konzeptionellen Analyse des Franchisings für Zahnärzte. Hierfür werden drei Teilgebiete angesprochen. Erstens werden branchenspezifische Aspekte dargelegt, um die Charakteristika des deutschen Gesundheitswesens herauszuarbeiten. Zweitens wird die Übertragbarkeit von Franchising auf das Gesundheitswesen aus der Perspektive der Franchisegeber betrachtet, um anschließend detailliert auf franchisenehmerspezifische Aspekte einzugehen. In diesem Teil soll die Forschungsfrage I beantwortet werden, inwieweit ausgewählte Aspekte von Franchisesystemen auf das deutsche Gesundheitswesen übertragen werden können.

Abbildung 3: Aufbau und Inhalt von Teil A und B

Teil	Kapitel	Inhalt
A	**Grundlagen**	**Einleitung** • Einleitung und Problemstellung • Zielsetzung und Forschungsfragen • Wissenschaftliches Vorgehen • Untersuchungsmethoden und Aufbau der Arbeit **Begriffliche Grundlagen** • Das deutsche Gesundheitswesen – Entwicklung und aktuelle Reformen • Zahnärzte in Deutschland – Spezialisierung und Kooperationsmöglichkeiten

Teil	Kapitel	Inhalt
		• Franchising – Systembestandteile und Health-Franchising **Theoretische und methodische Grundlagen** • Stand der Forschung • Theoretische Erklärungsansätze • Methodisches Vorgehen • Übergeordneter Bezugsrahmen
B	**Konzeptionelle Analyse des Franchisings für Zahnärzte**	**Analyse der branchenspezifischen Aspekte** • Kriterien der Franchisierbarkeit • Faktoren der allgemeinen Umwelt • Besonderheiten der medizinischen Dienstleistung **Analyse franchisegeberspezifischer Aspekte** • Gründungsaspekte • Managementaspekte • Marktaspekte **Analyse franchisenehmerspezifischer Aspekte** • Systemaspekte • Kooperationsaspekte → **Forschungsfrage I: Bewertung der Übertragbarkeit von ausgewählten Aspekten von Franchisesystemen**

Quelle: eigene Darstellung (2009)

Im ersten Abschnitt von Teil C wird die Einzelfallstudie über das Franchisesystem goDentis, wie in Abbildung 4 zusammenfassend dargestellt, vorgestellt. Hierbei wird zuerst auf den methodischen Aufbau und die Gestaltung der Studie eingegangen, bevor die qualitative Analyse von goDentis durchgeführt wird. Die Ergebnisse der Fallstudie dienen der Beantwortung der Forschungsfrage II, wie zahnärztliche Franchisesysteme in Deutschland ausgestaltet sein können. Im zweiten Abschnitt von Teil C wird auf die empirische Untersuchung der zahnärztlichen Franchisenehmer in Deutschland eingegangen, die anhand einer Befragung mit einem standardisierten Fragebogen durchgeführt wurde. Ziel hierbei ist es, die Einflussfaktoren zu bestimmen, die die Gesamtzufriedenheit der zahnärztlichen Franchisenehmer mit ihrem System beeinflussen.

Abbildung 4: Aufbau und Inhalt von Teil C und D

Teil	Kapitel	Inhalt
C	**Empirische Analyse der Forschungsfragen**	**Einzelfallstudie – goDentis** • Methodischer Aufbau der Studie • Qualitative Analyse und Ergebnisse → **Forschungsfrage II: Ausgestaltung von zahnärztlichen Franchisesystemen** **Empirische Untersuchung der zahnärztlichen Franchisenehmer** • Auswahl der Untersuchungsmethodik (Erhe-

Teil	Kapitel	Inhalt
		bungsinstrumentarium, Bezugsrahmen, Variablen, Hypothesen) **Empirische Befunde** • Deskriptive Analyse • Multivariate Analyse → **Forschungsfrage III: Einflussfaktoren der Gesamtzufriedenheit zahnärztlicher Franchisenehmer**
D	**Beurteilung der Ergebnisse und Ausblick**	• Zusammenfassung der Ergebnisse • Kritische Reflexion des gewählten Ansatzes • Perspektiven für die weitere Forschung

Quelle: eigene Darstellung (2009)

In Teil D werden zum Abschluss die Ergebnisse der Untersuchung zusammengefasst. Darüber hinaus wird die Verwendung des gewählten Forschungsansatzes kritisch reflektiert und ein Ausblick auf weitere Forschungsfelder gegeben.

2 Begriffliche Grundlagen

Bevor mit der eigentlichen Analyse im Rahmen der vorliegen Untersuchung begonnen werden kann, sollen im Folgenden die zentralen Begriffe der Untersuchung definitorisch erläutert werden. Hierfür wird zuerst auf das deutsche Gesundheitswesen, seine geschichtliche Entwicklung und die Akteure im Gesundheitswesen eingegangen, bevor die Zahnärzte in den Fokus der Darstellung rücken. Anschließend wird die im Zentrum der Untersuchung stehende Verknüpfung zwischen dem modernen Business Format Franchising und dem Gesundheitswesen entwickelt, die die Basis für die weitere Untersuchung darstellt.

2.1 Das deutsche Gesundheitssystem

Gesundheitsunternehmen sind ein Bestandteil des Gesundheitswesens. Zwischen den einzelnen Elementen des Systems bestehen ausgeprägte Wechselwirkungen. Aus diesem Grund ist die Darstellung des deutschen Gesundheitssystems für eine betriebswirtschaftliche Fundierung der Franchisierbarkeit von Gesundheitsunternehmen im deutschen Gesundheitssystem unabdingbar.

Zuvor muss jedoch geklärt werden, welche Bereiche dem Gesundheitssystem zuzurechnen sind. Die Problematik der Systemabgrenzung spiegelt sich in der Fachliteratur in den verschiedenen expliziten Definitionen und impliziten Begriffsinhalten des Gesundheitssystems wider (Stillfried, 1996, S. 51–58; Zdrowomyslaw & Dürig, 1997, S. 135–139): „Eine Definition und inhaltliche Abgrenzung des Gesundheitssystems, die allgemein anerkannt ist, gibt es nicht“ (Henke & Göpffarth, 1997, S. 1).

Im weitesten Sinne bezeichnet das Gesundheitssystem die Gesamtheit der Personen, Einrichtungen und Maßnahmen, die der gesundheitlichen Versorgung der Bevölkerung dienen, einschließlich der Bevölkerung selbst (Ingruber, 1994, S. 15–16). Nach diesem Begriffsverständnis gehören auch Lebensnotwendigkeiten wie Nahrung, Kleidung oder Unterkunft zum Gesundheitswesen. Für die branchenspezifische Betrachtung von Gesundheitsunternehmen scheint es hingegen sinnvoll, eine spezifische Unternehmensebene zu wählen. Eine solche Subebene stellt unter anderem das Gesundheitswesen dar. Auch für dieses gibt es in der Literatur keine einheitliche Definition (Rosenberg, 1975, S. 9–12). Das Gesundheitswesen soll im Folgenden als Gesamtheit der Personen und Einrichtungen verstanden werden, die primär auf die Bereitstellung von Gesundheitsleistungen für die Bevölkerung fokussiert sind (Schell, 1995, S. 102; Rosenberg, 1975, S. 23). Somit sind in die Betrachtung nicht nur Versorgungs- und Selbsthilfeeinrichtungen (wie Krankenhäuser, Arztpraxen, Apotheken, ambulante Pflegedienste, Selbsthilfegruppen etc.), sondern auch öffentliche und private Versicherungsunternehmen (wie gesetzliche und private Kranken- und Sozialversicherungen), berufliche Einrichtungen (wie die KV und die Deutsche Krankenhausgesellschaft (DKG)) sowie internationale Einrichtungen (wie die World Health Organization (WHO)) einbegriffen.

Um ein profundes Verständnis des deutschen Gesundheitssystems zu erlangen, ist es wichtig, einen Blick auf die historischen Entwicklungen zu werfen und zu analysieren, wie sich diese auf das Gesundheitssystem von heute ausgewirkt haben.

2.1.1 Historische Entwicklung des deutschen Gesundheitswesens

Das derzeitige Finanzierungskonzept des deutschen Gesundheitswesens geht auf die Bismarckschen Sozialreformen von 1883 zurück (Herder-Dornreich, 1994, S. 80; Tuschen, 2001, S. 2). Schwerpunkt des Gesetzes war die Einführung einer regional unbegrenzten, allgemeinen Krankenversicherungspflicht für Arbeiter ausgewählter Branchen, inklusive einer Unfall-, Alters- und Invaliditätsversicherung (Herder-Dornreich, 1994, S. 77–85). Dadurch wurde den Versicherten erstmalig die Bereitstellung von ärztlichen Leistungen durch die Krankenkassen garantiert. Die Krankenkassen schlossen zu dieser Zeit mit den Ärzten im ambulanten Bereich direkte Einzelverträge (Herder-Dornreich, 1994, S. 90–92) und setzten im Bereich der stationären Versorgung tagesgleiche Pflegesätze fest. Diese sollten sowohl die Betriebs- als auch die Investitionskosten der Krankenhäuser decken. Insofern die Krankenkassen bei diesen Verhandlungen frei von staatlichen Restriktionen waren, hatten sie eine klassische Gatekeeper-Position inne (Herder-Dornreich, 1994, S. 90–92; Tuschen, 2001, S. 2).

In den auf die Einführung des Krankenversicherungsgesetzes folgenden Jahren wurde der Versicherungszwang auf weitere Berufsgruppen ausgeweitet. Trotzdem waren um 1900 nur 18 % der Bevölkerung krankenversichert. Des Weiteren existierten circa 20.000 Krankenkassen, die zum Teil weniger als ein Dutzend Mitglieder hatten. Diese Situation und weitere Probleme in anderen Bereichen der Bismarckschen Sozialreform führten 1911 dazu, dass die Reichsversicherungsordnung (RVO) erlassen wurde. In dieser wurde eine Zusammenfassung der einzelnen Versicherungszweige verfügt. Durch eine verbindliche Vorgabe von Mindestgrößen der Krankenkassen konnte deren Anzahl auf 8.500 reduziert werden (Herder-Dornreich, 1994, S. 85–89). Hierdurch war es nach dem „Gesetz der großen Zahl“ erstmals auch möglich, größere Risiken durch die Versicherungen abdecken zu lassen, sodass auch kostenintensive Schadensfälle durch die Gemeinschaft der Versicherungsnehmer getragen werden konnten (Herder-Dornreich & Wasem, 1986, S. 120–122). Hierdurch wurde erreicht, dass 1914 circa 25 % und 1929 bereits 60 % der Bevölkerung krankenversichert waren. 1987 waren es dann über 88 % (Horn, 2008, S. 7).

1931 wurde die Kassenärztliche Vereinigung (KV) als Körperschaft des öffentlichen Rechts gegründet, die bis zum heutigen Tag eine prägende Wirkung auf die Strukturen des Gesundheitswesens hat (Herder-Dornreich, 1994, S. 92). Die Kassenzahnärztliche Vereinigung Deutschland (KZVD) wurde 1933 gegründet (Beske & Hallauer, 1999, S. 117). Die Mitgliedschaft in einer der beiden ist für jeden Arzt obligatorisch, der an der ambulanten Versorgung gesetzlich versicherter Patienten teilnehmen möchte. Heutzutage gibt es in Deutschland 17 regionale KVs, deren jeweilige Zuständigkeitsbereiche auf die Grenzen der Besatzungszonen von 1945 bis 1949 zurückzuführen und somit nicht analog zu den heutigen Bundesländern sind. Mit der Gründung der KV ging der Sicherstellungsauftrag, der ursprünglich bei den Krankenkassen angesiedelt war, auf die Ärzteschaft über, die nun als gegenüber den Krankenkassen gleichberechtigte Verhandlungsmacht die Kollektivverträge aushandelten. Das Prinzip des Kollektivvertrages bedeutet, dass die Krankenkassen eine Gesamtvergütung an die KV zahlen, die sich im

Gegenzug dazu verpflichtet, die medizinische Versorgung durch niedergelassene Ärzte für einen zuvor definierten Leistungskatalog sicherzustellen (Stillfried & Jelastopulu, 1997, S. 28–29). In der stationären Versorgung hat sich im Gegensatz hierzu keine vergleichbare Interessenvertretung gebildet. Die Vergütung der im Rahmen der stationären Versorgung erbrachten Leistungen lag weiterhin im Ermessen der Krankenkassen. Da die KVs die Belange der niedergelassenen freiberuflichen Ärzte vertraten, war es in ihrem Interesse, die Krankenhäuser und somit die dort angestellten Ärzte von der ambulanten Versorgung möglichst auszuschließen (Stillfried & Jelastopulu, 1997, S. 30). Somit lässt sich der Beginn der strikten Trennung der ambulanten und stationären Versorgung in Deutschland auf das Jahr 1931 datieren Herder-Dornreich, 1994, S. 101–103; Stillfried & Jelastopulu, 1997, S. 29–30). Durch die Trennung der beiden Sektoren und die Einführungen der KVs existiert keine direkte Rechtsbeziehung mehr zwischen den Krankenkassen und den Ärzten. Vielmehr handeln die Krankenkassen gemeinsam mit der Kassenärztlichen Bundesvereinigung (KBV) und der Kassenzahnärztlichen Bundesvereinigung (KZBV) die Höhe der Gesamtvergütung für die Ärzte aus (Beske & Hallauer, 1999, S. 117).

Mit dem Gesetz über das Kassenarztrecht (GKAR) wurden 1955 die Rahmenbedingungen für die gemeinsame Selbstverwaltung einerseits durch die Ärzte und Zahnärzte sowie anderseits die Krankenkassen festgelegt. Seither sind Zahnärzte und Ärzte gleichberechtigt (Beske & Hallauer, 1999, S. 117). Den jeweiligen KVs wurde durch das Gesetz der Auftrag erteilt, in den entsprechenden Regionen die Sicherstellung und Gewährleistung der ambulanten Versorgung zu übernehmen. Hierfür mussten die Ärzte auf ihr Streikrecht verzichten. Die Zulassung von Ärzten[5] zum Kassenärztlichen System wurde begrenzt. Als Schlüssel dient die Verhältniszahl zwischen Kassenärzten und Versicherten in Bezug auf eine durch die KVs durchgeführte Bedarfsplanung. Hierdurch wird versucht, eine Überversorgung in den Regionen zu vermeiden (Beske & Hallauer, 1999, S. 119).

Ausführungen zu historischen Kostendämpfungsversuchen, wie sie in Abbildung 5 dargestellt werden, finden sich bei Krauskopf (1995, S. IX); Fischer (1988, S. 24–25); Tuschen & Quaas (2001, S. 4); Herder-Dornreich (1994, S. 136–137). Zum Teil wurden Reformen auch wieder rückgängig gemacht (Holler, 1985, S. 157). Die Reformen, die in den folgenden Jahren durchgeführt wurden, hatten primär das Ziel, den steigenden

[5] Mit Einführung des Gesundheitsstrukturgesetzes im Jahr 1993 wurde die Bezeichnung Kassenarzt/Kassenzahnarzt in Vertragsarzt/Vertragszahnarzt umgeändert (Beske & Hallauer, 1999, S. 119).

Kosten dämpfende Maßnahmen entgegenzusetzen. Der Erfolg dieser Maßnahmen zur Sicherung der Stabilität der Beitragssätze zur GKV des Anteils der Ausgaben der GKV am Bruttoinlandsprodukt (BIP) lassen sich aus Abbildung 5 ablesen. Die kontinuierliche Steigerung der Quote konnte durch die Maßnahmen nicht gestoppt werden.

Abbildung 5: Auswirkungen der Kostendämpfungsgesetze auf den Anteil der GKV-Ausgaben am BIP und die Beitragssätze

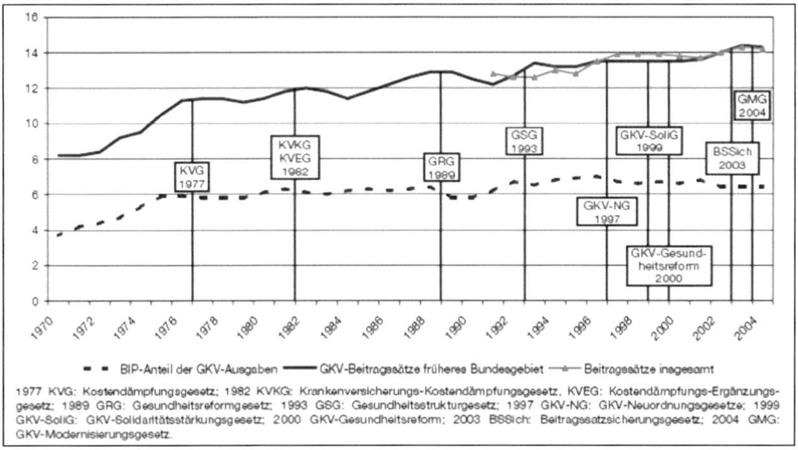

Quelle: Sachverständigenrat für die Begutachtung der gesamtwirtschaftlichen Entwicklung: Jahresgutachten 2004/2005; Erbe, 2000, S. 308–310).

Im Folgenden wird auf die Reformen eingegangen, die die Struktur des Gesundheitswesens dahin gehend verändert haben, dass sich Franchising als Geschäftsmodell im Gesundheitswesen überhaupt entwickeln konnte.

2.1.2 Aktuelle Entwicklungen und Reformen

Mit den beiden Gesetzen zur Neuordnung von Selbstverwaltung und Eigenverantwortung in der gesetzlichen Krankenversicherung (1. und 2. GKV-NG) wurden neben anderen Regulierungen fachgruppenspezifische Praxisbudgets für die niedergelassenen Ärzte eingeführt. Die Budgets limitieren die Möglichkeit der Ärzte, Einnahmen aus der GKV zu erzielen. Der Schlüssel, der der Berechnung des jeweiligen Praxisbudgets zugrunde liegt, ergibt sich aus einem fachgruppenspezifischen Fallwert, der mit den Fallzahlen multipliziert wird und somit ein Einnahmelimit pro Praxis ergibt. Bei einer Überschreitung des praxisspezifischen Budgets erfolgt eine reduzierte Vergütung der erbrachten

Leistungen. Über das Praxisbudget hinaus können allerdings noch weitere Zusatzbudgets beziehungsweise -leistungen durch den Arzt angeboten und in Anspruch genommen werden (Beske & Hallauer, 1999, S. 121).

Mit dem Gesundheitsmodernisierungsgesetz (GMG) trat Anfang 2005 die Praxisgebühr in Höhe von zehn Euro in Kraft. Die Gebühr muss von jedem gesetzlich versicherten Patienten bei Inanspruchnahme ärztlicher Leistungen einmal pro Quartal bezahlt werden, sofern er das 18. Lebensjahr überschritten hat und keinen Überweisungsträger eines anderen Zahnarztes aus dem laufenden Quartal vorlegen kann (KZBV, 2004, S. 1). Die Einführung der Gebühr führte laut der KBV zu einem Rückgang der Patientenzahlen um 10 % innerhalb von einem Jahr insbesondere in den Facharztpraxen.[6] Im Gegenzug hat sich hierdurch aber auch der administrative Aufwand in den Arztpraxen erhöht. In jüngster Vergangenheit hat sich die Zahl der Patienten jedoch wieder auf dem Niveau vor der Einführung der Gebühr eingependelt; angesichts dessen wird immer noch über den Sinn der *Zutrittsbeschränkung* in Form der Praxisgebühr diskutiert (Wingchen, 2007, S. 9). Darüber hinaus wurden durch das GMG erstmals neue pluralistische Ansätze geschaffen, wie sektorenübergreifende Kooperationen zwischen ambulanten und stationären Leistungserbringern ausgestaltet werden können. Ziel war es, Rationalisierungsreserven aufzudecken und neue Versorgungsformen auch außerhalb des Kollektivsystems zu ermöglichen (Hellmann, 2005, S. 1; Deutsche Krankenhausgesellschaft, 2004, S. 5).

Das VÄndG wurde bereits im Vorfeld der Gesundheitsreform am 27.10.2006 verabschiedet. Der Kern des Gesetzes ist die Umstellung der ärztlichen Vergütung von den zuvor verwendeten Punktwerten zu festen Euro-Beträgen. Darüber hinaus wurden noch weitere Neuerungen in der vertragsärztlichen Versorgung eingeführt, die den Wettbewerb zwischen den Ärzten fördern sollen. Hierzu zählt auch der Übergang des sogenannten Morbiditätsrisikos – das Risiko der zunehmenden Behandlungsbedürftigkeit der Patienten – von den Ärzten auf die Krankenkassen im Rahmen eines Risikostrukturausgleiches. Ferner ist es Vertragsärzten erstmals gestattet, außerhalb ihres eigentlichen Kassensitzes ärztlich tätig zu sein, sofern dadurch die ambulante Versorgung der Patienten verbessert wird. Außerdem sind örtliche und überörtliche Berufsausübungsgemeinschaften zwischen allen zur vertragsärztlichen Versorgung zugelassenen Ärzten mög-

[6] Zum Effekt von Selbstbehalten gesetzlich Versicherter auf die Anzahl der Arztbesuche beziehungsweise die Nachfrage nach medizinischen Dienstleistungen siehe Schellhorn, 2004, S. 33.

lich, und es können erstmals fachübergreifend Ärzte in einer Praxis angestellt werden (Wingchen, 2007, S.74–77).

Die Regelungen der jüngsten Gesundheitsreform wurden 2007 im Gesetz zur Stärkung des Wettbewerbs in der gesetzlichen Krankenversicherung (GKV-WSG) getroffen. Die Auswirkungen der Reform auf die gesetzlichen und privaten Krankenversicherungen sind zum Teil grundlegender Natur. Mehrere Ebenen werden durch das GKV-WSG verändert. So besteht erstens ab dem 01.01.2009 eine allgemeine Pflicht zur Krankenversicherung. Diese gilt insbesondere für Menschen, die aufgrund von Arbeitslosigkeit, längeren Auslandsaufenthalten etc. ihren Versicherungsschutz verloren haben. Sowohl GKVs als auch PKVs müssen zukünftig ohne Risikoprüfung und -zuschläge jedem Versicherungspflichtigen einen Basistarif anbieten. Zweitens wird versucht, durch den Gesundheitsfonds alle Bürger solidarisch an den Kosten des Gesundheitssystems zu beteiligen. Der Gesundheitsfonds verfügt über zwei Einnahmequellen: Zu den weiterhin fälligen Arbeitgeber- und Arbeitnehmerbeiträgen zur Krankenversicherung kommt zusätzlich ein gestaffelter Bundeszuschuss vom Finanzministerium hinzu, dessen maximale Höhe auf 14 Mrd. Euro pro Jahr begrenzt ist, die im Jahr 2016 erreicht wird. Krankenkassen erhalten zukünftig einen pauschalen Grundbetrag aus dem Gesundheitsfonds, der im Rahmen des neu eingeführten Risikostrukturausgleiches (RSA) nach Alter, Geschlecht und Krankheitsfaktoren modifiziert wird (Wingchen, 2007, S. 68–70).

Eine neuerliche Honorarreform für die niedergelassenen Ärzte ist für 2009 geplant. Diskussionspunkte sind nach derzeitigem Stand jedoch, inwieweit die Morbiditätsrisiken, wie von der Politik angekündigt, tatsächlich übertragen und Steuermehreinnahmen an die Ärzte weitergegeben werden. Darüber hinaus gilt es abzuwarten, inwieweit die Umstellung der Abrechnung der Ärzte von Punkt- zu Eurowerten und die Beendigung der Deckelung der Praxisbudgets vollzogen wird Wingchen, 2007, S. 73–74).

Insbesondere das GKV-WSG und auch das VÄndG haben das heutige Gesundheitswesen maßgeblich geprägt und in einigen Teilen für wettbewerbliche Strukturen geöffnet. Regionale und überregionale Kooperationen von Ärzten sind seither nicht nur erlaubt, sondern werden von der Politik vielmehr konkret unterstützt. Diese Teilliberalisierungen hat somit die Grundlage geschaffen, Franchising als Geschäftsmodell im Gesundheitswesen zu ermöglichen. Welche Akteure es im Gesundheitswesen gibt und welche Gruppe für die vorliegende Untersuchung im Vordergrund steht, wird im nächsten Kapitel erläutert.

2.1.3 Akteure im deutschen Gesundheitswesen

Das deutsche Gesundheitswesen ist heute staatlich reguliert und unterliegt der Zuständigkeit von Bund, Ländern und Kommunen. Auf Bundesebene werden die Versicherungspflicht und die Leistungsansprüche der GKV geregelt (Dieffenbach, Ladenberger & von der Weiden, 2002, S. 32). Ebenfalls auf Bundesebene organisiert sind Einrichtungen wie das Robert-Koch-Institut oder die Bundeszentrale für gesundheitliche Aufklärung. Außerdem wird die Bundesregierung durch Expertengremien wie beispielsweise den Sachverständigenrat zur Begutachtung der Entwicklung im Gesundheitswesen beraten. Koordiniert wird die Arbeit im Gesundheitswesen auf Bundesebene durch das Bundesgesundheitsministerium (Armbruster, 2004, S. 22–23). Auf Landesebene sind die jeweiligen Gesundheitsministerien der Bundesländer für die Gesundheitsversorgung zuständig. Die wichtigsten Aufgaben hierbei sind die Aufsicht der regionalen gesetzlichen Krankenkassen, die Organisation des öffentlichen Gesundheitsdienstes, die Bedarfs- und Angebotsplanung im ambulanten und stationären Bereich, die Vergabe von Investitionsmitteln für Krankenhäuser und die Approbation von Ärzten. Die Umsetzung dieser Aufgaben geschieht auf kommunaler Ebene durch die entsprechenden Gesundheitsämter der kreisfreien Städte und Landkreise (Beske & Hallauer, 1999, S. 57–58).

Ein zentrales Merkmal des deutschen Gesundheitswesens ist der starke Einfluss, den intermediäre Instanzen auf das System haben. Diese sind unter anderem Tarifpartner, Verbände der Krankenkassen und der Leistungserbringer und insbesondere die KVs. Im Jahr 1970 wurde von der Bundesregierung beschlossen, alle Bereiche des Sozialrechts zu überarbeiten und einheitlich im Sozialgesetzbuch V (SGB V) zusammenzufassen (Bundesministerium für Arbeit und Sozialordnung, 2009, S. 131). Die Finanzierung der erbrachten Leistungen im Gesundheitswesen werden seitdem zum großen Teil durch die gesetzlichen und privaten Krankenversicherungen, die öffentlichen Haushalte und die Pflege- und Rentenversicherung getragen; sie werden somit nur indirekt vom Patienten bezahlt. Abbildung 6 stellt das Gesundheitssystem noch einmal schematisch dar.

Betrachtet man den Kreis der internen Stakeholder, so erkennt man drei bilaterale Verbindungen zwischen Krankenkassen, Arzt und Patient (Schneider, 1998, S. 17–20).[7] Im Vordergrund der vorliegenden Untersuchung stehen die Leistungserbringer im Allgemeinen und die Zahnärzte im Speziellen. Aus diesem Grund wird im nächsten Kapitel

---

[7] Auf die einzelnen bilateralen Verbindungen wird zu einem späteren Zeitpunkt in Kapitel 4.2.4 eingegangen.

auf die strukturelle Abgrenzung zwischen ambulanten und stationären Leistungserbringern eingegangen, bevor die Analyse auf die Ebene der Zahnärzte fokussiert.

Abbildung 6: Stakeholder von medizinischen Leistungserbringern

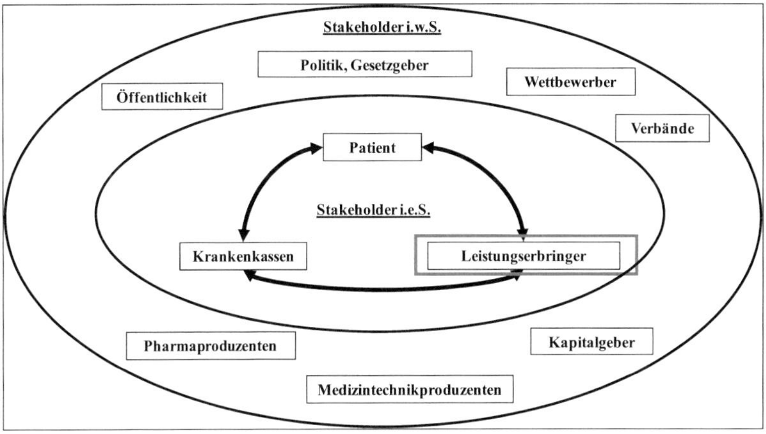

Quelle: eigene Darstellung in Anlehnung an Schneider (1998, S. 17-20).

2.1.4 Strukturelle Abgrenzung von ambulanten Leistungserbringern

Bevor es im Gesundheitswesen zu einer strikten Trennung der ambulanten und stationären Leistungserbringung gekommen ist, wurden medizinische Leistungen unabhängig von sektoralen Überlegungen erbracht. Bis zum 21.06.1869 war nicht einmal die Berufsbezeichnung des Arztes geschützt, sodass die Heilkunde von verschiedensten Berufsgruppen, zum Beispiel von Badern, Chirurgen, Wundärzten oder Dentisten ausgeübt wurde (Beske & Hallauer, 1999, S. 224).[8]

Im Laufe der geschichtlichen Entwicklung des Gesundheitswesens nahm die Anzahl der Ärzte und ihre Bedeutung gegenüber Krankenkassen kontinuierlich zu. Hieraus resultierten Machtkämpfe zwischen den Ärzten und den Krankenkassen, die dazu führten, dass, unterstützt von Streiks und intensiver Lobbyarbeit, die Ärzten höhere Einkommen und mehr Autonomie gegenüber den Krankenkassen erhalten haben. 1931 wurden ihnen darüber hinaus ein Behandlungsmonopol für die ambulante Patientenversorgung zugesprochen (Horn, 2008, S. 8).

[8] Seit diesem Datum ist auch die Berufsbezeichnung des Zahnarztes gesetzlich geschützt (Beske & Hallauer, 1999, S. 224).

Aus dem ambulanten Behandlungsmonopol der niedergelassenen Ärzte resultierte implizit die strikte Trennung des ambulanten und des stationären Sektors.[9] Die ambulante Versorgung umfasst

> „jede ärztliche oder zahnärztliche Behandlung, die nicht stationär erfolgt. Ferner zählen zu ihr die Leistungen anderer Heilberufe, die teilweise ergänzend (zum Beispiel Krankengymnasten, Logopäden), teilweise konkurrierend (zum Beispiel Heilpraktiker, Psychologen) zu Ärzten tätig sind. Die ambulante Versorgung erfolgt vor allem in Einzel- und Gemeinschaftspraxen oder Apparategemeinschaften, in geringem Umfang in Krankenhausambulanzen oder universitären (formal, aber nicht tatsächlich ausbildungsorientierten) Polikliniken" (Deutsche Forschungsgemeinschaft, 1995, S. 4).

Im Vergleich hierzu definiert sich die stationäre Versorgung

> „als ärztliche oder zahnärztliche Behandlung in besonderen Einrichtungen, die durch eine kontinuierliche Unterbringungsmöglichkeit, umfassende Versorgung und medizinische Überwachung der Kranken jeden Schweregrades gekennzeichnet ist" (Deutsche Forschungsgemeinschaft, 1995, S. 4).

Weitere Faktoren, die die Trennung der ambulanten und stationären Versorgung begünstig haben, waren die seit 1920 steigende Anzahl und Spezialisierung der Akutkrankenhäuser wie auch die erhöhte Professionalisierung und Spezialisierung der niedergelassenen Ärzte (Horn, 2008, S. 8–9). Ein Spezialisierungsbereich ist der zahnmedizinische Bereich, auf den diese Untersuchung fokussiert.

2.2 Zahnärzte als Anbieter von medizinischen Dienstleistungen

2.2.1 Zahnärzte als Teil der medizinischen Versorgung

Wie bereits in Kapitel 2.1.2 aufgezeigt, sind Zahnärzte und Ärzte durch die Einführung des GKAR gleichberechtigt und gleichgestellt (Beske & Hallauer, 1999, S. 117). Allerdings liegt der medizinische Fokus dieser Ärztegruppe auf der Diagnose, Therapie und Prävention von Zahn-, Mund- und Kiefererkrankungen. Im Gegensatz zu anderen Fachbereichen hat der Gesetzgeber den Zahnärzten allerdings erweiterte rechtliche Möglichkeiten eingeräumt. Diese bestehen unter anderem darin, dass Zahnärzte mit selbstständigen ProphylaxehelferInnen in ihrer Praxis kooperieren und außerdem in einem Shop-Konzept auch Prophylaxeartikel verkaufen dürfen. Ähnliche Privilegien gelten sonst nur

[9] Diese Trennung wurde erst 2007 mit dem GKV-WSG im § 115b SGB V aufgeweicht.

noch für Hals-Nasen-Ohren- und Augenärzte (Wingchen, 2007, S. 30). Ferner dürfen Zahnärzte im Gegensatz zu anderen Ärzten nach § 10 GOZ die Kosten für abgegebene Arznei- und Verbandsmittel sowie sonstige Materialien, die sie dem Patienten für die weitere Behandlung überlassen, ohne Gewinnaufschlag berechnen.

Wie bei anderen Freiberuflern, so lassen sich auch die Ziele eines Zahnarztes, wie in Abbildung 7 dargestellt, in verschiedenen Gruppen zusammenfassen.

Abbildung 7: Ziele einer Zahnarztpraxis

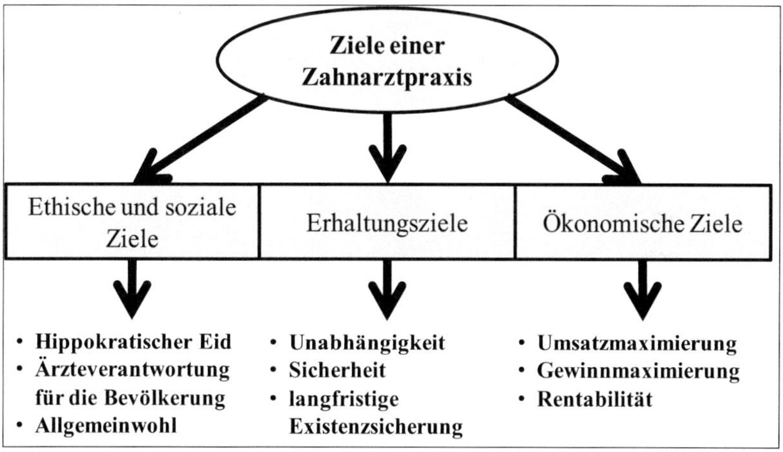

Quelle: eigene Darstellung in Anlehnung an Saleh (2003, S. 434).

Neben den ökonomischen und den Erhaltungszielen stehen insbesondere die ethischen und sozialen Ziele einer Arztpraxis im Vordergrund des ärztlichen Tuns. Hierzu zählen der Hippokratische Eid, die Ärzteverantwortung für die Bevölkerung und die Verpflichtung gegenüber dem Allgemeinwohl. Insbesondere bei Arztpraxen kommt hierbei der Unternehmensethik eine Sonderrolle zu, da sie „[...] zum Ziel [hat], unternehmerisches Handeln gesellschaftlich zu legitimieren" (Merk, 1999, S. 194). Allerdings ist die Literatur darüber uneinig, ob das Gewinnstreben eines Arztes mit den ethisch-moralischen Verpflichtungen des Berufsstandes vereinbar ist (Merk, 1999, S. 195–197). Diese gelten umso mehr unter Berücksichtigung des speziellen Vertrauensverhältnisses zwischen Arzt und Patient.[10]

Um insbesondere seine ökonomischen Ziele auch zukünftig erreichen zu können, lösen sich Zahnärzte immer mehr aus einer monozentristischen Praxisorganisation und stre-

[10] Auf das spezielle Vertrauensverhältnis zwischen Arzt und Patient wird in Kapitel 4.2.4 eingegangen.

ben Kooperationen mit anderen medizinischen Leistungserbringern an, die im Folgenden vorgestellt werden.

2.2.2 Grundsätzliche Ausrichtungs- und Kooperationsmöglichkeiten

Ein Arzt hat prinzipiell drei verschiedene Möglichkeiten der Praxisausrichtung beziehungsweise -gründung: den Aufbau einer Praxis in Eigenregie, den Kauf einer bestehenden Praxis oder die Praxisgemeinschaft beziehungsweise die Kooperation (Saleh, 2003, S. 432). Die traditionelle Form der Kooperation[11] unter Ärzten ist die Gemeinschaftspraxis beziehungsweise die Praxisgemeinschaft (Federer, 1999, S. 19). Diese beiden Formen der Kooperation unterscheiden sich dadurch, dass im Fall der Praxisgemeinschaft Praxisräume, Praxiseinrichtung und die Beschäftigten gemeinsam von mehreren Vertragsärzten genutzt werden, wobei jeder in eigenem Namen und mit getrennten Patientenklientelen abrechnet. Bei einer Gemeinschaftspraxis hingegen wird die Praxis unter einem Namen geführt, es existiert nur ein gemeinsames Klientel und das wirtschaftliche Risiko wird gemeinschaftlich geteilt. Es können bei beiden Kooperationsformen sowohl Ärzte gleicher als auch unterschiedlicher Fachgebiete in einer Praxis zusammenarbeiten (Beske & Hallauer, 1999, S. 128).

Seit Einführung des GMG am 01.01.2004 sind Medizinische Versorgungszentren (MVZ) die gängige fachübergreifende Kooperationsform. Es handelt sich hierbei um eine von Ärzten geleitete Einrichtung, in denen weitere Ärzte, die ins Arztregister aufgenommen sind, tätig sind. Ein MVZ kann generell von allen Leistungserbringern im Sinne des SBG V gegründet werden. Hierzu zählen neben Ärzten und Zahnärzten auch Psychotherapeuten, Apotheker, Krankenhäuser, Pflegedienste, Reha-Einrichtungen, Zahntechniker, Hebammen etc. Es müssen mindestens zwei verschiedene Facharztgruppen vertreten sein, damit es sich um eine fachübergreifende Kooperation handelt. Eine Sinnhaftigkeit der Kombination der Fachrichtungen schreibt das Gesetz nicht vor. Neu ist hierbei, dass der Arzt entweder als freiberuflicher Vertragsarzt oder aber als Angestellter im MVZ tätig werden kann. Früher war die Anstellung eines anderen Arztes lediglich als Weiterbildungs- beziehungsweise Entlastungsassistent möglich. Somit ergibt sich für den Arzt erstmalig die Möglichkeit, nicht nur durch seine eigene ärztliche Leistung Geld zu verdienen, sondern auch am Erfolg angestellter Ärzte zu partizipieren

[11] Traditionell selten genutzte Kooperationen wie Apparategemeinschaften, Laborgemeinschaften oder Praxiskliniken werden für die vorliegende Untersuchung der Gruppe der Gemeinschaftspraxen zugeordnet.

(Wingchen, 2007, S. 60). Der Gesamtumsatz der Praxis ist jedoch weiterhin, unabhängig von der Anzahl an angestellten Ärzten, durch das Budget der Praxis limitiert (Beske & Hallauer, 1999, S. 121).

Ein weiteres Novum, welches sich durch die Einführung des GMG ergeben hat, ist die Vernetzung von ambulanter und stationärer Versorgung in Form der Integrierten Versorgung (IV). Es handelt sich hierbei um eine Kooperation bei der Behandlung von Patienten, bei der sich zum Beispiel ein niedergelassener Haus- oder Facharzt ein Budget mit einem stationären Leistungserbringer teilt. Hiermit wird erstmalig in der Geschichte des deutschen Gesundheitswesens die strikte Trennung des ambulanten und der stationären Sektoren der medizinischen Versorgung aufgehoben. Bis zur Einführung des GMGs sind diese Bemühungen stets gescheitert, da nicht geklärt werden konnte, ob das Geld für Leistungen der Integrierten Versorgung aus dem Budget der Krankenhäuser oder der Ärzte-Vergütung entnommen werden sollte. Dies wurde durch das GMG dahin gehend geklärt, dass jeweils 1 % der Budgets ausschließlich für die Vergütung von IV-Leistungen reserviert wurde (Wingchen, 2007, S. 60). Die IV-Verträge werden in § 140 a–d SGB V konkretisiert, wo auch der Rahmen festgelegt ist, in dem sich diese Verträge bewegen können (Hellmann, 2005, S. 1). Die Teilnehmer an der Integrierten Versorgung verpflichten sich im Rahmen der Verträge zu einer qualitätsgesicherten, wirksamen, ausreichenden, zweckmäßigen und wirtschaftlichen Versorgung der Patienten. Ferner obliegt es den Leistungserbringern, die organisatorischen, betriebswirtschaftlichen, medizinischen und medizintechnischen Voraussetzungen für eine sowohl interdisziplinäre als auch sektorenübergreifende Integrierte Versorgung sicherzustellen (Becker & Hensgen, 2000, S. 276).

Die strategische Ausrichtung einer Arztpraxis gewinnt heutzutage immer mehr an Bedeutung. Hierfür stehen dem Arzt nach Federer (1999) drei verschiedene Arten der Ausrichtung zur Verfügung: die Ausrichtung nach dem *naiven Ansatz*, dem *Top-Down-Ansatz* und dem *Bottom-up-Ansatz*.

Beim *naiven Ansatz* offeriert der Arzt gemäß dem Grundversorgungsprinzip ein breites Leistungsangebot. Er bietet somit in einem sehr allgemeinen Sinne die Leistungen an, die im Markt nachgefragt werden. Der Vorteil hierbei besteht darin, dass der Arzt durch das vielfältige und am Markt ausgerichtete Leistungsangebot sein eigenes Risiko verringern kann; nachteilig ist die schlecht planbare Arbeitszeit. Der zweite Ansatz ist durch eine Spezialisierung und ein eingeschränktes Leistungsangebot gekennzeichnet. Dieser *Top-Down-Ansatz* wird meist von Fachärzten aus speziellen Fachgebieten (zum

Beispiel von Radiologen, Internisten) gewählt. Der Vorteil dieser Ausrichtung ist die Fokussierung des Arztes auf ein Kerngeschäft; sein Nachteil ist, dass der Arzt stark von seinem Standort und eventuellen Zuweisern abhängig ist. Auch können Verfahrens- oder Produktinnovationen dazu führen, dass materielle oder geistige Investitionen erforderlich werden. Beim *Bottom-Down-Ansatz* handelt es sich um eine Kombination der beiden vorher geschilderten Ansätze. Hierbei werden neben dem klassischen breiten Leistungsangebot weitere spezielle medizinische Verfahren und Neuerungen angeboten. Der Vorteil dieses meist kurzfristig orientierten Anbietens von Trendleistungen ist, dass der Arzt seine Praxis innovativ ausrichten kann und somit Patienten an sich bindet. Der Nachteil dieses Vorgehens ist, dass der Arzt durch Anpassungen seines Leistungsangebotes zusätzlichen Arbeitsaufwand hat (zum Beispiel durch Fortbildungen), und dass nicht garantiert ist, dass sich alle spezifischen Investitionen auch amortisieren (Federer, 1999, S. 2–11; Saleh, 2003, S. 433).

2.3 Franchising – Historie und Charakteristika

In den modernen Industrienationen wandelt sich die Wirtschafts- und Unternehmensorganisation. Diese Umwälzungsprozesse beeinflussen auch die jeweiligen Gesundheitssysteme. Organisationsübergreifende Zusammenarbeit spielt historisch betrachtet im Gesundheitswesen eine große Rolle. Insbesondere im Bereich der Krankenhäuser wird bei der Patientenversorgung oder -rehabilitation schon immer mit anderen Akteuren im Gesundheitswesen zusammengearbeitet. Systemisch wurden solche Kooperationen, aufgrund der dezentralen Strukturen und sektoralen Trennung, jedoch bisher nicht unterstützt (Semlinger, 1999, S. 29–31). Die folgenden Kapitel fokussieren auf Franchising als intermediäre oder hybride Kooperationsform.[12]

2.3.1 Geschichtliche Entwicklung und Definition von Franchising

Der Begriff Franchising geht auf das französische Wort „la franchise“ zurück und bedeutet die Befreiung von Steuern und Zöllen (Klappreich, 2003, S. 187). Im Verlauf des 17. und 18. Jahrhunderts wurde der Begriff über Frankreich nach Großbritannien und die USA getragen und darunter nun im erweiterten Sinne die Gewährung von Privilegien und Schutzrechten verstanden. Zu dieser Zeit wurde dieses monopolartige Recht

[12] Weiterführende Informationen zu hybriden Kooperationsformen Bea, 1988; Büchs, 1991.

meist von Königen oder Fürsten an Kaufleute vergeben, um im Interesse des Herrschers Produkte herzustellen oder den Handel mit einem Produkt zu beginnen (Skaupy, 2003b, S. 1; Gross & Skaupy, 1968, S. 11–12). Als erstes Franchisingsystem gilt das Vertriebssystem der Nähmaschinenfirma *Singer-Sewing-Machine*, das auf die Zeit nach dem Amerikanischen Bürgerkrieg (1861–1865) datiert wird (Vaughn, 1974, S. 19–20).

Das Franchising der *ersten Generation* (auch traditionelles Franchising[13] genannt) entstand um die Jahrhundertwende vom 18. zum 19. Jahrhundert in den USA. Es handelte sich hierbei um ein reines Produktfranchising, insbesondere in den Bereichen Automobil-, Mineralöl- und Getränkeindustrie (Martinek, 1987, S. 37–38). Der ursprüngliche Gedanke war, mit möglichst geringen Kosten ein weitreichendes Vertriebsnetz in den USA aufzubauen. Im Außenverhältnis waren die Vertriebsmitarbeiter im eigenen Namen und auf eigene Rechnung aktiv, wobei sie im Innenverhältnis verpflichtet waren, die Interessen des Herstellers zu vertreten. Die vertragliche Bindung zwischen Hersteller und Händler war nur auf das jeweilige Produkt beschränkt. Diese erste Generation des Franchisings entspricht der heutigen Form des Vertragshandels in Deutschland (Mahler, 2006, S. 11).

Eine modernere Variante des Franchisings beziehungsweise das Franchising der *zweiten Generation* entwickelte sich in den 1950er Jahren in den USA und wird als Betriebsfranchising[14] bezeichnet (Martinek, 1987, S. 40–41). Hierbei ist die vertragliche Bindung zwischen Franchisenehmer und Franchisegeber umfassender, da der gesamte Geschäftsbetrieb durch den Franchisenehmer übernommen wird. Hierdurch war es erstmals möglich, dass nicht nur Waren, sondern auch Dienstleistungen über Franchising vertrieben werden konnten. Die Verträge waren fächerförmig mit einem Franchisegeber an der Spitze organisiert und subordinativ. Somit ist der Franchisenehmer hierarchisch dem Franchisegeber untergeordnet und weisungsgebunden (Mahler, 2006, S. 12).

Das Franchising der *dritten Generation* war in den 1970er Jahren der letzte evolutionäre Schritt im Franchising (Martinek, 1987, S. 60–61). Die Franchisesysteme wurden partizipativer, sodass die Franchisenehmer ein gewisses Mitsprache- und Mitbestimmungsrecht erhielten. Durch die Umsetzung des Solidaritätsgedankens wurden die horizontalen Strukturen durch Vertikalisierung und das Zentralmarketing durch Gemeinschaftsmarketing ersetzt (Mahler, 2006, S. 12).

---

[13] In der englischsprachigen Literatur wird synonym von Traditional franchising, Straight Product Franchising oder Product und Tradename Franchising gesprochen.

[14] Synonym auch Business-Format-Franchising oder Entire Business Franchising.

In Europa und in Deutschland haben sich nicht nur amerikanische Franchisesysteme angesiedelt, sondern seit den 1960er Jahren auch eigenständige Systeme herausgebildet. Diese verzeichneten jedoch in den ersten Jahren eine eher langsame Entwicklung. Das änderte sich auch nach der Gründung des Deutschen Franchise-Verbandes (DFV) im Jahre 1978 zunächst nur allmählich, bis in den 1980ern ein Franchiseboom begann, der bis heute anhält (Skaupy, 2003b, S. 2; Skaupy, 1995, S. 208; Deutsche Bank, 2007, S. 1).

Basierend auf den Daten des DFV (2008) hat sich die Anzahl an Franchisegebern in Deutschland in den letzten 10 Jahren von 600 auf 910 erhöht, was einem Wachstum von 51,66 % entspricht. Im gleichen Zeitraum hat sich die Anzahl an Franchisenehmern von 28.000 auf 55.700 fast verdoppelt (+ 98,93 %). Auch die Anzahl an Beschäftigten im Franchisesektor hat sich in den Jahren von 1997 bis 2007 von 280.000 auf 441.000, also um 57,50 % gesteigert. Die größte prozentuale Steigerung konnte jedoch im Bereich des Umsatzes der Branche erreicht werden. Im betrachteten Zeitraum stieg dieser um 271,24 % von 15,3 Mrd. auf 41,5 Mrd. Euro an. 52 % der Franchisesysteme sind in der Dienstleistungsbranche, 29 % im Handel, 11 % im Gastgewerbe und 8 % im Handwerk zu finden. Eine Studie der Deutschen Bank zum Thema Franchising geht davon aus, dass sich dieser Wachstumstrend in den nächsten Jahren in abgeschwächter Form fortsetzt. Bis zum Jahr 2015 werden Umsatzwachstumsraten von circa 7 % pro Jahr prognostiziert, insbesondere im Bereich der Dienstleistungen (Deutsche Bank, 2007, S. 1).

Aus dieser Zusammenfassung lässt sich, unter Rückgriff auf Kaub (1980), folgende Definition des Franchisings, wie sie sich auch beim DFV findet, ableiten:

> „Franchising ist ein vertikal-kooperativ organisiertes Absatzsystem rechtlich selbstständiger Unternehmer auf der Basis eines vertraglichen Dauerschuldverhältnisses. Dieses System tritt am Markt einheitlich auf und wird geprägt durch das arbeitsteilige Leistungsprogramm der Systempartner sowie durch ein Weisungs- und Kontrollsystem eines systemkonformen Verhaltens. Das Leistungsprogramm des Franchisegebers ist das Franchise-Paket. Es besteht aus einem Beschaffungs-, Absatz- und Organisationskonzept, dem Nutzungsrecht an Schutzrechten, der Ausbildung des Franchisenehmers und der Verpflichtung des Franchisegebers, den Franchisenehmer aktiv und laufend zu unterstützen und das Konzept ständig weiterzuentwickeln. Der Franchisenehmer ist im eigenen Namen und für eigene Rechnung tätig; er hat das Recht und die Pflicht, das Franchise-Paket gegen Entgelt zu nutzen. Als Leistungsbeitrag liefert er Arbeit, Kapital und Informationen."

Diese Definition dient als Grundlage für die vorliegende Untersuchung und wird nachfolgend verwendet. Trotz dieser allgemeingültigen Definition lassen sich unterschiedliche Typen von Franchising unterschieden, mithilfe derer Franchisesysteme charakterisiert werden können.

2.3.2 Die drei Grundtypen des Franchisings

Über die Jahre haben sich im Franchising verschiedene Ausprägungen von Franchisesystemen entwickelt. Hierbei konnte sich jedoch keine allgemein anerkannte Typologie etablieren. Allerdings hat sich eine grundsätzliche Einteilung nach dem amerikanischen Vorbild herauskristallisiert, die es ermöglicht, die verschiedenen Erscheinungsformen des Franchisings generell zu unterscheiden.[15]

Es kann zwischen Produkt-, Produktions- und Betriebsfranchising respektive Vertriebs-, Waren- und Dienstleistungsfranchising unterschieden werden. Diese Gliederung systematisiert die Systeme anhand der Leistungssubstanz des Franchisesystems und nach dem Umfang und der Intensität der Kooperation zwischen Franchisegeber und Franchisenehmern (Mahler, 2006, S. 15).

Produktfranchising entspricht, wie in Kapitel 2.3.1 erwähnt, der ersten Generation von Franchising. Im Vordergrund dieser Franchisesysteme steht mindestens ein Produkt oder Erzeugnisse, die über das System vertrieben werden. Aus diesem Grund spricht man auch von reinem Vertriebsfranchising. Franchisegeber kann zum einen direkt der Hersteller, jedoch auch ein Großhändler sein. Beispiele für diese Form des Franchisings sind Eismann (Tiefkühlkost-Heimservice), Der Teeladen (Tee-Fachgeschäfte) und Yves Rocher (pflanzliche Kosmetikprodukte). Tragen die Produkte den Namen des Franchisegebers, so spricht man von Hersteller-Franchise. Werden Produkte von Dritten verkauft, handelt es sich um Händler-Vertriebsfranchising (Skaupy, 2003a, S. 9). Abzugrenzen ist diese Form des Franchisings vom reinen Vertragshandel, der nicht dem Produktfranchising zugeordnet werden kann (Epp, 1994, S. 7–8; Weltrich, 1992, S. 41). Produktfranchising reicht demzufolge über den bloßen Vertrieb des Produktes hinaus und beinhaltet weitere konzeptionelle Bestandteile.

Produktionsfranchising (auch industrielles Franchising genannt) bezieht sich auf die Produktion und Herstellung von Waren und nicht auf eine vollständige Geschäftsidee

[15] Für eine ausführlichere Diskussion der Typologie des Franchisings siehe Skaupy, 2003a, S. 9–14; Martinek, 1987, S. 155–160; Liesgang, 1997, S. 5; Vortmann, 1996, S. 14–15.

(Mahler, 2006, S. 16). Vielmehr wird ein Produkt lizenziert und durch den Franchisenehmer erzeugt, bearbeitet oder veredelt. Als typisches Beispiel für diese Form des Franchisings gilt das Vertriebssystem von Coca-Cola. Der Vertriebspartner erhält das Know-how zur Herstellung und Verarbeitung der Getränke und vertreibt die fertigen Produkte. Andere Beispiele sind das Yoplait- und das Portas-Franchisesystem (Skaupy, 2003a, S. 10). Es ist jedoch nicht unumstritten, ob dieser Typus überhaupt dem Franchising zugeordnet werden kann.[16] Insbesondere fehlt die Integration des Franchisenehmers in die Absatzorganisation, entsprechend könnte es sich auch nur um einen besonderen Typus eines Lizenzvertrags handeln, da der für Franchising typische Kooperationsumfang nicht zwingend gegeben ist (Weltrich, 1992, S. 45; Mahler, 2006, S. 17).

Betriebsfranchising (auch Business-Format-Franchising genannt) entspricht im engeren Sinne dem modernen Verständnis von Franchising. Inhalt des Systems ist nicht ein Produkt oder die Produktion, sondern ein Betriebsführungskonzept beziehungsweise eine umfassende Geschäftsidee (Martinek, 1987, S. 156–157; Skaupy, 1995, S. 5). Der Franchisegeber übernimmt in diesem System alle zentralisierbaren betriebswirtschaftlichen Aufgaben (Weltrich, 1992, S. 49). Die Absatzförderung wiederum übernimmt der Franchisenehmer lokal vor Ort. Für Außenstehende sind insbesondere das einheitliche Auftreten der Franchisenehmer und die einheitliche Betriebsführung zu erkennen. Unterteilen lässt sich Betriebsfranchising je nach Systemfokus in Vertriebs- beziehungsweise Warenfranchising und Dienstleistungsfranchising (Mahler, 2006, S. 17), wobei im folgenden Kapitel gesondert auf das Dienstleistungsfranchising eingegangen werden soll.

Unabhängig davon, welcher Grundtyp des Franchisings vorliegt, existieren verschiedene zentrale Merkmale, die elementare Bestandteile eines Franchisesystems sind. Diese werden im nächsten Kapitel zusammen mit den Besonderheiten des Dienstleistungsfranchisings detailliert vorgestellt.

2.3.3 Die vier zentralen Bestandteile eine Franchisesystems

Im Zentrum eines jeden Franchisesystems steht das Know-how, das zum Führen eines bestimmten Betriebstyps benötigt wird. Dieses muss in allen vier Grundbausteinen des Franchisesystems berücksichtigt werden.

[16] Zur Diskussion vgl. Skaupy (1995, S. 31, 33); Martinek (1987, S. 156); Weltrich (1992, S. 44–45).

Zu den Grundbausteinen gehören:

1. der Franchisevertrag
2. das Betriebshandbuch
3. das Training
4. die Systemleistung

Damit ein Franchisesystem auf einem soliden Fundament ruht, müssen alle vier Grundbausteine aufeinander abgestimmt und in sich widerspruchsfrei sein. Keiner der zentralen Bestandteile ist hierbei Selbstzweck; sie dürfen somit nicht isoliert betrachtet werden (Nebel, 2008, S. 50).

Für den Aufbau und den Inhalt von *Franchiseverträgen* gibt es keine einheitlichen und verbindlichen Regelungen. Dennoch haben sich gewisse Vertragsklauseln durchgesetzt (Hanrieder, 1991, S. 70; Vortmann, 1996, S. 37–38). Zu den Kernbestandteilen zählen die Rechte und Pflichten sowohl des Franchisegebers als auch des Franchisenehmers, die Vergütung (unterteilt in Aufnahmegebühr, laufende Gebühr und Werbebeitrag) und die Laufzeit des Vertrages (Metzlaff, 2003, S. 62–65; Martinek, 1987, S. 89–90).

Als zweiter zentraler Bestandteil eines Franchisesystems gilt das *Betriebshandbuch* und der damit verbundene Know-how-Transfer. Der Inhalt von Franchisehandbüchern umfasst zunächst eine allgemeine Beschreibung des Systems. Ferner wird im Handbuch die konkrete Ausgestaltung des Franchisekonzepts mit besonderer Berücksichtigung der Vorgaben zur einheitlichen Außendarstellung, zur Betriebsorganisation, zum Marketing und zum Umgang mit Kunden festgehalten. Es enthält somit die zusammenfassende Dokumentation des gesammelten Know-hows des Franchisegebers (Metzlaff, 2003, S. 125).

Dem *Training* in Franchisesystemen kommen zwei zentrale Rollen zu. Erstens dient es der Intensivierung des Know-how-Transfers über die schriftlichen Betriebshandbücher hinaus sowie der Eingliederung neuer Franchisenehmer. Zweitens hat es insbesondere bei bereits etablierten Systemen die Funktion, das Know-how im System weiterzuentwickeln. Die Einführungs- sowie die laufenden Schulungen dienen somit direkt der Qualitätssteigerung und -sicherung eines Franchisesystems und der Steigerung des Zusammengehörigkeitsgefühls der einzelnen Franchisenehmer (Metzlaff, 2003, S. 117, Nebel, 2008, S. 52).

Die *Systemleistung* ist der vierte zentrale Bestandteil von Franchisesystemen. Hierbei handelt es sich um den eigentlichen Grund, warum ein Franchisesystem aufgebaut wird. Durch die eigentliche Leistungserstellung wird das vorher vermittelte Know-how umgesetzt und wirksam. Erst wenn die drei vorangegangenen zentralen Bestandteile entsprechend der Kundenwünsche erarbeitet und umgesetzt wurden, kann der Franchisenehmer die eigentlichen Leistungen mit dem erwarteten (monetären) Erfolg anbieten. Implizit beinhaltet dieser Grundbaustein des Franchisings nicht nur die Leistung des Franchisegebers an den Franchisenehmer, sondern auch dessen Gegenleistung in Form von Gebühren und Abgaben (Nebel, 2008, S. 53).

Besonderheiten des Dienstleistungsfranchisings

Eine Sonderrolle unter den Franchisesystemen nehmen solche ein, die eine Dienstleistung als primäre Systemleistung anbieten. Hierbei ist eine immaterielle Dienstleistung der Kern des Betriebsführungskonzepts. Diese Systeme bilden den zahlenmäßig größten Anteil an Franchisesystemen und sind in den unterschiedlichsten Geschäftszweigen zu finden. Hierzu zählen Schnellrestaurants (McDonald's), Hotels (Holiday Inn), Autodienste (Cosy-Wasch-Autoservice), Musik und Nachhilfeschulen (Fröhlich-Musikschule, Schülerhilfe) sowie Handwerks- und Reinigungsfranchisesysteme (Skaupy, 2003a, S. 10).

Tietz (1988) unterteilt das Dienstleistungsfranchising weiter nach dem Grad der Sachmittel- und Kapitalintensität:

- Dienstleistungen mit hohem Sachmittel- und Kapitaleinsatz (zum Beispiel Gastronomie, Hotels und Autovermietungen)
- Dienstleistungen mit geringerem Kapitaleinsatz (zum Beispiel Reparaturdienste und Friseure)
- Dienstleistungen mit niedrigem Kapitaleinsatz, die dafür aber eine hohe Personalqualifikation voraussetzen (zum Beispiel Sprachschulen)

Auch wenn der spezifische Kapitalbedarf in den einzelnen medizinischen Fachrichtungen stark divergiert, lässt sich die medizinische Dienstleistung der dritten Gruppe zuordnen. Auch bei Zahnärzten, die im Zentrum dieser Untersuchung stehen, ist die Dienstleistung eher als Know-how- denn als kapitalintensiv zu bezeichnen.[17]

Nachdem in den vorangegangenen Kapiteln Franchising definiert wurde und die zentralen Elemente eines Franchisesystems vorgestellt wurden, wird das Franchising nun gegenüber anderen Kooperationsformen abgegrenzt.

2.3.4 Abgrenzung zu anderen Kooperationsformen

Ohne Zweifel haben Kooperationen sowohl in der Unternehmenspraxis als auch in der Forschung eine große Bedeutung erlangt. Der Grund hierfür ist die auf der ganzen Welt zunehmende Spezialisierung bei fortschreitender Arbeitsteilung und gleichzeitiger Individualisierung von Nachfrage und Leistungserstellung (Bellmann & Hippe, 1996, S. V). Die Begriffe „cooperation, alliances, networks“ werden insbesondere im angloamerikanischen Raum nur uneinheitlich verwendet. Für die folgende Betrachtung sollen (betriebliche) Kooperationen als (unternehmerische) Zusammenarbeit verstanden werden, wobei die gemeinsame, harmonisierte Erfüllung von betriebswirtschaftlichen Aufgaben von mehreren rechtlich selbstständigen Wirtschaftseinheiten getragen wird (Tietz, B. & Mathieu, 1979, S. 9). Der Begriff Kooperation dient somit als Oberbegriff für verschiedene Arten der Zusammenarbeit von Wirtschaftseinheiten.

Im Gesundheitswesen werden die koordinierenden Abstimmungsprozesse zwischen den sektoralen und dezentralen Leistungserbringern durch unterschiedliche Organisationsformen vollzogen.[18] Diese siedeln sich meist zwischen den klassischen Kooperationskonzepten Markt und Hierarchie (Wiliamson, 1975) an. Lange wurden diese Konzepte als die einzigen sinnvollen Organisationsformen von Transaktionen begriffen. Intermediäre beziehungsweise hybride Kooperationsformen stellen jedoch ein eigenständiges drittes Modell dar (Büchs, 1991; Bea, 1988; Hinterhuber & Stahl, 1996). Bei diesem werden die spezifischen Vorteile von Markt und Hierarchie schlüssig miteinander verbunden (von der Oelsnitz, 2003, S. 186). Hierdurch werden aufgrund der teils marktlichen und teils hierarchischen Elemente sowohl wettbewerbliche als auch unternehmenstypische Mechanismen in einem Kooperationsmodell vereint (Siebert, 1999, S. 15). Auf diese Weise entstehen Kooperationsnetzwerke, die in ihrer Komplexität über klassische

[17] Für eine Übersicht über Investitions- und Betriebskosten von Zahnärzten siehe KZBV, 2008, S. 120-131.

[18] Vergleiche hierzu auch Kapitel 2.1.3

Unternehmenskooperationen hinausgehen (Sydow, 1999, S. 3). In der Literatur wird auch Franchising als eine hybride Kooperationsform[19] charakterisiert (Leitner, 2003, S. 1–2). Aus diesem Grund wird im Folgenden Franchising in Anlehnung an Däfler, (1997) vom verwandten Vertragshändlersystem (hybride Kooperationsformen), von Lizenzvereinbarungen (marktliche Kooperationsformen) und von Filialsystemen (hierarchische Kooperationsformen) abgegrenzt (S. 178–180).

Das Vertragshändlersystem ist dem Franchising inhaltlich am nächsten. Analog zum Franchisenehmer verwendet der Vertragshändler die Marke und des Kennzeichnungsrecht seines Lieferanten. Im Gegensatz zum Franchising fehlt aber die strenge Einbindung des Händlers mit entsprechenden Überwachungs- und Weisungsmöglichkeiten für den Franchisegeber. Darüber hinaus gibt es meist kein einheitliches Werbungs- und Marketingkonzept für alle Vertriebsstellen (Beyer, 1988, S. 39–40; Skaupy, 1995, S. 13–14; Jurgeleit, 1974, S. 57).

Lizenz- oder Know-how-Vereinbarungen stehen für eine marktliche Organisation der Kooperation zwischen zwei Marktteilnehmern. Sie sind oft einer der Bestandteile eines Franchisesystems. Hierbei wird dem Lizenznehmer durch den Lizenzgeber das Recht eingeräumt, das gewerbliche Schutzrecht gegen ein vereinbartes Entgelt zu verwenden. Dieses vertraglich zugesicherte Recht ist aber noch keine hinreichende Voraussetzung für einen Franchisevertrag, da für diesen – um im definitorischen Sinne von einem solchen sprechen zu können – sowohl ein Marketingkonzept als auch entsprechende Überwachungs- und Weisungsrechte grundlegend sind (Tietz, 1991, S. 19–20; Skaupy, 1995, S. 14).

Als Gegenpol zur marktlichen Organisation lassen sich die hierarchischen Kooperationsformen auffassen. Hierzu zählt unter anderem das Filialsystem, welches formal Parallelen zu Franchisesystemen aufweist, da hier insbesondere für alle einheitliche Werbe- und Marketingkonzepte Anwendung finden. Im Gegensatz zum Franchisenehmer sind die einzelnen Filialen jedoch weder rechtlich noch wirtschaftlich selbstständig. Vielmehr handelt es sich um firmeneigene Vertriebsstellen, die zu einem Hersteller oder Großhändler zugehörig sind. Sie handeln somit juristisch in dessen Namen und auf dessen Rechnung. Hieraus ergibt sich ein im Vergleich zu Franchisesystemen unbeschränktes Überwachungs- und Weisungsrecht des Filialinhabers. Ein weiterer Unterschied be-

[19] Aufgrund der Besonderheiten im Gesundheitswesen scheiden allerdings viele der Alternativsysteme insbesondere aus standesrechtlichen Gründen aus. Aus diesem Grund wird Franchising an dieser Stelle nur kurz von anderen Kooperationsformen abgegrenzt. Zu alternativen Kooperationsformen für Zahnärzte siehe Kapitel 2.2.2.

steht darin, dass Filialleiter im Gegensatz zum Franchisenehmer selten an der Filiale finanziell beteiligt sind (Tietz, 1988a, S. 207–209; Tietz, 1991, S. 19–20; Beyer, 1988, S. 43).

2.3.5 Health-Franchising weltweit

Die Idee, Franchising auch auf der Ebene von medizinischen Leistungserbringern anzubieten, ist keine neue. Bereits Spitzer (1970) schlägt Franchising als Lösung der Effizienzprobleme von kleinen Krankenhäusern in den USA vor, die Grund- und Regelversorgung anbieten. Diese litten unter starkem Kostendruck, da sie aufgrund ihrer Größe ineffiziente Organisationsstrukturen aufwiesen. Eine Verknüpfung einzelner kleinerer Häuser (mit jeweils weniger als 100 Betten) durch Franchising hingegen sieht Spitzer (1970) als Möglichkeit, Ressourcen gezielt zu bündeln und die Effizienz zu erhöhen (Spitzer, 1970, S. 436–438). Heutzutage sind in den USA nicht nur einige der *Health Maintenance Organizations* (HMO) in franchiseähnlichen Strukturen organisiert (Ellwood Jr., 2005, S. 16), sondern es gibt spezialisierte Systeme für Zahnärzte, Hals-, Nasen- und Ohrenärzte, Allgemeinärzte oder auch für Pflegedienste (McIntyre & Gilbert, 1999, S. 1). Es lässt sich festhalten, dass es das Ziel dieser Form des Franchisings ist, die Effizienz und die Anreizsysteme dieser Organisationsform für die Distribution, die Qualitätssicherung, die Preisgestaltung und den Zugang zu Produkten und Dienstleistungen des Gesundheitswesens zu nutzen (Grace, 2004, S. 1).

Neben den USA sind in der vergangenen Dekade weltweit in mehr als einem halben Dutzend Ländern, insbesondere in Entwicklungsländern, *Health-Franchising*[20]-Projekte entstanden. Diese erreichen mit Präventivmedizin, der Versorgung von Schwangeren und Neugeborenen oder der Betreuung von HIV-positiven Patienten oft Tausende von Haushalten. Zentraler Bestandteil der Systeme ist die logistische Versorgung mit medizinischem Equipment und eine betriebswirtschaftliche Unterstützung durch die Franchisegeber.[21] Da diese Franchisesysteme bereits seit mehreren Jahren im Einsatz sind, gibt es hierzu Untersuchungen anhand von Regressionsmodellen, die ergeben haben,

[20] Health-Franchising wird in der Literatur auch oft synonym mit dem Begriff Social Franchising ver wendet (Tracey & Jarvis, 2007; Grace, 2004; Lonnroth, Aung, Maung, Kluge & Uplekar, 2007). Hierbei handelt es sich meist um gemeinnützige Unternehmungen (Wachs, 2007; Alon, 2004). Die vorliegende Untersuchung fokussiert jedoch ausschließlich auf niedergelassene Zahnärzte, die nicht in dieses Segment fallen.

[21] Vgl. Ruster, Yamamoto, Rogo, 2003, S. 1. Für weitere Darstellungen des Health-Franchisings in Entwicklungsländern siehe auch Montagu, 2002, S. 121-130; Prata, Montagu, Jefferys, 2005, S. 274–279; Decker & Montagu, 2007, S. 280–282.

dass sowohl Anbieter als auch Nachfrager von solchen Systemen profitieren können (Stephenson et al., 2004, S. 1).

Trotz der Erfahrungen mit Franchising in anderen Gesundheitssystemen ist eine Vergleichbarkeit zwischen den Systemen nur eingeschränkt möglich. Die Gesundheitssysteme unterscheiden sich hierbei grundsätzlich durch die Leistungsversicherer beziehungsweise Third-Party-Payer. International haben sich drei verschiedene Krankenversicherungsmodelle herausgebildet. Länder wie Großbritannien oder Neuseeland verwenden das sogenannte ***Beveridge-Modell***. Hierbei handelt es sich um ein staatliches Modell, welches überwiegend steuerfinanziert ist und in dem alle Bürger Zugang zu einem nationalen Gesundheitsdienst haben. Das deutsche Sozialversicherungssystem wird auch ***Bismarck-Modell*** genannt. Es finanziert sich zu großen Teilen durch Sozialversicherungsbeiträge und nur zu kleinen Teilen aus Steuermitteln. Hierdurch gibt es viele gesetzliche Krankenkassen, die im Rahmen der Selbstverwaltung als Third-Party-Payer einen großen Einfluss auf das System haben (Busse, 2006, S. 10–13; Schulenburg & Greiner, 2007, S. 56–61 und 69; Simon, 2008, S. 85–88). Einzigartig in diesem System ist die Koexistenz von gesetzlichen und privaten Leistungsträgern. Das dritte Modell zeichnet sich durch primär private Krankenversicherungen aus und ist vor allem in den USA zu finden. Hierbei dominiert die individuelle private Absicherung der ökonomischen Folgen von Krankheiten. Es ist ein wettbewerbsorientiertes System, das auch als ***Markt-Modell*** bezeichnet wird (Schulenburg, Vauth, Mittendorf & Greiner, 2007, S. 4–5). Durch die Heterogenität der Systeme sind Erkenntnisse, die im Rahmen des internationalen Health-Franchisings bereits gewonnen werden konnten, nicht oder nur eingeschränkt auf das deutsche Gesundheitswesen übertragbar. Dennoch hat sich in Deutschland, wie im nächsten Kapitel dargestellt wird, eine eigene Form des Health-Franchisings entwickelt.

2.3.6 Health-Franchising in Deutschland

Die Entwicklung von Franchising im deutschen Gesundheitswesen ist in den einzelnen Bereichen sehr heterogen. Insbesondere die Bereiche der niedergelassenen Ärzte, der ambulanten Pflegedienste, der Rettungsdienste, der Apotheken und der Krankenhäuser gelten als besonders geeignet, um sich im Rahmen von kooperierenden Systemen zu vernetzen (Meyer-Lutterloh, 1999, 2000, S. 58).

Im Juni 2008 gab es im deutschen Gesundheitswesen 17 Franchisesysteme mit circa 632 Franchisenehmern. Diese Systeme unterschieden sich, wie in Abbildung 8 dargestellt, deutlich hinsichtlich des medizinischen Gebiets, auf dem sie tätig sind, und dahin gehend, wie und mit welcher Intensität sie die Kooperation umsetzen.

Abbildung 8: Franchisesysteme im deutschen Gesundheitswesen

	Name	med. Gebiet	Beginn	Franchisenehmer
1	GoDentis	Zahnmedizin	2006	391
2	Doc Morris	Apotheken	2007	108
3	Avie-Apotheke	Apotheken	2004	40
4	MacDent	Zahnmedizin	1998	33
5	Sympateam	Apotheken	2007	25
6	Clinotel gGmbH	stat. Bereich	1999	18
7	Easyapotheke	Apotheken	2006	14
8	McZahn	Zahnmedizin	2006	10
9	Endokrinologikum	Fachärzte	2002	10
10	Dr-Z	Zahnmedizin	2006	5
11	Amarita	stat. Bereich	2000	5
13	Z.I.R.M.	Fachärzte	2004	3
14	Mc Pflege	stat. Bereich	2006	0
15	Alita	Fachärzte	2004	0
16	Somnifer Schlaflabore	Fachärzte	2006	k.A.
17	Kleeblatt Pflegeheim	stat. Bereich	1998	k.A.

Zahnmedizin	439	66%
Apotheken	187	28%
stationäre Bereich	23	3%
Fachärzte	13	2%
	662	100%

Quelle: eigene Darstellung (2009).

Unterteilt man die unterschiedlichen Franchisesysteme in Subgruppen, so fällt auf, dass in Deutschland die zahnärztlichen Franchisenehmer die größte Gruppe bilden. Die zweitgrößte Gruppe stellen die Apotheken. Hierzu ist allerdings anzumerken, dass es sich beim Apothekenfranchising trotz aller in der Öffentlichkeit kontrovers geführten Diskussionen um ein Einzelhandelsfranchising handelt, das nicht denselben Regularien und Besonderheiten[22] wie Health-Franchising unterliegt. Die beiden letzten Gruppen umfassen Krankenhäuser und den fachärztlichen Bereich. Quantitativ sind diese Bereiche jedoch eher eine Randerscheinung im Gesundheitswesen. Die zahlenmäßig größte Gruppe an Franchisenehmern ist die Gruppe der Zahnärzte. Dies ist ein Indikator dafür,

[22] Zu den Regularien und Besonderheiten siehe insbesondere Kapitel 4.3.

dass der zahnmedizinische Bereich sich besonders für den Einsatz von Franchising eignet.

Nach der Darstellung der ersten Umsetzungen von Franchising im deutschen Gesundheitswesen wird im Folgenden darauf eingegangen, wie das Phänomen des Franchisings insbesondere im zahnärztlichen Bereich im Rahmen der Arbeit untersucht werden soll. Hierfür wird zunächst auf die theoretischen Grundlagen eingegangen, bevor anschließend das konkrete methodische Vorgehen dargelegt wird.

3 Theoretische und methodische Grundlage der Untersuchung

Im folgenden Kapitel werden, basierend auf dem Stand der Forschung, sowohl die theoretischen als auch die methodischen Grundlagen für die vorliegende Untersuchung entwickelt. Dabei wird die der Auswahl der jeweiligen Theorien und Ansätze zugrundeliegende Logik dargestellt und begründet. Das konkrete theoretische und methodische Vorgehen der Untersuchung ist hierbei in Bezug auf Franchising im Gesundheitswesen neu, basiert aber in weiten Teilen auf Elementen, die bereits in anderen Studien erprobt wurden.

3.1 Stand der Forschung

Obwohl Franchising zu den am schnellsten wachsenden Kooperationsformen in der Welt zählt, wird die Franchising-Forschung und die sich hieraus ergebende Weiterentwicklung der Theorien von US-amerikanischen Studien dominiert (Dant, 2008, S. 91). Hierin liegt auch der Grund, warum ein gewichtiger Teil der Studien, auf die die vorliegende Arbeit zurückgreift, US-amerikanische sind.

Das im Zentrum der Untersuchung stehende Forschungsgebiet ist die *Distributionspolitik*, speziell das Franchising als Gestaltungsmöglichkeit von Herstellern beim direkten Absatz von Waren oder Dienstleistungen (Wöhe & Döring, 2000, S. 611; Thommen & Achleitner, 1999, S. 214–215). Hierbei handelt es sich um ein spezielles Forschungsfeld der allgemeinen Betriebswirtschaftslehre, das sich mit der Analyse und Beschreibung real existierender Forschungsobjekte beschäftigt. Dies können zum Beispiel Unternehmen, Organisationen und ökonomische Akteure sein (Klingebiel, 2006, S. 24). Das deutsche Gesundheitswesen ist innerhalb der Untersuchung im betriebswirtschaftlichen Sinne als Absatzmarkt zu verstehen, der den Rahmen für die Anwendung von Franchising vorgibt. Diesen zu analysieren und alle relevanten Informationen in Bezug auf den Markt und die geltenden Rahmenbedingungen zu bekommen, ist ein elementarer Bestandteil der Distributionspolitik und -planung (Wöhe & Döring, 2000, S. 491).

Entsprechend der in Kapitel 2 durchgeführten begrifflichen Systematisierung wurde eine Datenbankrecherche durchgeführt, um relevante Studien zu identifizieren. Die verwendeten Schlagwörter waren „Health“, und „Franchising“[23] um den Stand der internationalen Forschung auf dem Gebiet des Franchisings in Gesundheitswesen abzufragen. Die Bibliografien der Quellen haben wiederum als Grundlage für weitere Abfragen gedient. Aus den gefundenen Studien wurden dann diejenigen ausgesucht, die sich auch tatsächlich mit dem Franchising für medizinische Leistungserbringer beschäftigen. Nicht eingezogen wurden Studien, die sich zum Beispiel mit der (mentalen und körperlichen) Gesundheit der Franchisenehmer beschäftigen und deswegen unter dem Begriff „Health“ gefunden wurden.
In der internationalen wirtschaftswissenschaftlichen Fachliteratur finden sich im Vergleich mit Beiträgen zu anderen Forschungsfeldern nur wenige Artikel über das Franchising im Gesundheitswesen allgemein. Die erste veröffentlichte Untersuchung zum Thema stammt von Waldman (1980). Erst seit Beginn des neuen Jahrtausends ist die Zahl der Publikationen, die sich mit Health-Franchising[24] beschäftigen, kontinuierlich gestiegen. Im Jahr 2007 wurden vier Fachartikel veröffentlicht, die sich mit dem Thema beschäftigen. Im Vordergrund dieser Beiträge steht jedoch meist der Einsatz von Franchising in Entwicklungsländern; sie gehen mithin von der Frage der Verbesserung des Zugangs zu medizinischer Versorgung für Patienten aus. Zum amerikanischen oder europäischen Gesundheitswesen beziehungsweise zu Leistungsanbietern im Gesundheitswesen mit dem Themenschwerpunkt ‚Franchising‘ konnten lediglich sechs Studien identifiziert werden (siehe Anhang 1).

---

[23] Die primären Datenbanken für die vorliegende Untersuchung waren EBSCOHost, Emerald, Science Direct, Springer Link und WISO. Es wurden jeweils die deutschen als auch die englischen Begriffe abgefragt. Außerdem wurden jeweils auch synonyme Begriffe sowie unterschiedliche Schreibweisen in die Suche mit integriert (z. B. Franchising, Franchise, Franchisor, Franchisee). Auch wenn die einzelnen Recherchen mit größtmöglicher Sorgfalt durchgeführt wurden, erheben sie keinen Anspruch auf Vollständigkeit, da beispielsweise einige angloamerikanische Studien nicht zur Verfügung standen oder abgerufen werden konnten.

[24] Zum Begriff des Health-Franchisings siehe Kapitel 2.3.5.

Neben der einen begrifflichen Systematisierung wurde im Rahmen der Recherche auch auf das methodische Vorgehen der Arbeit eingegangen. Hierfür wurden analog zum oben genannten Vorgehen auch die Begriffe „Case-Study“ und „Franchising“ abgefragt. Hierbei konnten sieben für die vorliegende Untersuchung relevante Studien identifiziert werden, von denen fünf in den letzten fünf Jahren entstanden sind (siehe Anhang 2). Während sich der Großteil der Studien mit einzelnen, spezifischen Parametern beschäftigt, konnte auch eine Fallstudie identifiziert werden, die sich explizit mit der Anwendbarkeit von Franchising beschäftigt (Moore & Sherwood, 1963).

Im Rahmen der dritten Recherche, die durchgeführte wurde, wurde der Fokus weiter eingegrenzt und gezielt im Hinblick auf die Ebene der Franchisenehmer und ihrer Zufriedenheit mi dem jeweilige Franchisesystem recherchiert. Hierfür wurden nach den Begriffen „Franchisee“ und „Satisfaction“ gesucht. Dabei wurden zehn für die Untersuchung relevante Studien identifiziert (siehe Anhang 3), von denen zwei allerdings bereits bei der Abfrage von „Health“ und „Franchising“ und eine bereits bei der Abfrage von „Case-Study“ und „Franchising“ ausgegeben wurden. Die so recherchierten Studien zeichnen sich durch sehr unterschiedliche Parameter aus, die gewählt wurden, um die Zufriedenheit der Franchisenehmer zu messen. Zwei Studien haben sich mit der Zufriedenheit insbesondere in Bezug auf die Intention der Franchisenehmer, weiterhin am System teilzunehmen, beschäftigt (Morrison, 1997; Chiou, Hsieh & Yang, 2004) und konnten hier einen starken Zusammenhang feststellen. Dieser Zusammenhang bildet auch die Basis für die Auswahl der *Gesamtzufriedenheit* der Zahnärzte als abhängige Variable der quantitativen Untersuchung, da zufriedene Ärzte bereit sind, sich längerfristig in einem der zahnärztlichen Franchisesysteme zu engagieren.

3.2 Theoretische Erklärungsansätze

„[Theorien sind] mehr oder weniger komplexe Systeme allgemeiner Aussagen kognitiven Charakters, die dazu verwendet werden können, Erscheinungen unserer realen Welt zu erklären“ (Albert, 1964, S. 19). Das für diese Arbeit verwendete theoretische Fundament setzt sich aus mehreren Bausteinen zusammen, da eine Vielzahl von komplementären Ansätzen eine höhere Aussagekraft haben und eine höhere Informationsleistung liefern (Hauschild, 2006, S. 62-63). Der Ausgangspunkt für die verwendete Theorietriangulation[25] findet sich bei Denzin (1970):

„[...] approaching the data with multiple perspectives and hypothesis in mind. Data that would refute central hypotheses could be collected, and various theoretical points of view could be placed side by side to assess their utility and power" (S. 303).

Hierdurch sollen die Erkenntnismöglichkeiten fundiert und erweitert werden. Voraussetzung für die Anwendung ist, dass die verschiedenen Theorien auf ein und denselben Untersuchungsgegenstand angewendet werden können (Denzin, 1970, S. 302; Flick, 2008, S. 14–15).

Organisationstheorien unterscheiden sich grundlegend im Beobachtungs- und Untersuchungsziel (Scherer, 2006, S. 20–21; Kieser & Walgenbach, 2007, S. 31). Die für die vorliegende Untersuchung qualifizierten Theorien orientieren sich somit zum einen an den in der Sozialforschung für vergleichbare Untersuchungsobjekte verwendeten Theorien und zum anderen an den für die Klärung der spezifischen Fragestellung notwendigen Ansätzen. Bisherige Erklärungsansätze des Franchisings zielen meist darauf zu erklären, warum Franchisesysteme in bestimmten Konstellationen anderen Organisationsmodellen in der Leistungserstellung überlegen sind (Stein, 1996, S. 18). Um jedoch einen realen Erklärungsgehalt für die verschiedenen Facetten des Franchisings zu erhalten, muss dargelegt werden, dass die systemimmanenten Aspekte nicht durch alternative Kooperationsformen erreicht werden könnten (Stein, 1996, S. 18–19). Dafür ist es notwendig, die in der Literatur zum Franchising verstreut zu findenden komparativen Aspekte des Franchisings[26] im Hinblick auf die verschiedenen theoretischen Erklärungsansätze zu ordnen. Abbildung 9 stellt hierfür die Systemaspekte für Franchisegeber und Franchisenehmer dar und macht die Selektion der für die Untersuchung relevanten Konstrukte deutlich.

Die Gliederung der Franchisegeber- und Franchisenehmer-Perspektive nach unterschiedlichen Gesichtspunkten erleichtert die Auswahl der für die Analyse von Franchising für ambulante Leistungserbringer benötigten theoretischen Ansätze. Um dieser

---

[25] Denzin (1970) unterscheidet vier verschiedene Typen der Triangulation: die Datentriangulation, die Investigator-Triangulation, die Theorientriangulation und die Methodentriangulation (S. 301–310). Das Konzept der Triangulation wurde vielfach diskutiert, woraufhin Denzin in neueren Arbeiten sein Verständnis angepasst und auf die Kritik reagiert hat (für weiterführende Informationen hierzu Denzin, 1989, S. 246; Denzin & Lincoln, 1994, S. 2.

[26] Für eine Darstellung der Vorteile des Franchisings vgl. neben anderen Hanrieder, 1991, S. 19; Pauli, 1992, S. 101-102).

Systematik zu folgen, empfiehlt es sich, auf komplementäre Erklärungsansätze zurückzugreifen, die im Folgenden erläutert werden sollen.

Abbildung 9: Franchisegeber- und franchisenehmerspezifische Aspekte des Franchisings

Franchisegeber-Perspektive	Franchisenehmer-Perspektive
1. Gründungsaspekt • Minimierung des Eigenkapitals • Einnahmen durch Gebühren • Economies of scale • Selektion qualifizierter Partner (Self-selecting mechanism) • Umsatzsteigerung durch Expansion 2. Managementaspekte • Kombination aus standardisiertem System-Know-how und spezialisiertem Vor-Ort-Wissen der Franchisenehmer • Konzentration auf Kernkompetenzen durch Spezialisierung • Skalen- und Verbundeffekte • Höhere Leistungsbereitschaft durch Selbstständigkeit • Verminderter Kontrollaufwand • Innovationsförderliches Klima durch Initiative und Flexibilität • Systemstabilität durch Interdependenz und Identifikation • Informationsintegration durch Interaktion 3. Marktaspekte • Reduktion der Qualitätsunsicherheit der Nachfrager durch Imagestärkung • Marktnähe und Marktdurchdringung • Stärkung der Wettbewerbsposition	1. Systemaspekte • Erprobte und erfolgreiche Produkte und Dienstleistungen • Langjährige Erfahrung und Know-how des Franchisegebers • Laufende Schulung und Weiterbildung • Finanzielle Unterstützung • Betriebswirtschaftliche Unterstützung • Kostendegression 2. Kooperationsaspekte • Selbstständigkeit innerhalb der Systemregeln • Einkommen durch eigenen Einsatz beeinflussbar • Risikoreduktion • Image eines Großunternehmens durch gemeinsame Marke und Werbung • Verminderter Konkurrenzdruck • Sicherheit und Vertrauen durch Kooperation • Informationsintegration durch Interaktion

Quelle: eigene Darstellung in Anlehnung an Stein (1996, S. 19).

3.2.1 Knappheitstheoretische Ansätze

Knappheitstheoretische Ansätze[27] gehen von der Knappheit mindestens eines Leistungserstellungsfaktors aus und hinterfragen, durch welche organisatorische Maßnahme diese Knappheit überwunden werden kann. Auf Franchising projiziert, beziehen sich diese Knappheitsargumente insbesondere auf die Faktoren *Finanz- und Humankapital* (Mendelsohn, 1985, S. 26; Caves & Murphy, 1976, S. 581).

[27] Im anglo-amerikanischen Raum wird im Zusammenhang mit knappheitstheoretischen Ansätzen von der „Ressource-Scarcity-Theory" gesprochen, die zurückgeht auf Oxenfeldt und Kelly (1969).

Der Versuch, die Vorteilhaftigkeit von Franchising über Kapitalknappheit zu erklären, gehört zu den ältesten Ansätzen (Oxenfeldt & Kelly, 1969). Dennoch ist Kapitalknappheit als Argument für Franchising nicht unumstritten (Kaufmann & Dant, 1996; Norton, 1995). Kritiker führen zwei zentrale Punkte an, warum diese nicht als potenzielle Erklärung für die Entscheidung für Franchising berücksichtigt werden sollte. Der erste Grund, warum Kapitalknappheit kein Grund für die Entscheidung zwischen Franchising und alternativer Expansion ist, besteht darin, dass Franchising eine sehr kostspielige Art der Kapitalaufnahme ist (Brickley & Dark, 1987; Norton, 1995; Rubin, 1990). Wenn ein Unternehmen finanzielle Mittel benötigt, ist es effizienter, Kapital von passiven Investoren wie Kreditgebern oder Gesellschaftern zu leihen, die somit in eine gesamte Kette investieren und hiermit ihr Risiko auf alle Filialen verteilen. Franchisenehmer haben hingegen ihre Finanzrisiken auf ihre eigenen wenigen Filialen konzentriert. Aus diesem Grund werden rationale Franchisenehmer auch für ihr verliehenes Geld eine entsprechend höhere Rendite einfordern (Norton, 1995; Rubin, 1990). Solange der Markt für Kapital nicht aufgrund von Externalitäten negativ beeinflusst ist, wäre die Nutzung von Franchisenehmerkapital, um Kapitalknappheit zu überwinden, sowohl ineffizient als auch irrational (Combs & Ketchen, 1999, S. 196). Der zweite Grund, Kapitalknappheit nicht als Argument für Franchising zu nutzen, liegt in der Erklärungsalternative: der Prinzipal-Agenten-Theorie. Nach Norton (1995 und Shane (1998) besitzt diese Theorie in Bezug auf Franchising eine derart hohe Aussagefähigkeit, dass die Kapitalknappheit mit den anerkannten Erklärungsschwachstellen als Argument keinen weiteren Erklärungsgewinn bringt. Man könnte somit auf knappheitstheoretische Erklärungen verzichten und müsste die theorieimmanenten Nachteile nicht in Kauf nehmen.

Trotz der Kritik scheint es jedoch, dass sowohl das Prinzipal-Agenten-Verhältnis als auch die Kapitalknappheit einen Einfluss auf die Entscheidung für oder gegen Franchising hat. Carney & Gedajlovic, 1991 waren die ersten, die herausgefunden haben, dass neben den Prinzipal-Agenten-Effekten insbesondere Firmen mit fehlenden Ressourcen häufiger Franchising nutzten als relativ ressourcenreiche Firmen. Diese Ergebnisse wurden auch von Lafontaine (1992) und Combs (1994) bestätigt. Eine Einschränkung dieser Untersuchungen ist jedoch, dass die Autoren die Ressourcen nicht direkt gemessen haben. Stattdessen wurde anhand des Alters und der Größe der Unternehmen angenommen, dass kleine, junge Firmen eine größeren Kapitalknappheit haben als größere und ältere Firmen. Auch wenn die Ergebnisse der Studien ein Indikator für Kapitalknappheit sind, können sie darüber hinaus jedoch auch als Indikator für die Knappheit anderer Ressourcen wie motivierte Arbeitskräfte, ein erfahrenes Management und ein lokales Markt-Know-how interpretiert werden (Lafontaine & Kaufmann, 1994, S. 110).

Andere Untersuchungen geben darüber hinaus weitere indirekte Einblicke in das Erklärungspotenzial der Ressourcenknappheit in Bezug auf Franchising. Im Allgemeinen hat der Zinssatz für Kredite Einfluss auf die Kapitalknappheit von Firmen. Martin & Justis, (1993) konnte Hinweise dafür finden, dass Franchising in den Zeiten hoher Zinssätze häufiger verwendet wird als in Zeiten niedriger Zinsen, in denen die Kapitalknappheit der Firmen weniger stark ausgeprägt ist. Ein weiterer Indikator dafür, ob die Expansion durch Franchising oder Filialisierung vollzogen wird, liegt in der Wahl der Organisationsform begründet (Shane,1996a). Insbesondere die Kapitalausstattung von Unternehmen wurde jedoch in franchisefremden Gebieten bereits als wichtige Einflussgröße auf die Wahl der Organisationsform identifiziert. Besonders große, wohlhabende Firmen wachsen demnach eher organisch und multidimensional (Russo, 1991), wohingegen Firmen mit weniger Kapital eher Joint Ventures eingehen (Ingham & Thompson, 1994). Darüber hinaus haben 60 % der von Dant (1995) befragten Manager Kapital als einen der entscheidenden Faktoren dafür angegeben, sich für Franchising zu entscheiden.

Auch wenn keine diese Studien einen direkten Test der Kapitalknappheit als Erklärungsmodell für Franchising bietet, konnten Combs & Ketchen (1999) doch aufzeigen, dass die Knappheitstheorie als sinnvolle Ergänzung zu Argumenten der Prinzipal-Agenten-Theorie anzusehen ist.

Der Franchisegeber versucht, seine *Finanzkapitalknappheit* mithilfe des Franchisenehmers zu überwinden, um seine Expansion voranzutreiben. Dies realisiert er durch fixe Einstandsgebühren, welche die Gründungskosten des Franchisegebers decken oder zumindest reduzieren (Mendelsohn, 1985, S. 26; Caves & Murphy, 1976, S. 581).

Aus Sicht des Franchisenehmers würde ein Vorgehen, das dieser Argumentation folgt jedoch zu einem gegenteiligen Effekt führen. Dieser hat aus portfoliotheoretischer Sicht die Wahl, entweder in eine einzelne Franchise zu investieren oder Anteile am Gesamtsystem zu erwerben. Unterstellt man, dass der Investor risikoavers ist, müsste er die Investition in das Gesamtsystem aufgrund der höheren Risikostreuung der Investition in die einzelne Franchise vorziehen. Eine Ausnahme würde der Fall darstellen, dass das höhere Risiko durch den Franchisegeber einen Ausgleich erfahren würde, welcher wiederum seine Rendite reduzieren würde (Rubin, 1990, S. 135–136; Grote, 1990, S. 114–115; Dnes, 1992, S. 8–9; Kunkel, 1994, S. 227–228).

Dieser Zusammenhang verdeutlicht, dass die Existenz von Franchisesystemen noch mit anderen, nichtmonetären Aspekten begründet sein muss. Das Kapitalknappheitsargument reicht hierfür nicht aus.

Ein solcher nichtmonetärer Aspekt könnte die bereits angesprochene *Knappheit an Humankapital*, insbesondere von Managementkapazität sein. Unternehmen stehen vor dem Problem, motivierte und qualifizierte Mitarbeiter langfristig an das Unternehmen zu binden. Dieses Problem wird in Franchisesystemen zum einen dadurch gelöst, dass die Entlohnung stark leistungsabhängig ist und somit nur leistungswillige und leistungsfähige Investoren als potenzielle Franchisenehmer überhaupt am System partizipieren. Zum anderen werden sich durch die hohen Anfangsinvestitionen des Franchisenehmers nur Manager mit langfristiger Bindungsabsicht um eine Franchise bewerben (Kunkel, 1994, S. 15–18; Dnes, 1992, S. 304–307; Picot, Arnold & Wolff, 1995, S. 227–228). Somit legen sowohl die leistungsbezogenen Entlohnungsschemata als auch die initialen franchisespezifischen Investitionen den Grundstein für die Leistungsbereitschaft und die langfristige Bindung des Franchisenehmers.

Die Finanzkapitalknappheit erscheint ebenso wie auch die Knappheit an Managementkapazität nicht als ausreichendes Argument, um die Vorteile von Franchisesystemen aus theoretischer Sicht ganzheitlich zu erörtern. Vergleichbare Effekte wie Motivation und langfristige Mitarbeiterbindung lassen sich zum Beispiel auch durch eine erfolgsabhängige Bezahlung, betriebliche Sonderleistungen oder die Übertragung von unternehmerischer Verantwortung erreichen. Knappheitstheoretische Argumente können somit nur einen Teil der Gründungsaspekte von Franchisesystemen erklären. Es muss somit untersucht werden, inwieweit andere Erklärungsversuche hierfür besser geeignet sind.

3.2.2 Transaktionskostentheorie

Institutionenökonomische Argumente können zur Klärung der Problematik, wie sie sich im vorangegangenen Kapitel abgezeichnet haben, beitragen. Darüber hinaus bieten sie Ansätze, um die Management- und Kooperationsaspekte des Franchisings erklären zu können.[28] Die Transaktionskosten- und die Prinzipal-Agenten-Theorie stellen hierbei zwei der zentralen Element der Neuen Institutionenökonomik (NIÖ) dar. Diese untersucht die Wirkung von Institutionen auf Wirtschaftseinheiten wie Haushalte oder Un-

[28] Zur Anwendung der Transaktionskostentheorie insbesondere auf „Eigenabsatz oder Fremdabsatz“ vgl. Picot (1986, S. 2–4).

ternehmen. Es werden asymmetrische Informationsverteilung, veränderbares Wissen, beschränkte Rationalität der Akteure, Opportunismus und Transaktionskosten als Basis der Theorie angenommen (Richter & Furubotn, 2003; Göbel, 2002).

Moderne Franchisesysteme sind eine hybride Kooperationsform zwischen den Extremen Markt und Hierarchie (Leitner, 2003, S. 1–2). Sowohl die *Transaktionskostentheorie* als auch die *Prinzipal-Agenten-Theorie* charakterisieren diese Hybridorganisation als ein System komplementärer Verträge. Dabei versuchen sie zum einen, die Vorteilhaftigkeit des Franchisings gegenüber den rein marktlichen und den rein hierarchischen Organisationssystemen darzustellen, zum anderen liefern sie Gestaltungsvorschläge für die effiziente Beziehung zwischen Franchisenehmer und -geber.[29]

Aus *transaktionskostentheoretischer Sicht* ist es das Ziel, durch den Einsatz von Franchisesystemen die durch eine Kooperation entstehenden Transaktionskosten zu reduzieren. Diese entstehen einerseits durch die asymmetrische Informationsverteilung zwischen den beiden Franchisepartnern und andererseits durch den hohen Grad an Spezifität der Investition des Franchisenehmers in seine Franchise (Picot, Arnold & Dietl, 1990, S. 178–180; Hildebrand, 1990, S. 153–158).

Ein Franchisenehmer verfügt im Vergleich zum Franchisegeber über lokale Marktkenntnis. Dieses Wissen ist hochspezifisch, meist personengebunden und somit nur schwer oder gar nicht übertragbar.[30] Dennoch ist der Einsatz eben dieses lokalen Wissens sehr wichtig für den Erfolg des Franchisesystems, obwohl der Franchisegeber dieses weder ex ante erzwingen noch ex post kontrollieren kann. Der Franchisenehmer muss somit zum Einsatz seines Vor-Ort-Wissens motiviert werden (Altmann, 1996, S. 9). Dem gegenüber stehen die spezifischen Investitionen, die ein Franchisenehmer in seine Franchise zu tätigen hat, die im Falle einer Beendigung des Kooperationsverhältnisses wertlos werden würden. Er wird demzufolge nur investieren, sofern er eine Amortisation über eine langfristige Kooperation anstrebt.

Sowohl die rein marktlichen als auch die rein hierarchischen Koordinationslösungen würden in dieser Konstellation versagen. So würde eine effiziente Koordination aufgrund der fehlenden langfristigen Stabilität der Beziehung im Markt beziehungsweise

[29] Für Analysen von Franchising nach institutionenökonomischen Argumenten vgl. Leitner (2003); Matt müller (2002). Beispiele für Untersuchungen zu Gesundheitsökonomie und NIÖ sind Breyer, Zweifel & Kifmann (2003); Schneider (2002b); Schulenburg & Greiner (2007). Beispiele für Untersuchungen zu Marketing und NIÖ sind Kaas (1995); Ebers, Mark & Gotsch (1999).

[30] Im Rahmen der Transaktionskostentheorie bezeichnet man dieses Wissen als idiosynkratisches Wissen. Vgl. Minkler (1992, S. 243); Alchian & Woodward (1987, S. 100–103).

wegen der ungenügenden motivierenden Anreizstruktur und höherer Opportunismusneigung in der Hierarchie verhindert werden. Im direkten Vergleich weist Franchising aufgrund der langfristigen vertraglichen Bindung und der unternehmerischen Selbstständigkeit des Franchisenehmers komparative Transaktionskostenvorteile auf (Stein, 1996, S. 22).

Doch ebenso wie die knappheitstheoretischen reichen die transaktionskostentheoretischen Argumente allein nicht aus, um alle Vorteile des Franchisings zu erklären. Opportunistisches Verhalten von Franchisenehmern wie die Nichterfüllung von vereinbarten Qualitätsstandards („Free-riding") können die Transaktionskostenvorteile aufwiegen oder sogar überkompensieren.[31]

3.2.3 Prinzipal-Agenten-Theorie

Im Rahmen der *Prinzipal-Agenten-Theorie* liegen die Vorteile von Franchisesystemen in der Minimierung der „Agency-costs". Diese Überwachungskosten entstehen, sobald ein Prinzipal (Franchisegeber) Aufgaben an einen Agenten (Franchisenehmer) delegiert. Dieser wird versuchen, seinen Informationsvorsprung auf Kosten des Prinzipals auszunutzen. Um dieses Verhalten jedoch zu überwachen, entstehen dem Prinzipal prohibitiv hohe Kosten („Agency-costs").[32] Hierbei ergeben sich aus seiner Sicht zwei Problemfelder.

Das erste Problem ist, dass der Prinzipal ein berechtigtes Interesse daran hat, dass der Agent seinen Managementaufgaben nachkommt. Dieser könnte seinen Aufgaben zum Beispiel mit zu geringem Arbeitseinsatz nachgehen und somit den Erfolg des Gesamtsystems negativ beeinflussen. Dieses Problem lässt sich durch Franchising lösen, da die Entlohnungsstruktur abhängig vom Umsatz des Franchisenehmers ist und dieser seinen Unternehmergewinn nach Abzug der Franchisegebühr beziehungsweise der Werbegebühr behält. Ein umsatzabhängig gestaltetes Anreizschema motiviert somit den Franchisenehmer zu einem hohen Leistungseinsatz und reduziert gleichzeitig die Kontrollkosten für den Franchisegeber (Holmstrom & Milgrom, 1991, S. 25–28; Schiller, 1996, S. 2–5).

---

[31] „Free-riding" bezeichnet das opportunistische Ausnutzen von Verbundvorteilen durch einzelne Franchisenehmer mit dem Interesse der kurzfristigen Gewinnmitnahme auf Kosten der anderen Teilnehmer. Vgl. zu den Grenzen der Transaktionskostentheorie Sydow (1992, S. 145–149).

[32] Für eine allgemeine Übersicht über die Agency-Problematik vgl. Pratt & Zeckhauser (1991); Bamberg & Spremann (1989). Picot (1991) definiert die Kontrollkosten als einen Bestandteil der Agency-costs. (S. 151).

Das zweite Problem des Prinzipals ist das „Free-riding". Hierbei unterläuft der Agent die für die Reputation des Gesamtsystems notwendigen Qualitätsstandards mit der Zielsetzung, individuelle Kosten zu sparen. Durch diese Handlungsweise schädigt er nicht nur den Prinzipal, sondern auch andere Agenten (Sydow, 1995, S. 19). Auch dieses Problemfeld kann durch Franchising gelöst werden. Für den Fall, dass das Verhalten des Agenten aufgedeckt wird, droht ihm der unmittelbare Ausschluss aus dem System. Da er jedoch bereits spezifische Investitionen in das System getätigt hat, die bei einem Ausschluss wertlos wären, wird er auf eine Einhaltung der vereinbarten Qualitätsstandards bedacht sein (Stein, 1996, S. 24).

Ebenso wie die knappheitstheoretischen Argumente liefert die Prinzipal-Agenten-Theorie keine umfassende Erklärung des Organisationsmodells Franchising, da sich in vielen Fällen nur situative Aussagen ableiten lassen (Müller, 1995, S. 61–62). So lässt sich in Situationen mit großen Nachfrageschwankungen nur schwer erkennen, ob es sich um einen tatsächlichen Nachfragemangel oder um ein Agency-Problem handelt (Norton, 1988a, S. 203–204; Gallini & Lutz, 1992, S. 472). Darüber hinaus scheint die Annahme des opportunistischen Agenten nicht unbedingt realitätsnah, da dieses Verhalten auch stark von der vertraglichen und sozialen Beziehung zwischen Franchisegeber und Franchisenehmer abhängig ist.[33] Deswegen werden im Folgenden strategische Ansätze zur Begründung der Markt- und Systemaspekte[34] des Franchisings herangezogen.

3.2.4 Strategische Ansätze

Eine Analyse der bestehenden Literatur hat gezeigt, dass die Beziehungen zwischen Franchisegeber und Franchisenehmer in der Regel mit den Ansätzen der Neuen Institutionenökonomik erklärt werden. Ferner werden in Einzelfällen weitere Konzepte herangezogen, um die verschiedenen Facetten des Franchisings zu analysieren. Diese Ansätze sind nicht frei von Überschneidungen mit den genannten Argumentationslinien der Institutionenökonomik, vielmehr greifen sie auf dieselben Argumente mit unterschiedlicher Zielsetzung zurück (Kogut, 1988, S. 322). Im Rahmen der vorliegenden Arbeit werden diese Ansätze ebenfalls herangezogen, um vertiefende Anregungen für den the-

---

[33] Vgl. John, 1984, der in seiner empirischen Untersuchung nachweist, dass ein hohes Maß an Kontrolle und ein hoher Grad an Bürokratisierung eher zu opportunistischem Verhalten führt als zum Beispiel die Expertenmacht des Franchisegebers (S. 286–287).

[34] Die Prinzipal-Agenten-Theorie eignet sich darüber hinaus insbesondere für die Analyse der Informationsbeziehung zwischen Arzt und Patient (Arrow, 1963; Zweifel, 1994), wie sie in Kapitel 4.4.2 analysiert wird.

oretischen Rahmen zu geben. Die selektierten Ansätze werden im Folgenden kurz vorgestellt.

Man kann die strategische Signalwirkung des Franchisings in eine nachfragebezogene und eine wettbewerberbezogene Komponente unterteilen.[35] Der Imageverbund, den ein Franchisesystem darstellt, stärkt beim potenziellen Nachfrager das Vertrauen in die Qualität der angebotenen Produkte und Dienstleistungen und reduziert somit die Qualitätsunsicherheit.[36] Die hierdurch herbeigeführte Steigerung des Reputationskapitals führt letztlich dazu, dass Kunden langfristig an das System gebunden werden. Marktkonkurrenten wiederum werden durch den Systemerfolg dazu motiviert, sich diesem System anzuschließen, da ihnen ansonsten Wettbewerbsnachteile in der direkten Konkurrenz entstehen würden. Das hieraus resultierende Systemwachstum ermöglicht die Nutzung von Skalen- und Verbundvorteilen sowie die Erzielung von Innovationsrenten (Büchs, 1991, S. 20).

Neben den beiden genannten Ansätzen wird in der vorliegenden Untersuchung auch der marktbasierte Strategieansatz[37] berücksichtigt. Diesem zufolge hängt der Erfolg eines Unternehmens entscheidend von den Charakteristika des Branchenumfeldes ab, in welchem sich das Unternehmen befindet (Porter, 1981, S. 610). Kooperationen wie zum Beispiel Franchising stellen somit eine Möglichkeit dar, die strategische Position zu verbessern und die unternehmerischen Ziele zu erreichen. Folgt man diesem Ansatz, werden Kooperationsstrategien immer dann angewendet, wenn die Position des Unternehmens im Wettbewerb hierdurch gehalten oder verbessert werden kann. Somit lassen sich zwei Kernmotive für eine kooperative interorganisationale Zusammenarbeit ableiten: Es werden Kooperationen angestrebt, sobald entweder die Umsätze und Gewinne gesteigert und/oder die Kosten gesenkt werden können (Ebers, 1999, S. 34). Dies kann zum Beispiel erreicht werden, indem eine Kooperation die Eintrittsbarrieren für potenzielle Konkurrenten erhöht, die Innovationsfähigkeit steigert, den Eintritt in nicht bearbeitete Märkte ermöglicht oder die gemeinsame Basis der Kooperationspartner durch die Zusammenführung von komplementären Wertschöpfungsaktivitäten verbessert (Contractor & Lorange, 1988; Zajac & Olsen, 1993). Kosten können gesenkt werden, wenn zum Beispiel Economies of Scale und/oder Scope durch eine Kooperation gene-

[35] Die strategische Bedeutung des Franchisings erläutert Hadfield, 1991, S. 531–535.

[36] Kunkel (1994) argumentiert insbesondere über die Qualitätsunsicherheit als Determinante des Franchisings (S. 77–79).

[37] Die Entwicklung und Verbreitung des marktbasierten Strategieansatzes gehen auf Porters Arbeiten zum Market-Based-View zurück (Porter, 1980a; Porter, 1980b; Porter, 1981).

riert werden können. Diese Synergiepotentiale können durch gemeinsame Forschung, Produktion, Einkauf oder Marketing gehoben werden (Ebers, 1999; Contractor & Lorange, 1988).

Ein Unternehmen kann nach der Argumentation des marktbasierten Strategieansatzes durch die Bildung von Kooperationen seine Position im Branchenwettbewerb verbessern oder festigen. Porter und Fuller (1989) haben in diesem Zusammenhang Vor- und Nachteile einer Kooperationsstrategie herausgearbeitet.

Strategische Vorteile einer Kooperation sind demzufolge:

- Generierung von Skalen- und Verbundvorteilen
- Zugang zu Kenntnissen und Fähigkeiten der Kooperationspartner
- Reduzierung des unternehmerischen Risikos durch Teilung von Risiken
- Beeinflussung der Wettbewerbs- und Branchenstruktur

Strategische Nachteile einer Kooperation sind demgegenüber:

- Kosten für die Koordination und Bindung von Managementressourcen
- Potenzielle Schwächung der eigenen Wettbewerbsposition, zum Beispiel durch Know-how-Abfluss
- Machtasymmetrien innerhalb der Kooperationen (Porter & Fuller, 1989, S. 375–379)

Der Beitrag der Marktperspektive zum Verständnis von Kooperationen liegt somit auf der konzeptionellen sowie der analytischen Ebene (Zahn & Foschiani, 2000, S. 499).

Zusammenfassend ergibt sich für die vorliegende Untersuchung somit ein Vierklang aus knappheitstheoretischen, transaktionskostentheoretischen, Prinzipal-Agenten- und strategischen Argumenten, die die Basis für das methodische Vorgehen bilden.

3.3 Methodisches Vorgehen und Aufbau der Untersuchung

Bei komplexen Fragestellungen gilt es, integrierte Forschungsdesigns zu verwenden, um weitreichende Aussage über den Untersuchungsgegenstand treffen zu können. Miles und Huberman (1994) schlagen vier verschiedene Basisdesigns vor, um qualitative und quantitative Forschung zu integrieren (S. 41). Für die vorliegende Untersuchung wurde das Design ausgewählt, welches mit der theoretisch-konzeptionellen Analyse des Untersuchungsgegenstandes beginnt. Hieran schließt sich eine Einzelfallstudie an, bevor dann ein dritter quantitativer Teil in Form einer Fragebogenerhebung angeschlossen wird. Die Ergebnisse werden im letzten Teil zusammengeführt und vertiefend analysiert.[38]

3.3.1 Theoretisch-konzeptionelle Analyse des Untersuchungsgegenstandes

Die qualitative Sozialforschung im Allgemeinen und die qualitative Exploration im Speziellen sehen sich der Kritik ausgesetzt, dass die externe und hin und wieder auch die interne Validität erheblich eingeschränkt ist (Bortz & Döring, 2006, S. 110). Aus diesem Grund wird bei der vorliegenden Untersuchungen eine methodologische Triangulation verwendet (Bortz & Döring, 2006, S. 365). Hierbei muss zwischen der Triangulation innerhalb einer Methode („*within-method*") und zwischen unterschiedlichen Methoden („*between-method*") unterschieden werden. Für die vorliegende Untersuchung wird der zweite Ansatz verfolgt, um die Begrenztheit der Einzelmethode methodologisch durch die Kombination komplementärer Methoden zu überwinden (Denzin, 1970, S. 308–310 in Angrenzung an die Diskussion von Webb, Champbell, Schwartz & Sechrest, 1966). Ziel hierbei ist, die Ergebnisse der verwendeten Methoden miteinander zu vergleichen und hierdurch validere Aussagen treffen zu können. Es gilt jedoch anzumerken, dass es sich im vorliegenden Fall nicht um eine bloße naiv-pragmatische Kombination unterschiedlicher Methoden handelt. Vielmehr wird ein methodenkritischer Auswahlprozess angewendet, der eine kontinuierliche Überprüfung der Entscheidung und der Angemessenheit gewährleistet (hierzu auch Flick, 2007). Diese Überprüfung wird durch die wiederholte Verknüpfung neuer Erkenntnisse mit bereits beschriebenen Phänomenen im Rahmen der Untersuchung sichergestellt. Als Bezugspunkte hierfür gelten das untersuchte Problem, die theoretische Relevanz der Fragestellung und die Ergebnisse der Arbeit (Flick, 2008, S. 16).

Integraler Bestandteil der vorliegenden Untersuchung ist die Annahme des „Comparative Approach" nach Williamson (1991). Erfolgsfaktoren einer Organisationsform können hiernach nur erläutert werden, wenn deren Effizienzvor- und -nachteile im Vergleich zu konkurrierenden Organisationsalternativen betrachtet und analysiert werden (Williamson, 1991, S. 14–49). In Anbetracht der Besonderheit der medizinischen Dienstleistung[39] auf der einen und der Limitierungen im Gesundheitswesen in Bezug

[38] Vgl. Patton, 2002 für vergleichbare Vorschläge für gemischte Forschungsdesigns.
[39] Vgl. hierzu Kapitel 4.3.

auf die Kooperationsmöglichkeiten auf der anderen Seite sind die konkurrierenden Organisationsformen sehr beschränkt. Die klassischen Organisationsalternativen zu Franchising wie Lizenzierung und Filialisierung sind aus diesem Grund für die Untersuchung nicht geeignet. Deshalb beschränkt sich die theoretisch-konzeptionelle Analyse des Untersuchungsgegenstandes auf eine Analyse der theoretischen Anwendbarkeit ausgewählter Elemente des Franchisings auf das Franchising im deutschen Gesundheitswesen. Hierdurch soll ein Hypothesenfundament entwickelt werden, welches die Basis für die spätere standardisierte Fragebogenerhebung darstellt. Basierend auf der theoretischen Analyse wird im Anschluss ein besonders exemplarisches Franchisesystem im Rahmen einer Einzelfallstudie näher betrachtet.

3.3.2 Grundlagen der Einzelfallstudie

Fallstudien sind detaillierte und objektive Betrachtungen von relevanten Phänomenen in ihrem jeweiligen realen Kontext (Yin, 1981, S. 59; Yin, 2003b, S. 13). Sie können auf der einen Seite eine eigenständige Forschungsmethodik darstellen oder auf der anderen Seite andere Forschungsmethodiken wie beispielsweise empirische Erhebungen oder Experimente unterstützen (Yin, 2003b, S. 3–6).

Yin (2003b) unterscheidet in der Fallauswahl zwei unterschiedliche Typen: die Einzelfallstudie und die vergleichende Studie. Beide Gruppen unterscheiden sich von quantitativen Erhebungen, indem sie sich ausschließlich auf eine streng limitierte Anzahl an Fällen beschränken, die sowohl dem Gesichtspunkt der Angemessenheit als auch dem der Informationsvielfalt genügen müssen (Lamnek, 2005, S. 193). Ziel von Fallstudien ist es, „Wie"- und „Warum"-Fragen zu beantworten (Yin, 2003b, S. 5–6). Quantitative Erhebungen wiederum haben das Ziel, anhand einer großzahligen Stichprobe Tatbestände zu verallgemeinern beziehungsweise Häufigkeiten oder Intensitäten zu bestimmen (Verschuren, 2003, S. 131–133 und detaillierter in Kapitel 8).

Ebenso wie bei einem Experiment werden bei einer Fallstudie Ursache-Wirkungs-Zusammenhänge anhand einiger ausgewählter Beispiele untersucht. Experimente versuchen hierbei allerdings, externe Störfaktoren auszublenden, während Fallstudien in einem realen, nicht durch den Forscher beeinflussbaren Umfeld durchgeführt werden (Stelzl, 1995, S. 108; Petersen, 2002, S. 11).

Der Vorteil einer Fallstudie im direkten Vergleich zu einer quantitativen Erhebung und einem Experiment besteht darin, dass durch sie Theorien nicht nur überprüft, sondern auch generiert beziehungsweise erweitert werden können (Lamnek, 2005, S. 255; Auerbach & Silverstein, 2003, S. 4; Fritz, 1995, S. 60). Der für die Untersuchung gewählte explorative Ansatz der Theoriegenerierung ermöglicht es, neue Hypothesen aufzustellen beziehungsweise bestehende Hypothesen zu modifizieren (Eisenhardt, 1989, S. 532). Dies ist insbesondere dann von Vorteil, wenn das betrachtete Phänomen bisher nur unvollständig analysiert wurde und bestehende Theorien für eine Betrachtung nicht ausreichend sind (Eisenhardt, 1989, S. 548).

Dennoch spielen qualitative Forschungsansätze wie Fallstudien in der deutschen Forschung und Lehre in den Wirtschaftswissenschaften eine untergeordnete Rolle. Bereits Weishaupt (1995) stellte in einer Untersuchung der wirtschaftswissenschaftlichen Arbeitsmarkt- und Berufsforschung fest, dass nur 5,9 % aller Projekte qualitative Ansätze verfolgen. Bestätigt wird diese Tendenz von Schäffer und Brettel (2005), die bei einer Analyse bedeutender deutscher betriebswirtschaftlicher Journale feststellen, dass lediglich 5 % aller Beiträge im Bereich der Controllingforschung im Zeitraum von 1990 bis 2003 Erkenntnisse aus Fallstudien gewinnen. International hingegen wächst seit nunmehr 25 Jahren die Bedeutung[40] insbesondere der Fallstudien, und das geht einher „[...] mit entscheidenden Impulsen für Fortschritt und Innovation in der Wirtschafts- und Sozialforschung [...]“ (Borchardt & Göthlich, 2006, S. 37).

Im Rahmen der Fallstudienerhebung werden unterschiedliche qualitative wie quantitative Datenarten sowie verschiedene Datenerhebungsmethoden verwendet. Hierdurch soll ein möglichst umfassendes Bild des beobachteten Phänomens geschaffen werden (Borchardt & Göthlich, 2006, S. 49–50). Es handelt sich somit um eine Triangulation durch die Verwendung unterschiedlicher Datensorten und nicht aufgrund der Verwendung verschiedener Theorien und Methoden (Flick, 2008, S. 98). Trotz der zugrundeliegenden Daten- und Methodenvielfalt sind insbesondere explorative Fallstudien häufig der Kritik ausgesetzt, dass sie eine mangelnde methodische Strenge in Bezug auf die Konsistenz der Datenerhebung und der Objektivität der Auswertung aufweisen. Um diesem kritischen Aspekt entgegenzuwirken, muss die Qualität der Fallstudie durch spezifische Maßnahmen gesichert werden. Der für die Fallstudien vorgeschlagene Erstellungsprozess folgt Borchardt und Göthlich (2006), um die von Yin (2003b) herausge-

[40] Vgl. Sutton, 1997, S. 98-99.

arbeiteten Gütekriterien[41] der modernen Fallstudienforschung zu erfüllen. Diese Gütekriterien umfassen die *Reliabilität*, *Konstruktvalidität* sowie die *interne* und *externe Validität*.

Die *Reliabilität* einer Untersuchung zeigt die Zuverlässigkeit der Fallstudienergebnisse auf (Bortz & Döring, 2006, S. 195). Diese ist dann gewährleistet, wenn eine Wiederholung der Fallstudie zu einem identischen Ergebnis führen würde (Yin, 2003b, S. 34). Dafür müssen die Ergebnisse über den Zeitverlauf sowohl stabil als auch konsistent sein (Bortz & Döring, 2006, S. 327). Bei quantitativen Daten kann die Reliabilität über eine interne Konsistenzmessung oder eine Test-Retest-Korrelation gesichert werden (Stier, 1999, S. 55). Im Vergleich hierzu muss bei qualitativen Daten der Forscher die Durchführung der Untersuchung und die Ergebnisse durch Fallstudienprotokolle beziehungsweise eine Fallstudiendatenbank gründlich dokumentieren. Darüber hinaus müssen Verzerrungen bei der Datenerhebung durch die Verwendung mehrerer Quellen zu einer Fragestellung (Triangulation) reduziert werden.

Die *Validität* gibt Aufschluss darüber, ob die zugrunde liegenden Testverfahren Gültigkeit besitzen (Bortz & Döring, 2006, S. 199). Die Validität einer Untersuchung ist dann gegeben, wenn mit der verwendeten Methode auch das gemessen worden ist, was tatsächlich gemessen werden sollte (Herrmann & Homburg, 1999, S. 24). Man unterscheidet bei der Fallstudienforschung zwischen drei verschiedenen Formen der Validität (Yin, 2003b, S. 27–30):

- Die *Konstruktvalidität* ist das Gütekriterium, welches angibt, wie gut das verwendete Konstrukt operationalisiert wurde. Dies kann durch verschiedene Maßnahmen gewährleistet werden. Hierzu zählen die Verwendung mehrerer Datenarten und Erhebungsmethoden, die Dokumentation der Argumentations- beziehungsweise Beweisketten (Chain of Evidence) und die Überprüfung der Ergebnisse mit den Beteiligten der Untersuchung (Yin, 2003b, S. 34).
- Die *interne Validität* gibt an, bis zu welchem Grad kausale Schlussfolgerungen von unabhängigen auf abhängige Variablen der Fallstudie zulässig sind. Die interne Validität kann gesteigert werden, indem empirisch erforschte Merkmale mit existierenden Mustern oder durch eine Zeitreihenanalyse untereinander verglichen

[41] Ebenso wie bei quantitativen Untersuchungen gibt es auch für qualitative Fallstudien Gütekriterien, anhand derer die Qualität des wissenschaftlichen Erkenntnisgewinns beurteilt werden kann. Für eine aus führliche Diskussion vgl. neben anderen Borchardt & Göthlich, 2006, S. 49–52; Yin, 2003a, S. 34–40; Lamnek, 2005, S. 142–150.

werden (Yin, 2003b, S. 36). Wenn die Muster im Sinne eines „Pattern Matching" übereinstimmen, zeichnet sich die Fallstudie durch eine hohe interne Validität aus (Yin, 2003b, S. 116–118).

- Die *externe Validität* gibt den Grad der Verallgemeinerbarkeit der Ergebnisse einer Fallstudie an. Eine Erhöhung der externen Validität ist insbesondere dann von Bedeutung, wenn die Ergebnisse generalisiert werden sollen. Sie kann durch die selektive Auswahl des untersuchten Fallstudienobjektes nach der sogenannten Replikationslogik geschehen (Yin, 2003b, S. 10). Hierbei werden die einzelnen Fallstudien anhand ihres Informationsreichtums und ihrer Angemessenheit im Vergleich mit den vorherigen Fällen ausgewählt (Lamnek, 2005, S. 193; Yin, 2003b, S. 47–50). Dies ist im Fall einer Einzelfallstudie nicht möglich, weswegen in der vorliegenden Untersuchung ein besonderes Augenmerk auf die Selektion des Fallstudienobjektes gelegt wurde.

Die externe Validität muss bereits während der Auswahl der zu untersuchenden Fälle berücksichtigt werden, wohingegen die Konstruktvalidität und die Reliabilität besonderes in der Erhebungsphase mit einbezogen werden müssen. Der internen Validität als viertem Gütekriterium muss besonders in der Datenanalyse Rechnung getragen werden.

Guba und Lincoln (1989) haben Kriterien für die Beurteilung naturalistischer Forschung[42] entwickelt, die auch für die Anwendung bei qualitativen Fallstudien geeignet erscheinen (S. 228–251). Dieser Kriterienkatalog geht über den oben dargestellten Forschungsprozess hinaus und unterteilt sich in Parallel- und Authentizitätskriterien. Während letztere insbesondere bei Aktionsforschung und Projektevaluierungen eine Rolle spielen und sich auf die Auswirkungen der Forschungsergebnisse auf die Untersuchungsteilnehmer bezieht, sind Parallelkriterien für die Erstellung von Fallstudien von Relevanz.

Die Bezeichnung als Parallelkriterien, die auch Kriterien der Vertrauenswürdigkeit genannt werden, leitet sich daraus ab, dass sie parallel zu den oben genannten Kriterien eingesetzt werden können. Sie sind eine Erweiterung der Anforderungen an qualitative Forschung mit dem besonderen Fokus auf Vertrauen. Dieses setzt sich zusammen aus Glaubwürdigkeit, Übertragbarkeit, Verlässlichkeit und Nachvollziehbarkeit (Guba & Lincoln, 1989, S. 235–236).

---

[42] Als naturalistisch bezeichnet man in der qualitativen Sozialforschung, dass menschliches Handeln eine situative Interpretationsleistung ist und in der Regel qualitativ im natürlichen Umfeld am Ort des Entstehen beobachtet werden sollte (neben Guba & Lincoln, 1989 auch Schatzman & Strauss, 1973).

Um diese Kriterien der Vertrauenswürdigkeit im Rahmen von Einzelfallstudien zu erfüllen, schlagen Guba und Lincoln sechs Techniken vor, die die Wahrscheinlichkeit der Übereinstimmung der Forschungsergebnisse mit der Sichtweise des Fallstudienobjekts steigern.

> *Verlängertes Engagement*: Die Zeit, die man am Untersuchungsort verbringt, muss lang genug sein, um das notwendige Vertrauen aufzubauen, das Untersuchungsumfeld zu verstehen und Fehlinformationen zu vermeiden.
>
> *Ausdauernde Beobachtung*: Die Beobachtung muss vertiefend genug sein, um die für das Forschungsproblem relevanten Aspekte herausfiltern und sich auf die wichtigen Details konzentrieren zu können.
>
> *Gespräch mit Gleichgestellten*: Ergebnisse und Schlussfolgerungen der Fallstudie sollten mit Personen diskutiert werden, die kein vertragliches Interesse an der Studie respektive der Untersuchungsproblematik haben, um verborgene Informationen entdecken und die Ergebnisse klarer formulieren zu können.
>
> *Analyse von Negativfällen*: Hypothesen, die aus der Fallstudie abgeleitet werden, sollten solange verfeinert werden, bis sie allen bekannten Fällen adäquat sind. Dieses Vorgehen ist vergleichbar mit statistischen Verfahren und dient dazu, genügend alternative Hypothesen getestet zu haben, bevor man Vertrauen in die Aussagekraft der Ergebnisse fasst.
>
> *Fortschreitende Subjektivität*: Insbesondere bei qualitativen Untersuchungen besteht die Gefahr, dass der Forscher bereits zu Beginn der Untersuchung ein vorgefertigtes Bild der Ergebnisse hat. Es gilt zu beachten, dass dieses nicht den Leitfaden der Untersuchung bildet. Vielmehr soll ein Konstrukt aus der Sichtweise der Teilnehmer der Fallstudie entwickelt werden.
>
> *Mitgliederprüfung*: Hierbei geht es darum, die Informationen der Forschungsteilnehmer kritisch zu hinterfragen und zu überprüfen. Somit soll die Glaubwürdigkeit der Ergebnisse in Bezug auf die zur Verfügung gestellten Daten gesichert werden. Rückkopplungsschleifen respektive Rücksprachen mit den Befragten sind ein Weg, diese sicherzustellen Guba & Lincoln, 1989, S. 237–239; Bitsch, 2000, S. 233–234).

Die Einzelfallstudie kommt zur Anwendung, da die theoretisch-konzeptionelle Analyse nur allgemeine Hypothesen zulässt. Die Tiefenanalyse eines der Franchisesysteme ermöglicht es, die allgemeinen Hypothesen um gesundheitssystemspezifische Hypothesen zu erweitern. Diese sollen im Anschluss im Rahmen einer standardisierten Fragebogenerhebung bei den zahnärztlichen Franchisenehmern kritisch überprüft werden.

3.3.3 Standardisierte Fragebogenerhebung

Nachdem aus den theoretisch-konzeptionellen Überlegungen sowie den explorativen Fallstudienergebnissen erste Arbeitshypothesen entwickelt wurden, sollen diese im Anschluss quantitativ untersucht werden.[43] Um die Perspektive der zahnärztlichen Franchisenehmer einnehmen zu können, wird, im Gegensatz zur Einzelfallstudie eines Franchisegebers, eine großzahlige schriftliche Fragebogenerhebung durchgeführt. Dieses Vorgehen erschien sinnvoll, da es sich bei den untersuchten Franchisenehmern um eine vergleichsweise homogene Gruppe handelte und die Inhalte der Befragung aufgrund der zuvor durchgeführten theoretischen Analyse des Untersuchungsgegenstandes und der Einzelfallanalyse gut strukturierbar sind (Friedrichs, 1990, S. 236–238; Bortz & Döring, 2006, S. 253). Aus den quantitativen Daten sollen realwirtschaftliche Erkenntnisse über die Einflussfaktoren von Franchising im deutschen Gesundheitswesen aus der Perspektive der teilnehmenden Zahnärzte gewonnen werden. Hierfür werden die Arbeitshypothesen zu einem System von Hypothesen verdichtet, in Form eines erkenntnisorientierten Bezugsrahmens dargestellt und anschließend durch eine multivariate Auswertungsmethode überprüft.

3.4 Übergeordneter Bezugsrahmen

Das dargestellte theoretische und methodische Vorgehen lässt sich in Bezug auf die Forschungsfragen in ihrer Gesamtheit und bezüglich der vorliegenden Zusammenhänge zwischen den einzelnen Themenfeldern, die im Fokus der Untersuchung stehen, in einem integrativen Bezugsrahmen darstellen.

Die zu Beginn der Untersuchung aufgestellten Forschungsfragen werden erstmalig im Rahmen der konzeptionellen Analyse des Franchisings für Zahnärzte untersucht. Hier wird in einem ersten Schritt die Grundlage für die weitere Untersuchung gelegt, indem theoretisch analysiert wird, welche Aspekte des Franchisings sich auf das Gesundheits-

[43] Wissenschaftstheoretisch folgt die Untersuchung dem kritischen Rationalismus nach Popper, 1984. Nach dem Verständnis des kritischen Rationalismus kann durch die Untersuchung keine endgültige Wahrheit belegt werden, sondern durch die Hypothesenprüfung Falsches erkannt und wieder verworfen werden (Brinkmann, 1997, S. 14).

wesen im Allgemeinen und auf Zahnärzte im Speziellen übertragen lassen (Forschungsfrage I). Um zu überprüfen ob diese theoretischen konzeptionellen Aussagen in Teilen oder auch ganz in der Realität umgesetzt wurden, wird anschließend eine Einzelfallstudie des zahnärztlichen Franchisesystems goDentis durchgeführt. Hierdurch soll der Aufbau eines bereits im Versorgungsalltag im deutschen Gesundheitswesen aktiven Franchisesystems analysiert werden (Forschungsfrage II). Basierend auf den vorangegangenen Teilen wird anschließend die Perspektive weiter fokussiert, und es werden gezielt die zahnärztlichen Franchisenehmer untersucht. Im Zentrum der Untersuchung steht hierbei die quantitative Analyse, mit der das Ziel verfolgt wird, zu zeigen, welche Systemelemente von den Franchisenehmern in den zahnärztlichen Franchisesystemen in Deutschland genutzt werden und welche Determinanten einen Einfluss auf ihre Gesamtzufriedenheit haben (Forschungsfrage III). Zusammenfassend visualisiert Abbildung 10 den integrativen Bezugsrahmen, in dem die jeweiligen Themenkomplexe der Untersuchung dargestellt und ihre Verknüpfungen untereinander aufgezeigt werden.

Abbildung 10: Integrativer Bezugsrahmen der Arbeit

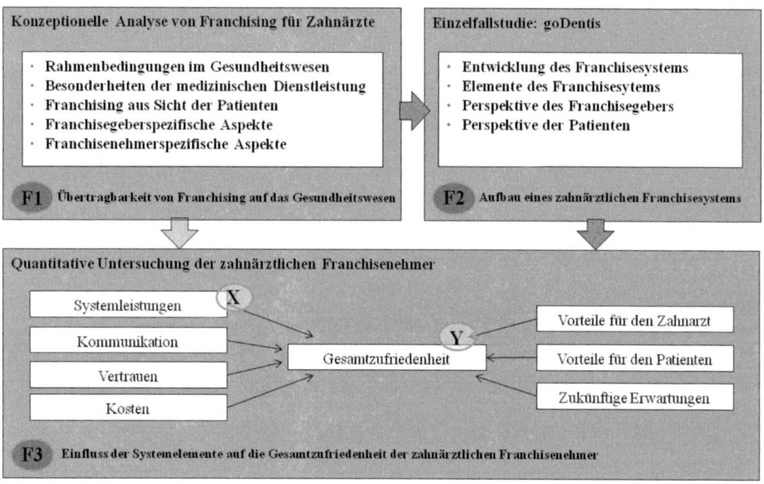

Quelle: eigene Darstellung (2009).

Die vorliegende Untersuchung lässt sich somit in drei eigenständige Teile untergliedern, die jedoch aufeinander aufbauen und sich gegenseitig beeinflussen. Das integrative Element der Untersuchung ist der Untersuchungsgegenstand, der für alle drei Teile identisch ist – zahnärztliche Franchisenehmer im deutschen Gesundheitswesen –, und der aus der konzeptionellen, der empirisch-qualitativen und der empirisch-quantitativen Perspektive betrachtet wird.

Teil B: Konzeptionelle Analyse des Franchisings für Zahnärzte

Teil B der vorliegenden Untersuchung hat das Ziel, den Untersuchungsgegenstand aus drei verschiedenen Blickwinkeln zu beleuchten. Es sollen die spezifische Branchenperspektive, die Perspektive der Franchisegeber und die Perspektive der Franchisenehmer konzeptionell analysiert werden, um zu überprüfen, welche Aspekte des Franchisings sich auf das Gesundheitswesen übertragen lassen und in welchen Bereichen systemimmanente Widerstände existieren. Diese Analyse bildet die Basis für die anschließende empirische Untersuchung des Franchisings im deutschen Gesundheitswesen.

4 Untersuchung der branchenspezifischen Aspekte

Bei der Betrachtung der branchenspezifischen Aspekte werden im ersten Schritt die Kriterien für eine branchenspezifische Franchisierbarkeit überprüft. Diese Untersuchung bildet die Ausgangsbasis für die Darstellung der allgemeinen Rahmenbedingungen von Ärzten, bevor auf die Besonderheiten der medizinischen Dienstleistung eingegangen wird. Abschließend wird die Perspektive der Patienten eingenommen, da diese als Nachfrager der medizinischen Dienstleistung eine zentrale Rolle beim Franchising im Gesundheitswesen spielen.

4.1 Analyse der Kriterien zur Franchisierbarkeit von Branchen

Prinzipiell gilt jede Branche und jeder Wirtschaftszweig als für die Organisationsform Franchising geeignet (Wingefeld, 1989, S. 122). Wie jedoch einleitend bereits erwähnt, klassifiziert Skaupy (1995) Tätigkeiten, die eine offizielle Zulassung benötigen (wie bspw. Ärzte, Rechtsanwälte, Notare oder Steuerberater) als nicht franchisierbar. Er begründet seine Aussage jedoch mit der Bindung dieser Berufe an eine offizielle Zulassung und nicht mit dem eigentlichen Tätigkeitsprofil oder den rechtlichen Rahmenrichtlinien. Somit klammert er Kooperationen von bereits zugelassenen Rechtsanwälten oder Ärzten unter dem Dach eines Franchisingsystems unnötigerweise aus. Tietz (1988) und Kunkel (1994) hingegen sehen gerade Dienstleistungen mit einem eher geringen Kapitalbedarf, aber einer hohen Personalqualifikation als Königsklasse des Franchisings und halten die Standardisierbarkeit von ärztlichen Dienstleistungen und die mittelständischen Strukturen im Gesundheitswesen für besonders geeignet für das Franchising. Da kein Konsens über die Eignung der medizinischen Dienstleistung existiert, müssen allgemeine Kriterien herangezogen werden, um zu überprüfen, ob Franchising prinzipiell für medizinische Dienstleistungen geeignet ist. Diese Kriterien untergliedern sich in allgemeine und in solche nach der EG-Gruppenfreistellungsverordnung, die den juristischen Rahmen des Franchisings bilden.

4.1.1 Allgemeine Kriterien

Tietz (1991) befasst sich als einer der wenigen in der Literatur zum Franchising mit den Voraussetzungen für eine Franchisierbarkeit. Er nennt fünf allgemeine Merkmale, die erfüllt sein müssen, damit Franchising in der Praxis angewendet werden kann:

- Marktfähiges und erprobtes Konzept
- Eigenständiges Produkt beziehungsweise eigenständige Idee
- Multiplizierbarkeit der Idee mit unabhängigen Partnern
- Anpassbarkeit des Konzepts an Änderungen der Umwelt
- Hinreichende finanzielle Tragfähigkeit des Konzepts (Tietz 1988b, S. 266; Tietz 1991, S. 124).

Abgesehen von der Multiplizierbarkeit sind die von ihm genannten Merkmale jedoch franchiseunabhängig und vielmehr prinzipielle Voraussetzungen, um langfristig als Unternehmen am Markt bestehen zu können. Des Weiteren nennt Tietz (1988) Kriterien, die notwendige Voraussetzungen für eine effiziente Ausgestaltung von Franchiseverträgen sind, jedoch keine hinreichende Bedingung für die Franchisierbarkeit darstellen (Däfler, 1997, S. 184–185).

Nach Hanrieder (1991) gelten – analog zu Tietz (1991) – ein profitables Angebot, straffe Marketing- und Betriebsorganisation und ein nachweisbarer Erfolg der Idee als Voraussetzung dafür, dass ein Unternehmenskonzept für das Franchising geeignet ist. Er fügt diesen Aspekten noch die Zukunftsaussichten des Marktsegments, die vorhandenen personellen, finanziellen und organisatorischen Ressourcen und die Übereinstimmung der Unternehmensziele mit dem Grundgedanken des Franchisings hinzu (Handrieder, 1991, S. 49–50). Es kann somit festgehalten werden, dass die zentralen allgemeinen Voraussetzungen zur Franchisierbarkeit die Multiplizierbarkeit des Konzepts (I), die langfristigen Erfolgsaussichten sowohl für den Franchisegeber als auch für den Franchisenehmer (II), die Kommunikation zwischen den Partnern (III) und das Vorhandensein der materiellen wie immateriellen Ressourcen (IV) sind. Bei genauerer Betrachtung dieser Kriterien wird offensichtlich, dass es sich bei den drei letztgenannten um Bedingungen handelt, die durch aktives Tun eines Franchisegebers beeinflusst werden können. Somit bleibt von den genannten Kriterien nur die Multiplizierbarkeit als statische Determinante für eine Franchisierbarkeit eines Konzepts (Däfler, 1997, S. 185–186).

4.1.2 Kriterien der EG-Gruppenfreistellungsverordnung

Um Beeinträchtigungen des Handels innerhalb der Europäischen Union (EU) zu beseitigen, wurden im EWG-Vertrag (Vertrag zur Gründung der Europäischen Wirtschaftsgemeinschaft) Maßnahmen zur Kooperation von Unternehmen innerhalb der EU erlassen (Däfler, 1997, S. 187–188). Franchising wird durch die einheitliche Gruppenfreistellungsverordnung für vertikale Vereinbarungen (Vertikal-VO) (EG)[44] Nr. 2790/1999[45] eine Sonderrolle innerhalb des EWG-Vertrages eingeräumt, da diese Organisationsform durch die Verordnung von einigen Auflagen befreit wird.[46] Hieran sind allerdings einige Bedingungen geknüpft, die Franchising von anderen Vertriebsformen unterscheiden. Diese ist wiederum als Indikator für die Voraussetzungen zu sehen, die erfüllt sein müssen, um von Franchising oder Franchisierbarkeit zu sprechen. Die Verordnung selbst enthält keine abschließende Definition beziehungsweise keinen Mindestanforderungskatalog für Franchisesysteme. Hiervon wurde Abstand genommen, da die Definition von Franchising aus der vorangegangenen Verordnung zu Rechtsunsicherheit in vielen Bereichen führte (Däfler, 1997, S. i, 59, 82). Für die Darstellung der Voraussetzungen für Franchising ist es aber dennoch hilfreich, auf die Beschreibung von Franchising aus Art. 1 Abs. 3 VO (EWG) Nr. 4087/88[47] zurückzugreifen, da diese einen etwas anderen Zugang zu Franchising erlaubt als die o. g. allgemeinen Kriterien. Franchising wird beschrieben als:

[44] Das EG-Kartellrecht wie auch die EG-Gruppenfreistellungsverordnung werden trotz der Umbenennung der Europäischen Gemeinschaft (EG) in Europäische Union (EU) weiterhin mit EG abgekürzt.

[45] Auch Vertikal-VO genannt.

[46] Für eine ausführliche Diskussion der Vertikal-VO Nr. 2790/1999 insbesondere in Bezug auf Beschränkungen in Franchisevereinbarungen siehe Fiebiger, 2002.

[47] Die VO (EWG) Nr. 4087/88 (auch Franchise-GVO) ist der 1988 erlassene Vorläufer der VO (EG) Nr. 2790/1999 und enthält die zitierte Beschreibung des Begriffs Franchise. Die VO ist am 30.12.2000 ausgelaufen und wurde durch die Neuregelung ersetzt. Die heute gültige VO (EG) Nr. 2790/1999 verzichtet auf eine detaillierte Beschreibung von Franchising und anderen Vertriebsformen und definiert stattdessen die Anspruchsgruppe der Freistellungsverordnung in (2) als „Gruppe von vertikalen Vereinbarungen".

„eine Gesamtheit von Rechten an gewerblichem oder geistigem Eigentum wie Warenzeichen, Handelsnamen, Ladenschilder, Gebrauchsmuster, Geschmacksmuster, Urheberrechte, Know-how oder Patente, die zum Zwecke des Weiterverkaufs von Waren oder der Erbringung von Dienstleistungen an Endverbraucher genutzt wird.“

Diesem Verständnis von Franchising gemäß steht neben den schützbaren (Marken-) Rechten insbesondere das Know-how im Vordergrund der Definition von Franchisesystemen. Know-how wird in diesem Zusammenhang verstanden als „Gesamtheit von nichtpatentierten praktischen Kenntnissen, die auf den Erfahrungen des Franchisegebers sowie Erprobungen durch diesen beruhen und geheim, wesentlich und identifizierbar sind.“[48]

Nach Art. 1 Abs. 3 VO (EWG) Nr. 4087/88[49] ist mit dem *geheimen Know-how* das Know-how gemeint, auf dem das Franchisesystem basiert und das für Dritte weder leicht zugänglich noch allgemein bekannt ist. Hiermit ist jedoch nicht gesagt, dass jeder Teil des Know-hows Außenstehenden völlig unbekannt sein muss (Fiebiger, 2002, S. 61–62).

Der Begriff des *wesentlichen Know-hows* wird ebenso in Art. 1 Abs. 3 VO (EWG) Nr. 4087/88 präzisiert. Gemeint sind hiermit sämtliche Kenntnisse, die ein Franchisenehmer benötigt, um eigenständig Waren verkaufen beziehungsweise Dienstleistungen erbringen zu können. Von besonderer Bedeutung sind hierbei diejenigen über die, sofern relevant, Präsentation der Waren, die Art und Weise der Kundenbedienung und das Verwaltungs- und kaufmännische Wissen der Führung des Geschäfts.

Als drittes Kriterium für Franchising beziehungsweise die Anwendbarkeit der Vertikal-VO wird *identifiziertes Know-how* genannt. Dieses liegt vor, sobald das Know-how ausführlich genug beschrieben wurde, damit die zuvor genannten Arten des Know-how überprüft werden können. Hierfür kann entweder zum Beispiel das Systemhandbuch oder eine entsprechende Anlage zu einem Franchisevertrag verwendet werden (Fiebiger, 2002, S. 63).

Ebenso wie für die allgemeinen Kriterien von Skaupy (1988) und Handrieder (1991) muss für die Vertikal-VO kritisch festgestellt werden, dass die einzelnen Kriterien nicht ausreichend konkretisiert werden, um von einer allgemeingültigen Franchiseeignung

[48] In der Novelle der VO aus dem Jahr 1999 ist das Wort *Franchisenehmer* durch *Lieferant* ersetzt. Ansonsten bildet auch in der aktuellen VO das Know-how in seinen drei Ausprägungen den zentralen Bestandteil eines vertikalen Vertriebssystems im Allgemeinen und des Franchisings im Speziellen.

[49] Und analog Art. 1 Abs. f VO (EG) Nr. 2790/1999.

oder Franchisierbarkeit einer Branche sprechen zu können. Auch der Umkehrschluss einer generellen Nichtfranchisierbarkeit ist nicht möglich. Letztendlich kann ein Eignungstest nur auf der individuellen System-, nicht aber auf der Branchenebene durchgeführt werden.[50] Somit kann auch Franchising im Gesundheitswesen nicht aus der Perspektive von Franchising allgemein ausgeschlossen werden.

4.2 Allgemeinen Umweltfaktoren der ärztlichen Tätigkeit

Die Situation der Ärzte heute hat sich gegenüber derjenigen von vor 10 bis 15 Jahren deutlich verändert. Ärzte sind heutzutage mehr Unternehmer als jemals zuvor. Früher konnte der Arzt nur durch die reine Behandlung seiner Patienten ein ausreichendes Einkommen erzielen. Heute jedoch ist der Arzt nicht mehr nur Behandler, sondern auch Unternehmer (Wingchen, 2007, S. 8). Aufgrund dieser Veränderungen ist er gezwungen, sich mit Aspekten zu beschäftigen, die weder Teil seines universitären Curriculums noch der Facharztausbildung waren (Böning, 2006, S. 13–15; Burger, 2007, S. 12). Welchen externen Einflüssen Ärzte ausgesetzt sind, wird im Folgenden dargestellt und daraus abgeleitet, welchen Einfluss diese Faktoren auf Franchisingsysteme haben können.

4.2.1 Soziokulturelles Umfeld

Einer dieser Faktoren, die die Umsetzung von Franchising auf der Ebene der medizinischen Leistungserbringer beeinflussen, lässt sich im soziokulturellen Umfeld ausmachen. Ein entscheidender Aspekt in diesem sind die staatlichen Interventionen. Die klassische Begründung für staatliche Interventionen im privatwirtschaftlichen Bereich ist, dass das Ziel der Effizienz des Marktes nicht realisiert wird. Die traditionellen Begründungen hierfür sind *externe Effekte*, *Informationsasymmetrien* oder *natürliche Marktmonopole* (Oberender & Zerth, 2004, S. 113). Manche Formen der Regulierung werden auch distributionspolitisch begründet. Im Gesundheitswesen liegen beide Formen der Regulierung vor. Nach Neubauer (1988) sind die Begründungen für die staatliche Regulierung im Gesundheitswesen (S. 9–11):

[50] Im Rahmen der Untersuchung sollen nicht die vorgestellten Franchisesysteme anhand der genannten Kriterien überprüft werden. Vielmehr soll aufgezeigt werden, dass keines der allgemeinen Kriterien noch eines derjenigen der Vertikal-VO gegen den Einsatz von Franchising im Gesundheitswesen spricht.

- Gesundheit produziert externe Effekte.[51] Als Beispiel lassen sich Impfungen anführen, die nicht nur zum Erhalt der Gesundheit eines Patienten beitragen, sondern auch andere Personen vor einer Infektion schützen.
- Es besteht die latente Gefahr, dass sowohl Umfang als auch Ausmaß zukünftiger Erkrankungen unterschätzt werden (Oberender & Zerth, 2004, S. 114). In diesem Fall kann es nicht ausgeschlossen werden, dass tatsächlich auftretende Krankheiten dadurch entstehen, dass Personen aufgrund ihrer persönlichen Vorsorge zukünftige Risiken unterschätzt haben und somit Schäden auf die Gesellschaft externalisieren. Gibt es einen gesellschaftlichen Konsens darüber, niemanden zum Beispiel wegen mangelnder Kaufkraft von den notwendigen medizinischen Leistungen auszuschließen,[52] kann dem Regulierungsbedarf zum Beispiel durch eine Versicherungspflicht nachgekommen werden.
- Der dritte Grund für staatliche Regulierungen ist in der asymmetrischen Informationsverteilung über angemessene, erfolgreiche Behandlungen von Krankheiten zwischen Arzt und Patient begründet. Aus diesem Grund ist die Konsumentensouveränität der Leistungsnachfrager so weit eingeschränkt, dass die marktwirtschaftliche Steuerung über Preise und Qualität nicht mehr funktioniert (Oberender & Zerth, 2004, S. 114).

Diese Gründe für wettbewerbliche Steuerungen durch staatliche Interventionen lassen sich in den kollektiven Charaktereigenschaften von Gesundheitsleistungen finden (Breyer et al., 2003, S. 153–155). Zunächst einmal handelt es sich im ökonomischen Sinn aber um private Güter, da sowohl das Prinzip der Nichtrivalität im Konsum als auch das Ausschlussprinzip anwendbar sind (Oberender & Zerth, 2004, S. 114). Das oben genannte Beispiel der Impfung veranschaulicht jedoch auch die Wechselwirkungen, die für Kollektivgüter typisch sind. Eine Impfung bietet primär dem Geimpften den Schutz vor der Infektion mit einer Krankheit; in diesem Sinn handelt es sich um ein privates Gut. Jedoch erreicht der Geimpfte auch eine Immunisierung gegen die Krankheit und ist somit ein geringeres Risiko für andere. Hierdurch wird indirekt ein größerer Schutz für die Allgemeinheit erreicht, der wiederum volkswirtschaftliche Kosten sparen kann. Da eine solche indirekte Wirkung eintreten kann, liegen auch Kriterien vor, durch die öffentliche Güter charakterisiert sind (Fehl & Oberender, 2004, S. 505–506). Hie-

[51] Für weiterführende Informationen zu externen Effekten vgl. Blankart, 2001, S. 506; Wegehenkel, 1992, S. 321.

[52] Dies wird auch als Sozialstaatsprinzip bezeichnet.

raus und auch aus dem Vorhandensein von asymmetrischen Informationen lässt sich jedoch nicht zwingend ein generelles Marktversagen ableiten. Vielmehr stellt sich die Frage, inwieweit diese Gesichtspunkte die Austauschbeziehung tatsächlich so behindern, dass ein Regulierungsbedarf besteht.[53] Asymmetrische Informationen, so wie sie in anderen Marktbeziehungen auch vorkommen, werden dort durch bestimmte Institutionen wie zum Beispiel Garantien oder Standards gelöst. Auch ist nicht auszuschließen, dass Teile der Problematiken der asymmetrischen Informationsverteilung nicht selbst ein Effekt der Eingriffe ins System sind (Oberender & Zerth, 2004, S. 115–116). Franchisingsysteme im Gesundheitswesen müssen somit mit der Dichotomie von Privat- und Gemeingütern und mit der asymmetrischen Verteilung von Informationen umgehen.[54]

4.2.2 Rechtliches Umfeld

Eine Beachtung der rechtlichen Aspekte ist wichtig, da im Rahmen der vorliegenden Untersuchung lediglich die möglichen Aspekte von Franchising betrachtet werden sollen, die mit geltenden Bestimmungen im Gesundheitswesen konform gehen.

Franchisesysteme unterliegen in Deutschland keinen spezifischen nationalen gesetzlichen Richtlinien, sondern werden vielmehr in der am 01.01.2000 eingeführten EU-Gruppenfreistellungsverordnung für vertikale Vertriebsbindungen (Vertikal-GVO) geregelt. Diese sieht keine Einschränkung im medizinischen Bereich vor. Es gilt jedoch das für alle Marktteilnehmer gültige Zivil-, Handels-, Gesellschafts-, Kartell-, Wettbewerbs-, Arbeits- und Verbraucherrecht. Darüber hinausgehend unterliegen medizinische Leistungserbringer in Deutschland weiteren branchenspezifischen Regulierungen, die den Handlungsspielraum der Akteure eingrenzen (Schmidt-Wilke, 2004, S. V). Für die vorliegende Fragestellung sind insbesondere die Musterberufsordnung der Ärzte (MBO-Ä), die Musterberufsordnung der Zahnärzte (MBO-Z), das Sozialgesetzbuch V (SGB V), das Heilmittelwerbegesetz (HWG), das Vertragsarztrechtsänderungsgesetz (VändG), das Apothekengesetz (ApoG) und das Patentgesetz (PatG) maßgebend. Im Folgenden sollen konkret die relevanten juristischen Problemfelder dargestellt werden.

[53] An dieser Stelle soll auf eine grundsätzliche Auseinandersetzung mit der Legitimation von Regulierungen im Gesundheitswesen verzichtet werden. Siehe hierzu neben anderen Oberender & Zerth, 2004.

[54] Vergleiche hierzu auch die Besonderheiten der medizinischen Dienstleistungen in Kapitel 4.3.

Einschränkungen der beruflichen Kommunikation (§§ 27, 28 MBO-Ä, §§ 3, 11 HWG):

Ärzten ist es erlaubt, Patienten sachgerecht und angemessen zu informieren. Explizit verboten sind jedoch irreführende Werbung und Informationen, die bei einem medizinischen Laien zu falschen Erwartungen führen könnten. Die Darstellung von Gütesiegeln ist nicht generell verboten, sondern muss sich im Rahmen der erlaubten Information von Patienten abspielen.[55]

Eintragung von Ärzten in Verzeichnisse (§ 28 MBO-Ä):

Ärzte dürfen sich nur in Verzeichnisse eintragen lassen, sofern diese allen Ärzten offenstehen, die die Kriterien des Verzeichnisses erfüllen. Darüber hinaus muss sich die Eintragung auf ankündigungsfähige Informationen beschränken und zwischen Tätigkeitsschwerpunkten und durch Weiterbildung erworbene Qualifikationen unterscheiden.

Einschränkungen der beruflichen Kooperation (§ 18 MBO-Ä):

Ärzten ist es explizit gestattet, Berufsausübungsgemeinschaften, Organisationsgemeinschaften, Kooperationsgemeinschaften und Praxisverbünde zu gründen, sofern sie nicht das Ziel haben, andere Verordnungen und Gesetze zu umgehen. Das VÄndG erweitert diese Freiheit noch einmal dahin gehend grundlegend, dass zum Beispiel überörtliche Berufsausübungsgemeinschaften, Filialen und die Anstellung von Ärzten erlaubt sind.

Wahrung der ärztlichen Unabhängigkeit (§§ 30–32 MBO-Ä, §5 MBO-Z):

Die Unabhängigkeit des Arztes, insbesondere in Bezug auf die ärztlichen Entscheidungen über die Behandlung von Patienten, muss zu jeder Zeit gewährleistet sein. Diese Regelungen beziehen sich auf die Zusammenarbeit von Ärzten mit Dritten, die Zuweisung von Patienten gegen Entgelt und die Annahme von Geschenken und anderen Vorteilen, die die medizinischen Entscheidungen des Arztes beeinflussen könnten. Auch darf der Arzt keinem Dritten eine Verfügungsgewalt über seine Praxis einräumen oder allgemein Verpflichtungen eingehen, die ihn bei der Berufsausübung beeinflussen könnten.

---

[55] Ein Beispiel hierfür ist das MacDent-Gütesiegel.

Entgeltsystem der Ärzte (§ 12 MBO-Ä, § 82 Abs. 2 SGB V):

Ärzte sind in der Gestaltung der Vergütung ihrer ärztlichen Dienstleistung nicht frei, sondern unterliegen standesrechtlichen und sozialgesetzlichen Limitierungen durch Gebührenordnungen. Sie sind somit in ihrer Preisgestaltung eingeschränkt und dürfen weder Preisdumping betreiben noch ihre Honorare frei gestalten oder an den Behandlungserfolg knüpfen.

Regelungen zur Verordnung, Empfehlung und Begutachtung von Arznei-, Heil- und Hilfsmitteln (§ 34 MBO-Ä):

Ärzten ist es nicht erlaubt, eine Vergütung oder andere Vorteile für die Verordnung bestimmter Medikamente zu erhalten. Darüber hinaus ist es ihnen nicht gestattet, ohne hinreichenden Grund Patienten an bestimmte Apotheken, Geschäfte oder Anbieter von gesundheitlichen Leistungen zu verweisen.

Verpflichtende Weitergabe von Einkaufsrabatten (§ 130 SGB V, Gebührenordnungen):

Ärzte und Krankenhäuser sind verpflichtet, die tatsächlich entstandenen Verbrauchs- und Sachmittelkosten für die ambulante Behandlung von Patienten in Rechnung zu stellen. Dies gilt sowohl für den Praxisbetrieb als auch für das ambulante Operieren. Darüber hinaus unterliegen Apotheken nicht nur der Pflicht, Herstellerrabatte direkt weiterzugeben, sondern fungieren zusätzlich auch als Inkassostelle für diese Rabatte gegenüber den Versicherungen.

Verbot von ambulanten Tätigkeiten im Umherziehen (§ 17 MBO-Ä):

Ärzten ist es nicht erlaubt, ambulante Tätigkeiten im Umherziehen, zum Beispiel mit einem für die ambulante Behandlung ausgestatteten Omnibus,[56] zu erbringen.

[56] McZahn versuchte in einer frühen Phase des Systems, potenziellen Patienten das System auf diesem Weg vor Ort näherzubringen, musste den Service allerdings nach Protesten wieder einstellen. Im Ver gleich hierzu sind solche mobilen Zahnarztpraxen in den USA bereits in der medizinischen Versorgung verbreitet (Murphy, 1996).

Fremdbesitzverbot von Apotheken (§ 2 ApoG):

Apotheken in Deutschland dürfen nicht im Besitz von anderen juristischen oder natürlichen Personen sein als von einem deutschen approbierten Apotheker. Diese Regelung ist europaweit einzigartig und verstößt gegen das Europäische Recht (Spielberg, 2007, S. 318). Derzeit ist der Fall von DocMorris, die gegen das deutsche Fremdbesitzverbot verstoßen haben, beim Europäischen Gerichtshof (EuGH) anhängig, wo er sich derzeit in Revision befindet.

Gewerblicher Rechtsschutz für medizinische Operations- und Behandlungsverfahren (§ 5 Abs. 2 PatG):

Verfahren zur chirurgischen oder therapeutischen Behandlung und Diagnoseverfahren können nicht gewerblich geschützt werden.

Zusammenfassend lässt sich festhalten, dass durch keine dieser gesetzlichen Rahmenbedingungen Franchising für medizinische Leistungserbringer in Deutschland kategorisch ausgeschlossen würde. Insbesondere die MBO lässt Praxisverbünde zu, wenn das Versorgungsziel der GKV hierdurch unterstützt werden kann und die Teilnahme für den Arzt und den Patienten freiwillig ist (Meyer-Lutterloh, 1999, S. 64). Auch die MBO-Z, die sich an der MBO orientiert, sieht in §14 explizit die gemeinschaftliche Ausübung der zahnärztlichen Tätigkeit vor. Viele Bereiche des klassischen Franchisings werden durch die Rahmenbedingungen zwar eingeschränkt, können aber durchaus so angepasst und modifiziert werden, dass alle konstituierenden Franchise-Merkmale erfüllt werden. Franchising bietet jedoch keine Möglichkeit, den geltenden Rechtsrahmen zu umgehen, sondern stellt eine Gestaltungsalternative für ausgewählte Leistungserbringer dar.

4.2.3 Ökonomische Umwelt

Neben den dargestellten rechtlichen Aspekten spielt auch die ökonomische Umwelt der ärztlichen Tätigkeit eine entscheidende Rolle bei der vorliegenden Betrachtung. Im Vergleich zu anderen Freiberuflern oder Dienstleistern unterliegen Ärzte kaum jahreszeitlichen Umsatzschwankungen. Selbst zum Beispiel Grippeepidemien haben nur einen relativ geringen Einfluss auf den Praxisumsatz.[57] Ärzte erhalten die Vergütung ihrer Leistungen jedoch nicht zum Ende des jeweiligen Quartals, sondern erst am Ende des

[57] Vgl. hierzu die Ausführungen zur Budgetierung in Kapitel 4.2.3.

nächsten Quartals von den jeweiligen KVs. Da Arztpraxen die Vergütung nicht bis ins folgende Quartal kreditieren können, erhalten sie sogenannte Abschlagszahlungen (Burger, 2007, S. 17). Dies führt dazu, dass der Arzt erst mit einer Verzögerung von 3 Monaten erfährt, was er verdient hat: Der Arzt muss somit seine laufenden Kosten mit den Zahlungen des vorangegangenen Quartals bestreiten. Für die vorliegende Untersuchung hat das ökonomische beziehungsweise monetäre Umfeld von Ärzten einen starken Einfluss auf die Ausgestaltung von Franchisesystemen und wird aus diesem Grund im Folgenden in seinen verschiedenen Facetten dargestellt.

4.2.3.1 Kassenärztliche Vergütung von Leistungen

Die Voraussetzung für einen Arzt, um an der kassenärztlichen Vergütung teilnehmen zu können, ist der Erwerb eines Kassenarztsitzes. Das Kassenarztwesen wird von den 17 regionalen KVs in Deutschland organisiert. Die frühere Unterscheidung zwischen Vertragsärzten und Kassenärzten ist inzwischen durch den Gesetzgeber aufgehoben worden (Wingchen, 2007, S. 63).

Die vertragszahnärztliche Versorgung wird in der GKV in zwei Stufen vertraglich geregelt. Im ersten Schritt einigen sich die Spitzenverbände der Krankenkassen mit der KBV beziehungsweise KZBV im Rahmen der gemeinsamen Selbstverwaltung über die Bundesmantelverträge. Den Spitzenverbänden der Krankenkassen steht es hierbei frei, gemeinsam oder individuell über die Bundesmantelverträge zu verhandeln.[58] Durch den Inhalt der Verträge wird der gesamte Bereich der ambulanten Versorgung und die Vergütung organisiert. Geregelt werden der einheitliche Berechnungsmaßstab (EBM), die Gesamtvergütung, die Wirtschaftlichkeitsprüfung für die ärztlichen Behandlungen und die Arzneimittelversorgung. Die Bundesmantelverträge bilden dann im zweiten Schritt die Basis für die Gesamtverträge, die auf Länderebene der KVs mit den Landesverbänden der Krankenkassen vereinbart werden (Wingchen, 2007, S.63–65).

Der Leistungskatalog, der durch die GKV abgedeckt wird, wird vom Gemeinsamen Bundesausschuss aus Krankenkassen, KBV, KVBV und Patientenvertretern definiert. Der Ausschuss richtet sich bei der Festlegung des Leistungskatalogs nach den folgenden vier Grundsätzen:

[58] § 82 SGB V.

1. Qualität und Wirksamkeit nach allgemein anerkanntem Stand der medizinischen Erkenntnis[59]
2. Berücksichtigung des medizinischen Fortschritts[60]
3. Ausreichend, zweckmäßig und wirtschaftlich sowie das Maß des Notwendigen nicht übersteigend[61]
4. Nach den Regeln der ärztlichen Kunst ausreichend und zweckmäßig[62]

Analog zum Vergütungssystem der ambulanten ärztlichen Leistungen im Rahmen des EBM regelt der Bewertungsmaßstab zahnärztlicher Leistungen (BEMA) die Vergütung von ambulanten zahnärztlichen Leistungen. Nach dem BEMA rechnen nicht nur die GKVs, sondern auch alle sonstigen Kostenträger (wie die Krankenkassen der Landespolizei und der Bundeswehr) ab. Der BEMA ist am 01.01.2004 in Kraft getreten. Er basiert im Gegensatz zu früheren Regelungen nicht mehr auf der eigentlichen Leistung, sondern nur noch auf den Patientenzahlen. Der Arzt steht gegenüber der Krankenkasse in der Rechtmäßigkeitspflicht, nach der er seine Abrechnung und somit seine erbrachten Leistungen und verschriebenen Medikamente rechtfertigen muss (Wingchen, 2007, S. 8).

Die vom Arzt erbrachten Leistungen werden durch ein fachgruppenspezifisches Praxisbudget limitiert. Die Grundlage für die Berechnung des Praxisbudgets ergibt sich aus fachspezifischen Fallwerten, die mit den Fallzahlen multipliziert werden (Beske & Hallauer, 1999, S. 121). Der Hausarzt erhält in der GKV-Struktur eine indirekte Förderung dadurch, dass der Patient ohne Überweisung von einem Kollegen beim Facharzt erneut die Praxisgebühr entrichten muss (Wingchen, 2007, S. 62).

Neben den regulären Einnahmen aus der GKV hat der Arzt die Möglichkeit, Privatpatienten außerhalb seines Budgets zu behandeln und sich somit eine weitere Einnahmequelle zu erschließen.

4.2.3.2 Privatärztliche Vergütung von Leistungen

Privatpatienten sind nach § 6 Abs. 1 SBG V Selbstständige, Freiberufler, Beamte und Richter. Darüber hinaus können sich Angestellte und Arbeiter, die drei Jahre in Folge

[59] § 2 Abs. 1 SGB V.
[60] § 12 Abs. 1 SBG V.
[61] § 12 Abs. 1 i. V. m. §70 Abs. 1 SGB V.
[62] § 28 Abs. 1 SGB V.

die Krankenversicherungspflichtgrenze überschritten haben, privat krankenversichern. Im Jahr 2008 haben 8,55 Mio. Personen (circa 10,4% der Bevölkerung) diese Kriterien erfüllt und sind privat vollversichert (Bundesministerium für Gesundheit, 2009, S. 9.7).

Prinzipiell gibt es drei Arten der privatärztlichen Vergütung. Erstens werden alle Leistungen für Mitglieder einer privaten Krankenversicherung anhand der Gebührenordnung für Ärzte (GOÄ) beziehungsweise der Gebührenordnung für Zahnärzte (GOZ) abgerechnet. Zweitens erhalten alle ausländischen Patienten ohne deutsche Krankenversicherung eine in Anlehnung an die GOÄ beziehungsweise GOZ erstellte Rechnung, und drittens darf ein Vertragsarzt alle Leistungen bei einem GKV-Patienten privat liquidieren, die nicht in der vertragsärztlichen Versorgung vorgesehen sind (Wingchen, 2007, S. 22–23). Je nach Zeitaufwand und Schwierigkeitsgrad (zum Beispiel durch Begleiterkrankungen) darf der Arzt einen bis zu 3,5-fachen Satz der behandlungsspezifischen GOÄ-Ziffer beziehungsweise GOZ-Ziffer in Rechnung stellen (Beske & Hallauer, 1999, S. 122; Wingchen, 2007, S. 62). Die GOÄ ist in ihrer jetzigen Fassung seit dem 09.02.1996 unverändert und nicht wertbereinigt in Kraft (Beske & Hallauer, 1999, S. 122).

Zur GOÄ zählen unter anderem Leistungen, die

- nicht Bestandteil des Leistungskataloges der GKV sind,
- von Patienten angefordert werden,
- ärztlich empfehlenswert oder wenigstens vertretbar sind,
- nicht explizit aus dem Leistungskatalog der GKV exkludiert sind,
- im Rahmen eines Modellvorhabens erbracht werden und eine bestimmte Qualifikation benötigen (zum Beispiel Akupunktur)
- und als IGeL-Leistung anerkannt wurden (vgl. 4.2.4.3).

Bevor ein Arzt diese Leistungen liquidieren darf, muss er den GKV-Patienten umfangreich über die rechtliche Situation aufklären und seine schriftliche Einverständniserklärung einholen (Wingchen, 2007, S. 22–23); darüber hinaus muss er dessen finanzielle Vermögensverhältnisse in der Rechnung berücksichtigen. Privatpatienten erhalten vom Arzt eine Rechnung, die bei der privaten Krankenversicherung einzureichen ist und von dieser erstattet wird. Im System der GKV liquidiert der Arzt direkt mit der Krankenkasse, ohne dass der Patient sich um die Erstattung bemühen muss (Beske & Hallauer, 1999, S. 122).

Neben GKV- und PKV-Patienten hat der Arzt auch die Möglichkeit, extrabudgetäre Leistungen – sogenannte Selbstzahlerleistungen – anzubieten.

4.2.3.3 Extrabudgetäre und sonstige Leistungen

Zusätzlich zum Leistungskatalog für ärztliche Leistungen hat die KZBV mit den Berufsverbänden einen Katalog aufgestellt, der die individuellen Gesundheitsleistungen (IGeL) regelt. Dieser Katalog stellt eine Empfehlung für Ärzte und Patienten dar (Wingchen, 2007, S. 22).

Sogenannte Individuelle Gesundheitsleistungen (IGeL) sind die Leistungen, die ein Arzt gesetzlich versicherten Patienten als Selbstzahlerleistung anbieten darf. Hierdurch gerät der Arzt in die Rolle eines Verkäufers von Leistungen, die über das durch den Gesetzgeber vorgegebene Maß der notwendigen Patientenversorgung hinausreichen. Eine solche Praxis ist noch vor 5 bis 10 Jahren von der überwiegenden Mehrheit der Ärzte als mit den ethischen Grundsätzen des ärztlichen Berufes nicht vereinbar empfunden worden. Inzwischen hat sich dieses Bild nahezu umgekehrt, da die niedergelassenen Ärzte hierin die Chance sehen, ihre Praxen auch zukünftig wirtschaftlich betreiben zu können (Wingchen, 2007, S. 9).

Prinzipiell ist es einem hauptberuflich niedergelassenen Arzt freigestellt, nebenberuflich ein gewerbliches Unternehmen zu gründen, mit allen berufsrechtlichen und steuerlichen Konsequenzen, die sich daraus ergeben (Wingchen, 2007, S. 31). Dies gilt für die Ärzte allgemein wie für die Zahnärzte im Besonderen. Berufsrechtlich schreibt die Berufsordnung der Zahnärztekammer vor, dass der zahnärztliche Beruf nur in absoluter Diagnose- und Therapiefreiheit[63] ausgeübt werden darf. Hiermit soll die Berufsordnung den ärztlichen Beruf von sonstigen gewerblichen Tätigkeiten abgrenzen. Hiervon betroffen sind die gewerbliche Tätigkeit in einer Privatklinik, als Referent, Autor oder Unternehmensberater. Standesrechtlich spricht somit nichts dagegen, dass ein Arzt Inhaber eines gewerblichen Unternehmens ist, sofern es organisatorisch, wirtschaftlich und rechtlich von der ärztlichen Tätigkeit getrennt ist (Wingchen, 2007, S. 35).

Aus *steuerrechtlicher* Sicht sind die gewerblichen Tätigkeiten eines Arztes jedoch mit gewissen Risiken verbunden. Die Gewinne eines Arztes sind aufgrund des freiberuflichen Charakters seiner Tätigkeit weder umsatzsteuer- noch gewerbesteuerpflichtig.

[63] § 2 Musterberufsordnung der Bundeszahnärztekammer.

Sollte im Rahmen einer Außenprüfung durch das Finanzamt festgestellt werden, dass es keine strikte Trennung zwischen der gewerblichen und der freien Tätigkeit des Arztes gab, so drohen sämtliche Praxiseinnahmen sowohl umsatz- als auch gewerbesteuerpflichtig zu werden, was eine deutliche Mehrbelastung für den Arzt bedeuten würde (Wingchen, 2007, S. 35). Aktuelle Rechtsprechungen[64] und der weiter steigende Druck der Ärzte auf die Ärztekammern lassen allerdings vermuten, dass das Recht der Ärzte, gewerbliche Dienstleistungen anzubieten und in einem begrenzten Ausmaß Produkte zu verkaufen, als berufsrechtlich unproblematisch eingestuft wird (Wingchen, 2007, S. 37).

§18 EStG regelt, dass Leistungen, die von Ärzten, Zahnärzten oder Heilpraktikern erbracht werden, von der Umsatzsteuer ausgenommen sind, sofern die Leistungen der medizinischen Betreuung, der Diagnose und der Behandlung von Gesundheitsstörungen dienen. Diese Regelung betrifft auch die im Jahr 2005 erbrachten IGeL-Leistungen mit einem Umsatzvolumen von circa einer Mrd. Euro. Diese Leistungen sind somit nur von der Umsatzsteuer befreit, sofern es sich um Heilbehandlungen handelt (Wingchen, 2007, S. 28).

4.2.3.4 Kosten in der Arztpraxis

Abhängig von der Facharztgruppe entstehen durch jeden Patienten pro Quartal Kosten in Höhe von 20 bis 60 Euro, wobei sich 70 % der Kosten aus den Bereichen Raummiete, Personal, Reinigung, Finanzierung und Wartung zusammensetzen (Burger, 2007, S. 35). Die durchschnittlichen Praxiskosten haben 2006 bei einem Zahnarzt circa 305.00 € betragen. Den größten Kostenblock einer Arztpraxis bilden mit 33,7 % die Personalausgaben, gefolgt von den Ausgaben für Arbeiten von Fremdlaboratorien mit 27,4 % und Ausgaben für Material für Praxis und Labor (KZBV, 2008, S. 112).

Neben den laufenden Kosten entsteht insbesondere bei der Praxisneugründung ein hohes Finanzierungsvolumen von durchschnittlich 360.000 €. Zahnarztpraxen zählen somit neben Radiologiepraxen sowohl bei der Installierung als auch im Betrieb zu den teuersten Arztpraxen insgesamt (KZBV, 2008, S. 101).

Für die vorliegende Untersuchung bedeutet dies, dass durch effiziente Organisations- und Beschaffungsstrukturen Möglichkeiten entstehen können, die Profitabilität der

---

[64] Exemplarisch: OLG Celle, Urteil v. 21.12.2006, 13 U 118/06.

Zahnärzte zu verbessern. Diese Verbesserungen der Wirtschaftlichkeit könnten durch den Einsatz von Franchising realisiert werden.

4.2.4 Die Stakeholder-Perspektive auf einen niedergelassenen Zahnarztes

Nachdem im vorangegangenen Kapitel die ökonomische Umwelt betrachtet wurde, wird jetzt die ökonomische Perspektive verlassen, um die niedergelassenen Zahnärzte in den Gesamtkontext des Gesundheitswesens mit den verschiedenen Anspruchsgruppen einzubetten.

Wie einleitend bereits erwähnt, sind Ärzte im deutschen Gesundheitswesen von einer Vielzahl von Stakeholdern umgeben. Der Stakeholder-Ansatz ist ein Ansatz zur Umweltanalyse von Unternehmen. Der Begriff Stakeholder[65] subsumiert alle Bezugs-, Interessen- und Anspruchsgruppen, die von einer Unternehmung betroffen sind (Bea & Haas, 2001, S. 101). Das Ziel der Darstellung der Stakeholder einer Arztpraxis ist es, die verschiedenen Anspruchsgruppen zu identifizieren, die ein direktes wie auch indirektes Interesse an der Tätigkeit eines Arztes haben. Abbildung 11 stellt die wichtigsten Stakeholder dar.

Abbildung 11: Stakeholdermap einer Arztpraxis

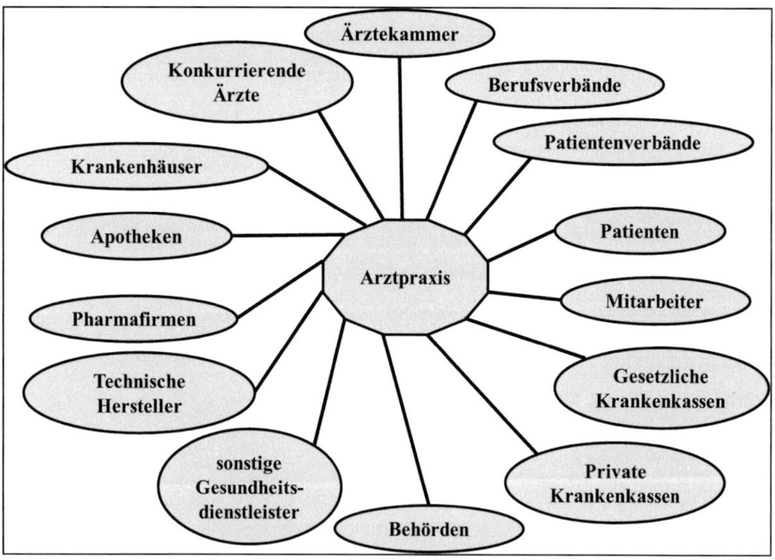

Quelle: eigene Darstellung in Anlehnung an Saleh (2003, S. 438).

[65] Aus dem englischen Stake = ein mit Risiko verbundener Einsatz.

Durch die Darstellung in Form einer Stakeholdermap ist es möglich, herauszufinden, in welcher Weise einzelne Anspruchsgruppen komplementäre oder divergierende Interessen im Vergleich zur Arztpraxis haben. Ferner sollte berücksichtigt werden, dass auch in vermeintlich negativen Beziehungen (wie zum Beispiel derjenigen mit den KVs) wertvolles Informationspotenzial liegt, welches ausgeschöpft werden sollte. Die Verbindungen sind nicht als statisch zu betrachten, sondern können sich durch Reformen oder Veränderungen im Gesundheitswesen kontinuierlich ändern und grundlegend weiterentwickeln (Saleh, 2003, S. 438).

An dieser Stelle gilt es, die Komplexität der Beziehung zwischen einer Arztpraxis und den diversen Stakeholdern festzuhalten. Im Folgenden soll auf die verschiedenen Anspruchsgruppen, je nach ihrer Relevanz für die vorliegende Untersuchung, ausführlicher eingegangen werden.

Bei den Akteuren im Gesundheitswesen, die aktiv daran arbeiten, das Marktversagen zwischen Arzt und Patient zu verhindern, handelt es sich um sogenannte Sachwalter (Zweifel, 1994, S. 20). Hierzu zählen die diversen Verbände, Privat- und Sozialversicherungen, Arbeitgeber und der Staat. Ihre Aufgaben bestehen darin, die Informationsasymmetrien im Gesundheitswesen auszugleichen und ihre Wirkung abzumildern. Die Aufgaben dieser Gruppen lassen sich in zwei verschiedene Bereiche unterteilen. Der erste Bereich hat die Funktion der Übermittlung von Informationen über den medizinischen Behandlungsprozess und die damit verbundenen Auswirkungen auf den Gesundheitszustand des Patienten. Zentral ist hierbei die Überprüfung der Effektivität der Behandlung. Ob jedoch die Sachwalter in der Lage sind, diese Funktion auszufüllen, erscheint aufgrund des hohen Aufwands hierfür eher fraglich. Der zweite Bereich ist das Verhandeln und Abschließen von Verträgen, was der Patient selbst, ohne die Unterstützung der Sachwalter, nur mit hohem Aufwand bewerkstelligen könnte. Versicherungen sind hierfür ein klassisches Beispiel, da sie sowohl mit den Ärzten als auch mit den Patienten Vereinbarungen schließen. Damit ein Sachwalter diese Funktion ausfüllen kann, muss sichergestellt sein, dass er über alle relevanten Informationen verfügt und sich darüber hinaus als optimaler Agent des Patienten verhält und ausschließlich dessen Interessen verfolgt (Zweifel, 1994, S. 20; Schneider, 1998, S. 17). Neben den Sachwaltern, die sich auf der Metaebene mit der Arzt-Patienten-Beziehung beschäftigen, sind auch die Patienten selbst eine zentrale Stakeholdergruppe des Arztes.

Arzt-Patient

Die Entscheidung über den Erstkontakt zwischen Arzt und Patient wird im ambulanten Sektor letztendlich vom Patienten getroffen, weshalb er als Nachfrager der medizinischen Leistung zu bezeichnen ist. Abgesehen von den Prophylaxeuntersuchungen tritt die Nachfrage jedoch nur im Krankheitsfall auf und ist somit nicht regelmäßig, sondern ad hoc (Arrow, 1963, S. 948). Das durch den Patienten nachgefragte Gut unterscheidet sich von Patient zu Patient und von Behandlung zu Behandlung und ist somit sehr heterogen (Gaynor, 1994, S. 16). Diese Heterogenität setzt sich auch bei den individuellen Präferenzen der Patienten fort, da einige eher eine intensivere und andere eher eine minimale Beratung und Behandlung bevorzugen. Auch die Qualität der Behandlung ist für den Patienten weder ex ante noch ex post objektiv bewertbar (Arrow, 1963, S. 949; Richard, 1993, S. 1). Dieser Sachverhalt wird dann noch verstärkt, wenn der Patient nicht über den medizinischen Prozess informiert wird und daher nicht selbst von seinen Symptomen auf eine Therapie schließen kann (Richard, 1993, S. 2). Dadurch, dass die Diagnose und die Therapie vom selben Arzt durchgeführt wird, erhält dieser einen diskretionären Handlungsspielraum (Arrow, 1963, S. 949) und kann neben der Therapierung des Patienten auch die persönliche Gewinnmaximierung als Ziel verfolgen (Gaynor, 1994, S. 21; Richard, 1993, S. 2).

Der Erfolg einer Behandlung hängt ferner von der *compliance* des Patienten ab (Wille & Ulrich, 1991, S. 27–30). Hierzu zählen sowohl seine Mitarbeit und Unterstützung der Behandlung als auch seine persönliche Konstitution und Heilungskräfte. Die sich hieraus ergebende wechselseitige asymmetrische Informationsbeziehung zwischen dem behandelnden Arzt und dem Patienten resultiert daraus, dass dieser sowohl als Nachfrager und Konsument als auch als Produktionsfaktor auftritt. Der o. g. diskretionäre Handlungsspielraum kann somit wechselseitig sowohl beim Arzt als auch beim Patienten auftreten (Wille & Ulrich, 1991, S. 74; Schneider, 1998, S. 18).

> „Patients are uncertain about their condition, the accuracy of the physician's diagnosis, his honesty, and the amount of effort or quality he has expected on their case. […] Physicians do not know [either] the patient's condition, they are uncertain about the technology of proceeding health from health care, and they do not (generally) know the patient's reservation price." (Gaynor, 1994, S. 17).

Arzt-Versicherung

Auf die monetäre Vergütung der ärztlichen Dienstleistung wurde bereits in Kapitel 4.2.3 eingegangen. An dieser Stelle soll nunmehr auf die asymmetrische Informationsbeziehung zwischen den beiden Gruppen eingegangen werden.

Zwischen Arzt und Versicherung handelt es sich ebenso um eine asymmetrische Informationsbeziehung wie bei der zwischen Arzt und Patient. Diese Asymmetrie bezieht sich nicht nur auf die eigentliche Finanzierung der medizinischen Leistungen durch die Krankenkassen, sondern auch auf die Verhandlungen zwischen den Ärzteverbänden und der Krankenkassenvertretung. Die eigentliche Kontrollfunktion, die die Krankenkassen übernehmen, können sie nur aufgrund ihrer Erfahrungswerte und nicht aufgrund des tatsächlichen Gesundheitszustands des Patienten wahrnehmen. Aufgrund dieser Ausgangssituation kann man sich zwei Extremfälle der Honorierung von Ärzten vorstellen (Breyer et al., 2003, S. 259–264).

Die eine Möglichkeit wäre, dass der Arzt unabhängig von der eigentlich erbrachten Leistung in Form einer Fallpauschale pro Patient honoriert wird. Alternativ könnte im Rahmen einer Einzelleistungsvergütung lediglich die Anzahl der erbrachten medizinischen Leistungen vergütet werden. In beiden Fällen würde das Ergebnis der Behandlung jedoch nicht in die Entlohnung des Arztes einfließen. Die Fallpauschale würde den Arzt dazu bringen, möglichst viele Patienten bei möglichst geringer Intensität zu behandeln. Die Einzelleistungsvergütung hingegen könnte zu einer Ausweitung der Menge an medizinischen Leistungen führen, da die Vergütung an die Anzahl der erbrachten Leistungen geknüpft ist (Schneider, 1998, S. 20; Breyer et al., 2003, S. 259–264) und der Arzt aufgrund seines diskretionären Handlungsspielraums die Nachfrage künstlich steigern könnte.

Patient-Versicherung

Abschließend soll an dieser Stelle zusätzlich auf die Beziehung zwischen Patient und Versicherung eingegangen werden, da diese ebenfalls einen indirekten Einfluss auf den Arzt als Anbieter von medizinischen Dienstleistungen hat.

Ebenso wie bei den beiden vorangegangenen Beziehungen zwischen dem Arzt und den Stakeholdern herrscht auch zwischen Patient und Versicherung eine wechselseitige asymmetrische Informationsbeziehung. Der Patient überträgt in dieser Beziehung die Finanzierung seiner ärztlichen Behandlung an eine Versicherung und leitet somit die finanzielle Kontrolle des Arztes an die Versicherung weiter (Kortendieck, 1993, S. 187–190). Vor dem Versicherungsabschluss hat lediglich der Patient detaillierte Kenntnisse über sein tatsächliches Gesundheitsrisiko, wohingegen die Versicherung sich nur auf historische Erfahrungswerte berufen kann. Dies hat zur Folge, dass bei langfristigen Verträgen die Risikopoolung nicht ausreichend funktioniert, weil unerwartete (exogene) Einflüsse die Risiken verändern können (Kortendieck, 1993, S. 188–189; Arrow, 1963, S. 960). Demgegenüber hat der Patient vor Abschluss des Vertrages keine Kenntnis über die Solvenz der Versicherung; ebenso sind die Versicherungsbedingungen für ihn nur eingeschränkt transparent (Schneider, 1998, S. 19).

Nach Versicherungsabschluss hat die Versicherung das Problem, dass sie weder das gesundheitsrelevante Verhalten noch den eigentlichen Gesundheitszustand des Versicherungsnehmers beobachten und überprüfen kann. Die Folge hiervon ist, dass sie die Kosten der medizinischen Versorgung faktisch anerkennen muss (Schneider, 1998, S. 19). Allgemein kann zwischen zwei verschiedenen Verhaltensweisen der Versicherungsnehmer unterschieden werden. Erstens kann der Patient durch Vorbeugung und durch seinen allgemeinen Lebensstil die Wahrscheinlichkeit einer Krankheit aktiv beeinflussen (ex ante Moral Hazard[66]). Zweitens kann ein Patient durch sein Verhalten sowohl auf die Wahl der Behandlung als auch auf den eigentlichen Behandlungsverlauf Einfluss nehmen (ex post Moral Hazard). Aufseiten der Patienten ist die Schadensabwicklung das größte Informationsdefizit, da die Versicherer auf diesem Gebiet auf langjährige Erfahrungen zurückgreifen können (Kortendieck, 1993, S. 188). Versicherungsverträge sind so gestaltet, dass sie sich auch auf eine Vielzahl von zukünftigen Schäden anwenden lassen, ohne dass diese konkret spezifiziert sind. Der Vorteil der Versicherung ist, dass sie die Bedingungen des Vertrages aufgrund ihres Informationsvorsprungs zu ihrem Vorteil auslegen kann. Durch eine zu starke Konkretisierung hingegen besteht die Gefahr, dass spätere Risiken im Zeitverlauf nicht mehr abgedeckt sind und so Versicherungslücken entstehen können. Aus diesem Grund tauscht der Patient bei Abschluss eines Krankenversicherungsvertrages die Unsicherheit über die Finanzierung zukünftiger Behandlungen gegen die Unsicherheit über das Verhalten des Versicherers (Schneider, 1998, S. 19).

---

[66] In der vorliegenden Untersuchung wird durchgängig der englische Begriff *Moral Hazard* verwendet, da die deutsche Übersetzung moralisches Risiko beziehungsweise moralische Versuchung als moralisch verwerfliche Handlung missverstanden werden kann. Es ist jedoch lediglich das ökonomisch rationale Verhalten von Individuen gemeint (Pauly, 1968, S. 535). Die ersten Untersuchungen von Moral Hazard und Franchising gehen zurück auf Rubin (1978).

Zusammenfassend zeigt sich, dass dem Arzt in der Betrachtung der Stakeholder im engeren Sinne im Gesundheitswesen eine besondere Rolle zukommt. Trotz der zahlreichen Einschränkungen, mit denen er durch die verschiedenen Interessengruppen konfrontiert ist, führt sein diskretionärer Handlungsspielraum dazu, dass er eine dominierende Position im Gesundheitswesen einnimmt. Er tritt sowohl den Patienten als auch den Versicherungen gegenüber als Agent auf, weshalb seine Beziehung auch als *double-agency-Problem* bezeichnet werden kann (Blomqvist, 1991, S. 413). Franchisesysteme sollten in ihrer Ausgestaltung dieser Komplexität Rechnung tragen und Mechanismen entwickeln, um die entsprechenden Informationsasymmetrien systematisch zu reduzieren, insbesondere auch vor dem Hintergrund der Besonderheiten der medizinischen Dienstleistungen.

4.3 Besonderheiten der medizinischen Dienstleistungen

Um die Besonderheiten der medizinischen Dienstleistung herausarbeiten zu können, wird zuerst auf die Eigenschaften von Dienstleistungen im Allgemeinen eingegangen.

Dienstleistungen haben generell einen immateriellen Charakter. Dies bedeutet jedoch nicht, dass sie gänzlich ohne den Einsatz von Sachleistungen erbracht werden müssen. Vielmehr können sie auch direkt mit einer Sachleistung verbunden sein, wie zum Beispiel bei der Reparatur eines Autos. In anderen Fällen stellt die Sachleistung die Basis für die Dienstleistung dar, wie zum Beispiel bei einem Zahnarztstuhl (Bruhn, 2006, S. 14–15). Die Dienstleistungsliteratur geht von drei konstitutiven Merkmalen von Dienstleistungen aus: von der *Immaterialität*, dem Einbezug *externer Faktoren* und der *Leistungsfähigkeit* (Ramme, 2003, S. 7; Meffert, 2008, S. 1074).

Die *Immaterialität* und die damit verbundene *Intangibilität* von Dienstleistungen ist eines ihrer zentralen Merkmale.[67] Der Kunde oder im vorliegenden Fall der Patient kann weder sehen noch erfühlen, welche Leistung er kauft. Aus diesem Grund wird der Kauf von Dienstleistungen auch als risikoreicher empfunden als der Erwerb von Sachgütern (Corsten, 1985, S. 90–92; Haller, 2002, S. 5–6). Das zweite konstitutive Merkmal von Dienstleistungen ist, dass Dienstleistungen des direkten Kontakts zwischen Leistungsersteller und Leistungsnachfrager bedürfen. Man spricht in diesem Zusammenhang von

[67] Es gibt verschiedene Möglichkeiten, Dienstleistungen zu definieren. Kleinaltenkamp (2001) schlägt zum Beispiel vor, Dienstleistungen entweder durch die enumerative Aufzählung von Dienstleistungsbereichen, durch die amtlichen Statistiken des tertiären Sektors oder – als wissenschaftliches Vorgehen – anhand der konstitutiven Merkmale zu charakterisieren.

der Einbindung des *externen Faktors* (Meffert, 2008, S. 1162–1163; Rosanda, 1990, S. 25). Hieraus ergibt sich, dass der Anbieter den Kunden sowohl in den Planungs-, Kontroll- als auch den eigentlichen Leistungserstellungsprozess einbeziehen muss (Scheuch, 2002, S. 19–20). Aus den vorangegangenen Merkmalen ergibt sich das dritte konstitutive Merkmal von Dienstleistungen, die *Leistungsfähigkeit* und die damit verbundene Standortgebundenheit. Diese wird auch als Simultanität oder Uno-Actu-Prinzip bezeichnet (Meffert, 2008, S. 1073; Maleri, 2008, S. 62). Dieses Merkmal hat zur Folge, dass ein Dienstleistungsunternehmen die Fähigkeiten zur Erbringung der Leistung bereits vor der eigentlichen Erbringung bereitstellen und sowohl in qualitativer als auch in quantitativer Hinsicht für die personellen Ressourcen sorgen muss (Ramme, 2003, S. 9). Eine Lagerung oder ein beliebiger Transport der Leistung ist somit nicht möglich, da der Konsum zeitgleich mit der Erstellung passiert. Somit muss die Leistung entweder am Ort des Leistungsanbieters oder des Leistungsnachfragers erbracht werden. Heutzutage wird durch die Nutzung von modernen Kommunikationstechnologien versucht, diese Barriere zu reduzieren (Bieger, 2007, S. 9–10). Da jede Dienstleistung individuell für jeden Kunden neu erbracht werden muss, wird die (Prozess-) Qualität der Leistung sowohl durch intraindividuelle als auch durch interindividuelle[68] Faktoren beeinflusst (Bruhn, 2006, S. 16–17).

Die Dienstleistungstypologie nach Langeard (1981), unterscheidet generell danach, wie aktiv oder passiv der Nachfrager an der Leistungserstellung beteiligt wird. Außerdem wird zwischen einem dominierenden und einem dominierten Nachfrager unterschieden. Anhand dieses multidimensionalen Ansatzes[69] kann in der medizinischen Dienstleistung der Patient als passiv und gleichzeitig vom Arzt dominiert angesehen werden (S. 236).

Die politischen Reformen im Gesundheitswesen, wie sie in Kapitel 2.1.2 dargestellt wurden, fokussieren nur am Rande auf die Arzt-Patienten-Beziehung. Jedoch hat sich bereits 1994 der *Sachverständigenrat für die Konzertierte Aktion im Gesundheitswesen* (SVRKAiG) mit dem Thema der Eigenverantwortung von Patienten beschäftigt. Damals war jedoch primär die finanzielle Selbstbeteiligung der Patienten an der Leistungserbringung gemeint (Sachverständigenrat für die Konzentrierte Aktion im Gesund-

[68] Bei der Integration des externen Faktors bei der Dienstleistungserstellung wird die (Prozess-) Qualität von zwei verschieden Seiten beeinflusst. Dieses sind zum einen die intraindividuellen Aspekte des Dienstleistungserstellers, wie z.B. seine persönliche Motivation, Tagesform, psychische Belastungen. Zum anderen beeinflussen die interindividuellen Aspekte die Qualität der Dienstleistung. Diese entstehen durch unterschiedliche Erfahrungen oder Fähigkeiten einzelner Leistungsanbieter (Meyer & Mattmüller, 1987, S. 189).

[69] Für weiterführende Informationen zu ein- und mehrdimensionalen Ansätzen zur Systematisierung von Dienstleistungen siehe unter anderem Corsten (2007, S. 31–48).

heitswesen, 1994). Der Besonderheit der medizinischen Dienstleistung wird bereits mit dem Begriff der Patientenorientierung in der Medizin Rechnung getragen (Sachverständigenrat für die Konzentrierte Aktion im Gesundheitswesen, 2003, S. 38). Die Besonderheiten unterteilen sich in drei Unterbereiche. Erstens fragt der Patient den überwiegenden Teil seiner Leistungen als Versicherungsleistung nach. Durch die hieraus resultierenden Regulierungen handelt es sich im Gesundheitswesen nicht um einen freien Einkaufsmarkt, sondern vielmehr um einen Markt mit Vertrauensgütern, deren Qualität nicht einmal ex post sichtbar wird (Ulrich & Schneider, 2004, S. 70). Des Weiteren ist die Informationsasymmetrie zwischen Arzt und Patient stark ausgeprägt (Wille & Ulrich, 1991), da der Arzt aufgrund seiner Ausbildung gegenüber dem Patienten einen deutlichen Wissensvorsprung hat. Drittens handelt es sich bei der medizinischen Dienstleistung meistens um Erfahrungsgüter, sodass der Patient nicht nur Nachfrager, sondern auch gleichzeitig Co-Produzent ist (Sachverständigenrat für die Konzentrierte Aktion im Gesundheitswesen, 2003, S. 44). Diese drei Aspekte werden im Folgenden in Anlehnung an Ulrich (2004) detaillierter erläutert.

Fokussiert man bei der Betrachtung erneut auf die Beziehung zwischen Arzt und Patient, ergeben sich weitere Besonderheiten der medizinischen Dienstleistung. Generell kann man den Kontakt zwischen den beiden Gruppen nach zwei Kriterien unterscheiden: erstens danach, ob ein Suchprozess der Kontaktaufnahme voranging, und zweitens, ob es sich um eine langfristige oder eine kurzfristige Beziehung handelt. Der Suchprozess ergibt sich aus der bereits angesprochenen Unsicherheit über die Fähigkeiten des Arztes aufseiten des Patienten. Aus diesem Grund wird er sich zum Beispiel bei Bekannten und Freunden vor dem Erstkontakt über potenzielle Ärzte erkundigen. Erneute Kontakte mit dem Arzt beinhalten hingegen keinen Suchprozess, sofern der Patient mit der Behandlung zufrieden war und den Arzt beibehalten möchte (Schneider, 1999, S. 6). Diese Situation lässt sich auf die Transaktionskosten im Gesundheitswesen übertragen. Auch Patienten sind im Sinne des Dienstleistungsmarketings auf der Suche nach sogenannten Ersatzindikatoren (search quality), um die Qualität der angebotenen Dienstleistung im Vorfeld beurteilen zu können (Saleh, 2003, S. 429). Wenn ein Patient die Leistung eines Arztes in Anspruch nimmt, erfährt er über die Ersatzindikatoren hinaus die sogenannten „experience qualities". Wenn ein Patient positive Erfahrungen mit einem Praxisteam oder dem Pflegepersonal gemacht hat, ist er besser in der Lage, die Qualität der Dienstleistung zu bewerten. Sollte er jedoch zum Beispiel aufgrund fehlenden Fachwissens nicht in der Lage sein, die Qualität abschließend zu bewerten, entsteht

„credence quality" oder Glaubwürdigkeit. Diese Glaubwürdigkeit ist ein weiterer Treiber der emotionalen Monopolstellung des Arztes, da der Patient nicht abschließend bewerten kann, ob er bei einem anderen Arzt schneller gesund geworden wäre. Diese Situation bindet den Patienten an den Arzt und bringt, sofern er eine emotionale Monopolstellung hat, einen strategischen Wettbewerbsvorteil vor anderen Ärzten.[70]

Die Informationsasymmetrien zwischen Arzt und Patient sind im Vergleich zu anderen Dienstleistungen stärker ausgeprägt, was dazu führt, dass keine Konsumentensouveränität vorliegt (Ryan, 1994, S. 207; Gaynor, 1994, S. 211). Wie Arrow (1963) bereits erkannt hat, ist die Qualität der medizinischen Behandlung für den Patienten weder vor noch unmittelbar nach einer Behandlung objektiv zu messen. Insbesondere wenn die Patienten vom Arzt nicht in den Behandlungsablauf involviert werden, ist es ihnen kaum möglich, selbstständig von einem Krankheitssymptom auf eine Behandlung zu schließen (Richard, 1993, S. 2). Um die Informationsasymmetrien zu reduzieren, haben Patienten heutzutage die Möglichkeit, sich im Vorfeld eines Arztbesuches, insbesondere über das Internet, über ihre Beschwerden zu informieren. Hierdurch entsteht ein zum Teil gefährliches Teil- beziehungsweise Halbwissen aufseiten der Patienten, dem der Arzt begegnen muss (Wingchen, 2007, S. 8).

Wie bei der Erstellung von anderen Dienstleistungen, so fallen auch bei der medizinischen Leistungserstellung die Produktion und der Konsum der Dienstleistung nach dem Uno-Actu-Prinzip zusammen. Hierbei werden in der Regel sowohl die Diagnose als auch die Therapie der Erkrankung von einem Arzt durchgeführt. Dadurch entsteht für den Arzt der bereits erwähnte diskretionärer Handlungs- aber auch ein stark erweiterter Ermessensspielraum (Arrow, 1963, S. 949). Es wird dem Arzt ermöglicht, mittels seines temporären Behandlungsmonopols eine persönliche Gewinnmaximierung durch die Wahl der Therapiemethoden zu verfolgen (Richard, 1993, S. 2; Kortendieck, 1993, S. 186).

Die Qualität der Behandlung wird auch durch den Patienten und seine Kooperation (auch *compliance*) beeinflusst. Ohne diese Co-Produktion zwischen Arzt und Patient wird sich in den überwiegenden Fällen kein oder nur ein verringerter Behandlungserfolg erreichen lassen (Wille & Ulrich, 1991, S. 27–30). Aus institutionenökonomischer Sicht handelt es sich bei der Arzt-Patienten-Beziehung um eine wechselseitige asymmetrische Informationsbeziehung. Der Arzt ist in der Lage, durch seinen Informationsvorsprung

[70] Vgl. Bieberstein, 2001, S. 210; Saleh, 2003, S. 429.

die Nachfrage nach seinen Leistungen zu beeinflussen. Der Patient wiederum ist zwar Nachfrager dieser Leistungen, er ist aber zeitgleich auch einer der Produktionsfaktoren und damit ein integraler Bestandteil der Angebotsseite (Ulrich & Schneider, 2004, S. 71). Die Qualität und das Ergebnis der Behandlung ergeben sich demnach aus der Zusammenarbeit zwischen der ärztlichen Leistung und der Verhaltensweise des Patienten. Aus diesem Grund besitzt auch der Patient einen diskretionären Handlungsspielraum, den er zu seinen eigenen Vorteilen nutzen kann (Wille & Ulrich, 1991, S. 27).

Die Prinzipal-Agenten-Theorie eignet sich, um die Informationsbeziehung zwischen Arzt und Patient näher zu betrachten. Der Arzt in der Rolle des Agenten des Patienten erhält durch sein Spezialwissen einen Anreiz, die vom Patienten gewählte Behandlung in eine von ihm präferierte Richtung zu steuern (Evans, 1974, S. 163). Nach Kortendieck (1993) ist es ihm zum Beispiel möglich, die Häufigkeit der Kontakte, die Intensität und die Kosten der Behandlung direkt zu beeinflussen (S. 234). Der Arzt hat somit eine Doppelrolle als der eigentliche Anbieter von Leistungen wie auch als Berater des Patienten inne (Breyer et al., 2003). Während frühere Studien den Arzt und sein Verhalten untersucht haben, beschäftigen sich neuere aus diesem Grund insbesondere mit dem gesundheitsrelevanten Verhalten des Patienten (Ulrich & Schneider, 2004; Schneider, 2002a; Schneider, 2002b; Ma & McGuire, 1997).

Nachdem festgestellt werden konnte, dass der Patient einen maßgeblichen Einfluss auf die Erbringung der medizinischen Dienstleistung hat, sollen nun franchisespezifische Aspekte aus der Perspektive des Patienten betrachtet werden, und es soll untersucht werden, wie die genannten transaktionskosten- beziehungsweise Prinzipal-Agenten-spezifischen Aspekte durch Franchising beeinflusst werden können.

4.4 Franchising aus Sicht der Patienten

Nachdem weite Teile der branchenspezifischen Aspekte von Franchising im Gesundheitswesen in den vorangegangenen Kapiteln dargelegt wurden, soll im Folgenden die Perspektive der Patienten eingenommen werden. Wie dargestellt wurde, haben Patienten eine zentrale Rolle bei der Erbringung der medizinischen Dienstleistung. Sie sind somit ein elementarer Bestandteil der Branche und entscheiden als Stakeholder im engeren Sinne letztendlich durch ihren Besuch in der Praxis über den wirtschaftlichen Erfolg oder Misserfolg des Arztes und auch eines Franchisesystems. Wie im vorangegangenen Kapitel erläutert wurde, sind Patienten einerseits an der Dienstleistungserstellung beteiligt, konsumieren diese andererseits aber auch, sodass man sie als Prosumenten[71] bezeichnen kann (Bieberstein, 1998, S. 219). Meyer-Lutterloh (2000) stellt die Hypothese auf, dass Patienten insbesondere von einer besseren medizinischen Versorgung durch enge Kooperationen von Ärzten profitieren können (S. 63). Im Folgenden wird die Perspektive des Patienten sowohl aus der transaktionskostentheoretischen als auch aus der Prinzipal-Agenten-Sicht analysiert.

4.4.1 Transaktionskostentheoretische Perspektive

Die Franchiseliteratur macht die Vorteile von Franchising in der Reduzierung von Such- und Informationskosten der Kunden eines Franchisesystems aus (Minkler, 1992, S. 240; Hopkinson & Hogarth-Scott, 1999, S. 835–838). Im System helfen konstante Qualität und Preistransparenz dabei, Opportunitätskosten bei der Suche nach potenziellen Partnern zu reduzieren, und bei der Beschaffung von Informationen für Kunden (Hanrieder, 1991, S. 19). Kunden wird es ermöglicht, durch die standardisierten Leistungen im Franchisesystem bei allen teilnehmenden Franchisenehmern die entsprechende Leistung in einheitlicher Qualität zu erwerben. Darüber hinaus hat der Kunde, bevor er überhaupt zu einem spezifischen Franchisenehmer geht, bereits eine Vorstellung über die ihm angebotene Leistung (Görge, 1979, S. 68).

Prinzipiell muss an dieser Stelle zwischen zwei verschiedenen Arten von Transaktionskosten unterschieden werden: den ex-ante-Transaktionskosten und den ex-post-Transaktionskosten. Die ex-ante-Transaktionskosten, also die Kosten vor der Inanspruchnahme der Leistung, werden maßgeblich durch die angesprochene Standardisierung der Leistung reduziert. Die ex-post-Transaktionskosten wiederum ergeben sich aus den Kontroll- und Nachverhandlungskosten einer Transaktion. Diese Kostenbestandteile werden dadurch beeinflusst, wie kompliziert die eigentliche Durchsetzung und Überwachung von vertraglich vereinbarten Leistungen ist. Unabhängig von der gewählten Organisationsform können solche Probleme insbesondere bei Erfahrungs- und Vertrauensgütern entstehen (Däfler, 1997, S. 200).

Standardisierungen im Gesundheitswesen sind sicher eine der größten Herausforderungen bei Franchising im Gesundheitswesen. Die medizinische Dienstleistung ist nicht so einfach zu standardisieren wie Leistungen, die in anderen Branchen erbracht werden, in denen Franchising bereits erfolgreich eingesetzt wird. Dies liegt sowohl an den Beson-

[71] Der Begriff geht zurück auf Toffler (1983).

derheiten der medizinischen Dienstleistung[72] als auch an den rechtlichen Rahmenbedingungen im Gesundheitswesen.[73] Der Patient wird in seiner Rolle als Prosumer aktiv in den Leistungserstellungsprozess einbezogen. Aufgrund der bereits erwähnten Inter- und Intraindividualität dieser Leistungserstellung ist eine Standardisierung von medizinischen Leistungen nicht in allen Bereichen möglich (Schneider, 2001, S. 3–5). Darüber hinaus ergibt sich aus den rechtlichen Rahmenbedingungen, dass Ärzte Behandlungsfreiheit genießen und ihnen nach strenger Auslegung der Berufsordnung, insbesondere der §§ 30–32, nicht vorgeschrieben werden darf, welche Form der Behandlung sie verwenden. Dennoch kann in ausgesuchten Teilbereichen der hier betrachteten ambulanten Leistungserbringung, wie zum Beispiel bei der Prophylaxe, eine Form von standardisierten Behandlungsleitfäden verwendet werden.

Bei den ex-post-Transaktionskosten sieht die Situation für den Patienten insofern anders aus, als ein Franchisesystem genau die Problematik der Überwachung der Qualität der Leistungen systemintern übernimmt. Hierbei kommt zum Tragen, dass Fehler eines einzelnen Franchisenehmers auf das ganze System ausstrahlen (Beyer, 1988; S. 28). Der Patient kann sich deshalb darauf verlassen, dass die ihm angebotenen Leistungen durch das System im Rahmen einer Selbstkontrolle überwacht werden. Auch die Nachverhandlungskosten sind im Vergleich zu anderen Organisationsformen niedriger, da der Franchisenehmer keine Anreize hat, die vereinbarte Leistung nicht oder nur fehlerhaft zu erbringen (Däfler, 1997, S. 202). In Einzel- oder Gemeinschaftspraxen wäre ein solcher Effekt nur durch aufwendige interne Überwachungs- und Kontrollsysteme zu etablieren.

Somit ergibt sich, dass die ex-ante-Transaktionskosten im Gesundheitswesen durch Franchising nur eingeschränkt reduziert werden können, wohingegen die ex-post-Transaktionskosten für die Patienten niedriger ausfallen als bei Einzel- oder Gemeinschaftspraxen.

4.4.2 Prinzipal-Agenten-theoretische Perspektive

Wenn es sich beim Gegenstand des Franchisesystems, wie in der vorliegenden Untersuchung, um ein Erfahrungs- oder Vertrauensgut handelt, ist eine agencytheoretische Be-

[72] Vgl. hierzu Kapitel 4.3

[73] Vgl. hierzu Kapitel 4.2.2

trachtung angebracht, da die Qualität der Leistung weder ex ante noch ex post beurteilt werden kann (Däfler, 1997, S. 203–204).

Die Reduktion von Qualitätsunsicherheit beziehungsweise die Reduktion von opportunistischem Verhalten aufseiten des Leistungserbringers ist einer der Vorteile des Franchisings für Kunden. Hierbei bewirkt insbesondere die Marke und das darauf aufbauende Image des Unternehmens eine Reduktion der Unsicherheit. Die eigentliche Wirkung des Images beruht auf den Reputationseffekten. Einem Kunden (in diesem Fall der Prinzipal) dient die gute Reputation des Franchisesystems als Pfand für die Qualität der erbrachten Leistung, da diese bei opportunistischem Verhalten leiden würde. Die initial durch den Franchisenehmer erbrachten Investitionen würden hierdurch verfallen und könnten im Extremfall zum Konkurs des Franchisegebers (Agenten) führen (Beyer, 1988, S. 28; Däfler, 1997, S. 204).

Die Marke des Franchisegebers ist das Brandname-Kapital des Franchisesystems und wirkt für den Kunden als Indikator für die Qualität der erbrachten Leistungen (Kunkel, 1994, S. 141). Dem Kunden wird durch die Marke signalisiert, dass jeder Teilnehmer am System den gleichen hohen Qualitätsstandard erbringt. Positive Erfahrungen, die ein Kunde gemacht hat, führen dazu, dass er auch viel eher bereit ist, die Leistung erneut in Anspruch zu nehmen. Somit ist die Reputation einer der zentralen Stabilitätsfaktoren für langfristigen Erfolg am Markt. Darüber hinaus lassen sich durch die höheren Qualitätsstandards auch höhere Preise bei den Kunden durchsetzen. Diese sind bereit, die höheren Preise zu zahlen, da auf diese Weise Such- und Informationskosten bei der Suche nach Alternativen, deren Qualität noch dazu ungewiss ist, nicht anfallen (Föhr, 1993, S. 108–109; Däfler, 1997, S. 204–205).

Auf das Gesundheitswesen übertragen würde der Aufbau einer Marke und des damit verbundenen Images eines Franchisesystems den Patienten dieselbe Reduzierung der Such- und Informationskosten ermöglichen. Patienten, die mit einer Behandlung bei einem Franchisenehmer zufrieden waren, würden diese Erfahrung auch auf das Gesamtsystem übertragen und zum Beispiel bei einem Arztbesuch in einer anderen Stadt einen anderen Franchisenehmer bevorzugen. Allerdings haben die Franchisenehmer in der GKV keinen und in der PKV nur in begrenztem Umfang Einfluss auf die Preisgestaltung. Es ließen sich somit bei Regelleistungen keine höheren Preise durchsetzen. Im Bereich der extrabudgetären Leistungen hingegen wäre diese Praxis durchaus vorstellbar. Die Prinzipal-Agenten-Theorie hat bei der Anwendung auf das Gesundheitswesen jedoch die Schwäche, dass die beidseitigen Informationsvorteile (double Moral Hazard) von Arzt und Patient nicht berücksichtigt werden (Zweifel, 1994, S: 20–24; Pfaff & Zweifel, 1998, S. 13).

4.5 Zwischenfazit: branchenspezifische Anforderungen an Zahnärzte

Ärzte müssen heutzutage mehrere Rollen übernehmen. Früher war ihr Tun auf die Erbringung von medizinischen Leistungen fokussiert. Heutzutage ist der Arzt jedoch nicht nur Mediziner, sondern gleichzeitig auch Führungskraft, Chef, Verkäufer und vor allem Unternehmer. Der Arzt muss sich viel mehr Gedanken darüber machen, ob Maßnahmen, die er in seinem Unternehmen einführt, wirtschaftlich sinnvoll sind. Die unternehmerischen Ziele stehen an erster Stelle, sowohl auf der rein kaufmännischen Seite als auch bei den Angeboten und Leistungen, die er erbringen will (Wingchen, 2007, S.19).

Hierdurch ist es heute wichtig geworden, Marketing und Außenwerbung zu betreiben, um gezielt Selbstzahlerpatienten zu akquirieren. Hierbei gilt es aber zu beachten, dass ein niedergelassener Arzt in Deutschland circa 180 bis 250 Euro Umsatz pro Stunde erwirtschaften muss, um seine Kosten decken zu können. Somit sind Leistungen, die einen Aufwand von 30 Minuten benötigen, jedoch lediglich 50 bis 80 Euro liquidieren, wirtschaftlich nicht zu erbringen (Wingchen, 2007, S.20).

Allein im Jahr 2005 wurde über eine Mrd. Euro für Selbstzahlerleistungen in Deutschland ausgegeben. Die Tendenz ist stark steigend und bietet den niedergelassenen Ärzten die Chance, ihre Einnahmen zu verbessern, da Patienten immer mehr bereit sind, für Gesundheit zusätzliches Geld zu investieren (Wingchen, 2007, S. 23). Ferner ist, insbesondere in den Branchen, in denen der Kunde einen hohen Bedarf an Sicherheit und der damit verbundenen Einhaltung von Qualitätsstandards hat, Franchising aufgrund seiner Charakteristika von Vorteil (Kunkel, 1994, S. 163).

5 Analyse franchisegeberspezifischer Aspekte

Heutzutage sind Manager mit einer Vielzahl von weitreichenden Entscheidungen konfrontiert. Eine von diesen Entscheidungen ist aus Sicht der wirtschaftswissenschaftlichen Forschung die Entscheidung für eine Organisationsform (Rumelt, Schendel & Teece, 1994). Aus diesem Grund soll im folgenden Kapitel aus Franchisegebersicht untersucht werden, welche Charakteristika des Franchisings für den Einsatz im Gesundheitswesen sprechen und welche sich nicht oder nur eingeschränkt übertragen lassen. Hierfür wird die Perspektive der Leistungserbringer beziehungsweise Franchisenehmer, die im Fokus der Untersuchung steht, verlassen, damit ein umfassenderes Verständnis über die Einsatzmöglichkeiten des Franchisings im Gesundheitswesen erreicht wird.

5.1 Gründungsaspekte des Franchisings

Zunächst gilt es, die Gründungsaspekte des Franchisings darzustellen; damit sind eben die Aspekte gemeint, die sich unmittelbar auf den Aufbau von Franchisesystemen beziehen.

Minimierung des eingesetzten Kapitals

Erklärungen, dass Franchising zu einer Minimierung des eingesetzten Eigenkapitals führt, gehen zurück auf die Knappheitstheorie. Zusammenfassend haben Oxenfeldt und Kelly (1969) die These aufgestellt, dass Firmen Franchising nutzen, um Zugang zu knappen Ressourcen zu bekommen und schnell zu expandieren. Junge Firmen haben häufig das Problem, dass sie wirtschaftlich zu klein sind, um ausreichend Kapital über die traditionellen Finanzmärkte (zum Beispiel durch Aktien) oder aus dem laufenden Geschäft heraus zu generieren (Katz & Owen, 1992, S. 567). Allerdings kann gerade schnelles Wachstum essenziell für den Erfolg der Unternehmung sein, um Verbundvorteile aus dem Einkauf oder der Werbung zu erzielen und sich gegen bereits etablierte Unternehmen durchzusetzen (Caves & Murphy, 1976, S. 575; Combs & Castrogiovanni, 1994, S. 38). Aus diesem Grund versuchen Unternehmen, wenn sie Niederlassungen durch Franchising gründen, an Kapital und Managementressourcen zu kommen, obwohl die Erlöse bei firmeneigenen Niederlassungen höher wären (Oxenfeldt & Kelly, 1969, S. 69).

Fasst man das von Oxenfeldt und Kelly (1969) formulierte knappheitstheoretische Modell zusammen, werden diejenigen Firmen Franchising wählen, die unter dem Druck stehen, stärker expandieren zu müssen, als ihre internen Ressourcen dies ermöglichen würden, um Skaleneffekte generieren zu können. Sobald diese Effekte realisiert werden konnten, ist eine weitere rasante Expansion nicht mehr vonnöten und die Franchisegeber verschieben ihren Fokus hin zur Gewinnmaximierung. Da davon ausgegangen werden kann, dass firmeneigene Filialen profitabler sind, wird der Franchisegeber einige der profitabelsten Franchiseniederlassungen wieder zurückkaufen. Ferner postulieren die Autoren, dass eine voll entwickelte Kette die Franchisingaktivitäten verringert und letztendlich primär firmeneigene Filialen verwendet.

Bezug nehmend auf Oxenfeldt und Kelly (1969) haben die meisten nachfolgenden Studien die Kriterien Alter, Größe und Wachstumsrate des Franchisesystems verwendet, um die Ressourcenknappheit zu messen und zu untersuchen, ob diese Variablen einen Einfluss auf den Anteil an franchisierten Filialen hat. Andere Studien haben sich auf ausgewählte Faktoren (meist Kapital) der Knappheitstheorie spezialisiert. Trotzdem haben verschiedene Forscher hinterfragt, ob die Knappheit überhaupt als unabhängiger Faktor für die Wahl von Franchising gewertet werden kann, da sie annimmt, dass Kapital von Franchisenehmern günstiger ist als externes Kapital von Banken oder Anteilseignern (Norton, 1995, S. 76; Rubin, 1978, S. 225–226).

Kapital von Franchisenehmern wird von anderen Autoren hingegen sogar als zu teuer angesehen, da Franchisenehmer im Gegensatz zu externen Kapitalgebern ihr Investment und somit das Risiko nicht diversifizieren können. Sie müssen ihr Kapital in einer (oder in einigen wenigen) Niederlassung(en) anlegen und können nicht in das gesamte System investieren. Folglich werden rational agierende Franchisenehmer eine höhere Risikoprämie beziehungsweise eine höhere Verzinsung des eingesetzten Kapitals verlangen als externe Kapitalgeber (Norton, 1995, S. 76–77; Rubin, 1978, S. 225–226).

Andere Forscher vertreten den Standpunkt, dass Kapital von Franchisenehmern nicht notwendigerweise mit einer höheren Risikoprämie verbunden ist. Franchisenehmer haben einen sehr starken finanziellen Anreiz, da sie ihr Kapital auf diesem Weg nutzen können, um es in ihre eigene Niederlassung zu investieren (Minkler, 1992, S. 421). Passive Investoren hingegen könnten diese motivierenden Faktor erkennen und aus diesem Grund eine Risikoprämie verlangen, bevor sie in eine firmeneigene Kette investieren würden. Somit würde das Kapital der Franchisenehmer im Vergleich günstiger (Lafontaine, 1992, S. 267). Außerdem könnten Franchisenehmer ihr Kapital zu geringeren Kosten als externe Kapitalgeber zur Verfügung stellen, da sie über ein hoch spezifisches Wissen über ihre eigenen Fähigkeiten verfügen (Combs & Ketchen, 1999, S. 199); Martin & Justis, 1993, S. 1271). Passive Investoren hingegen müssen sich auf öffentlich verfügbare Informationen verlassen und sind somit einer höheren Unsicherheit in Bezug auf die Fähigkeiten der einzelnen Franchisenehmer ausgesetzt. Hieraus resultieren ein höherer Bedarf an Kapitalrendite der Investoren (Combs, Michael & Castrogiovanni, 2004, S. 910) und hohe Anforderungen an die Selektion der Partner.

Selektion qualifizierter Partner

Wie bereits erwähnt, haben Oxenfeldt und Kelly (1969) die These aufgestellt, dass Firmen Franchising nutzen, um Zugang zu knappen Ressourcen zu bekommen. Im vorangegangenen Kapitel ist auf den Fall des knappen Kapitals eingegangen worden, wohingegen in diesem Kapitel die Knappheit an geeigneten Managern im Vordergrund steht (Shane, 1996a).

Um dieses Problem zu erläutern, wird als Beispiel eine Firma betrachtet, die nur eine Niederlassung hat. Diese hätte keine ausreichenden liquiden Mittel, um kurzfristig zehn weitere Niederlassungen zu eröffnen oder zehn passende Manager zu identifizieren beziehungsweise auszubilden. Dennoch kann es für die betrachtete Firma sehr wichtig sein, kurzfristig zu wachsen, um ausreichend Skaleneffekte in den Bereichen Einkauf und Werbung zu generieren, um effektiv mit bereits etablierten Firmen konkurrieren zu können (Combs & Castrogiovanni, 1994, S. 38; Carney & Gedajlovic, 1991, S. 612). In einem solchen Fall würde die betrachtete Firma versuchen, diese Ressourcen durch den Einsatz von Franchising rasch zu erhalten, auch wenn sie durch organisches Wachstum eine höhere Rendite erwirtschaften könnte (Brown, W. O., 1998, S. 324; Oxenfeldt & Kelly, 1969).

Die Problematik der nicht ausreichend qualifizierten Manager von Franchisefilialen lässt sich eingeschränkt auf das Gesundheitswesen übertragen. Wie bereits erwähnt, erhalten Ärzte während ihrer Ausbildung keine ausreichende Einführung in die betriebswirtschaftlichen Zusammenhänge im Gesundheitswesen. Ihnen werden im Rahmen des medizinischen Curriculums zwar die notwendigen medizinischen Lehrinhalte an die Hand gegeben, jedoch sind sie aufgrund ihrer Ausbildung nicht geschult, zum Beispiel eine Praxis zu eröffnen oder Abrechnungen mit Krankenkassen durchzuführen. Hieraus resultieren zwei relevante Aspekte für die Auswahl qualifizierter Partner aus Franchisegebersicht. Auf der einen Seite werden Franchisegeber große Anstrengungen unternehmen müssen, um qualifizierte Partner zu akquirieren, da nur wenige Mediziner die wirtschaftlichen Zusammenhänge eines Franchisesystems erkennen können. Es wird im Vergleich zu anderen Branchen darauf ankommen, inwieweit der Franchisegeber in der Lage ist, die Vorteile des Systems den potenziellen Franchisenehmern zu kommunizieren. Auf der anderen Seite ergibt sich aus dieser Situation die Chance, dass Ärzte sehr wohl bereit sein könnten, an einem Franchisesystem teilzunehmen, welches ihnen das Know-how zur Verfügung stellt, das sie für den effizienten Betrieb ihrer Praxis benötigen und das sie nicht durch ihre universitäre Ausbildung erhalten haben. Im Sinne von

Shane (1996) würde den Franchisegebern jedoch Franchising die Möglichkeit bieten, diejenigen Mediziner zu identifizieren, die ein im Vergleich zu ihren Kollegen überdurchschnittliches Interesse an einer effizienten Führung ihrer Praxis haben, um somit indirekt die Erlösmöglichkeiten durch die Einnahme von Gebühren zu erhöhen.

Erlösmöglichkeiten durch Gebühren

Auch ein Franchisegeber im Gesundheitswesen kann für die angebotenen Leistungen ein Entgelt verlangen. Hierbei kann der Franchisegeber theoretisch sowohl umsatzabhängige als auch fixe Gebühren als auch eine Kombination aus beiden für das angebotene Leistungsspektrum verlangen. Auch eine Einstiegsgebühr ist laut Standesrecht der Ärzte nicht sittenwidrig, sofern mit ihr eine Gegenleistung verbunden ist. Dennoch muss man festhalten, dass eine Umsatzbeteiligung, wie sie in vielen Franchisesystemen üblich ist, im Gesundheitswesen allgemein und bei niedergelassenen Zahnärzten schwer durchzusetzen sein wird. Ärzte verzeichnen aufgrund steigender Kosten und stagnierenden Einnahmen in den letzten Jahren Einkommensrückgänge (KZBV, 2008, S. 104). Die durchschnittliche Gewinnmarge vor Steuern lag bei einer Zahnarztpraxis im Jahr 2006 bei circa 30,6 %. Hieraus ergibt sich, dass ein Franchisegeber eine umsatzabhängige Gebühr nur dann durchsetzen können wird, wenn der Zahnarzt durch das System eine signifikante Steigerung des Umsatzes erreichen kann. Dies kann, wie in Kapitel 4.2.3 bereits erläutert, aufgrund der Fixierung der Entgelte im Rahmen der Gebührenordnung nur durch eine Steigerung der Patientenzahlen allgemein und insbesondere durch eine Steigerung der Zahl der behandelten privat krankenversicherten Patienten geschehen. Ein Ausweg aus dieser Situation wäre die Fokussierung auf Praxisneugründungen. Dies birgt zwar aufgrund der Zulassungsverordnung der Zahnärzte andere Probleme, eröffnet aber dem Franchisegeber die Möglichkeit, auch am originären Praxisumsatz zu partizipieren, da er insbesondere in den ersten Jahren überproportional viel System-Know-how auf den Franchisenehmer überträgt. Dennoch bleibt festzuhalten, dass die Gebührenstruktur im Gesundheitswesen eine höhere Komplexität aufweist als in anderen Branchen.

Umsatzsteigerung durch Expansion

Die dargestellten Möglichkeiten, durch Franchising eine rasche Expansion eines Unternehmens zu erreichen, sind auch im Gesundheitswesen gegeben. Die Zahl an ausgebildeten Zahnärzten in Deutschland betrug im Jahr 2006 über 82.000 (KZBV, 2008, S.

158). Es existiert somit eine ausreichend große Zahl an potenziellen Franchisenehmern, die sich einem der Systeme anschließen könnten. Der Vorteil im Vergleich zu anderen Branchen besteht darin, dass neue Franchiseniederlassungen nicht erst aufgebaut, sondern lediglich in das System integriert werden müssen, sofern es sich um bereits existierende Praxen handelt. Im Falle von Praxisneugründungen sind die Umstände hingegen analog zu anderen Branchen, da hierbei die Expansion an weitere Aspekte wie zum Beispiel Standortanalyse oder einen Praxisum- und -ausbau geknüpft ist.

5.2 Managementaspekte des Franchisings

Im folgenden Abschnitt werden die typischen Managementaspekte des Franchisings, wie sie auch von Stein (1996) aufgeführt werden, genauer betrachtet und es wird analysiert, inwieweit sie auch bei Franchising im Gesundheitswesen Gültigkeit besitzen.

Kombination aus System-Know-how und Vor-Ort-Wissen

Die vertraglichen Beziehungen zwischen Franchisenehmer und Franchisegeber sehen ein Zusammenwirken von franchisegeberspezifischem System-Know-how und franchisenehmerspezifischem Vor-Ort-Wissen vor, um das gemeinsame monetäre Einkommen zu steigern (Windsperger, 2003, S. 291). Da jedoch ein Wissenstransfer beziehungsweise die Nutzung von Wissen nur eingeschränkt in Verträgen fixiert werden kann, ist es notwendig, entsprechende Nutzungsrechte zwischen den Franchisegebern und Franchisenehmern zu verteilen (Barzel, 1989; Hart & Moore, 1990). Aufgrund der Intangibilität kann das Wissen nicht einfach codiert und von einem Vertragspartner zum anderen übertragen werden (Nelson & Winter, 1982). Aus diesem Grund fokussieren sich die Franchisepartner auf ihre jeweiligen systemimmanenten (Franchisegeber) beziehungsweise niederlassungsspezifischen (Franchisenehmer) Aspekte (Windsperger, 2003, S. 292).

Ärzte verfügen, insbesondere wenn sie bereits an einem Ort etabliert sind, über einen reichen Fundus an Wissen über die spezifischen Besonderheiten ihres Standortes. Sie haben einen gewissen Patientenstamm, haben einen lokalen Bekanntheitsgrad aufgebaut und sind mit anderen Leistungsanbietern vernetzt. Dieses Know-how hat der Franchisegeber nicht, er kann es jedoch über seine Franchisenehmer kanalisieren und für sich und das System nutzen. Auf der anderen Seite kann der Arzt vom System-Know-how eines Franchisegebers profitieren und zum Beispiel zu überregionalen beziehungsweise übergreifenden Themen wie Praxisorganisation den Franchisegeber zurate ziehen. Diesen gegenseitigen Wissenstransfer im Rahmen von Franchiseverträgen zu fixieren, ist ähnlich anspruchsvoll wie in vergleichbaren Dienstleistungsfranchisesystemen und stellt somit kein Spezifikum des Franchisings im Gesundheitswesen dar.

Konzentration auf Kernkompetenzen durch Spezialisierung

Mit der genannten Kombination der verschiedenen Wissensarten der Franchisepartner geht auch die jeweilige Konzentration auf Kernkompetenzen einher. Hinzu kommt, dass der Arzt nach geltendem Standesrecht in seinen medizinischen Entscheidungen unbeeinflusst bleiben muss. Hieraus ergibt sich eine natürliche Konzentration auf die jeweiligen Kernkompetenzen der Franchisepartner, da der Arzt sich auf seine medizinischen Kompetenzen konzentrieren muss und der Franchisegeber den Arzt beispielsweise im Bereich der Praxisorganisation oder Verwaltung und somit in den Bereichen unterstützen kann, die nicht unmittelbar zur Kernkompetenz eines niedergelassenen Arztes gehören.

Skalen- und Verbundeffekte

Franchisesysteme unterliegen in zahlreichen unternehmerischen Aktiviten steigenden Skalenerträgen. Das bedeutet, dass mit zunehmender Größe des Systems die Kosten je Produktionseinheit sinken. Durch die Verwendung von weitgehend gleichen Vorleistungsgütern, durch das Angebot von homogenen Leistungsprogrammen und durch eine weitgehend einheitliche Gestaltung der Vertriebsstätten tragen zur Realisierung der Kostensenkungenspotentiale bei. Auch im zentralen Wareneinkauf lassen sich ebenso wie bei überregionaler Werbung durch Standardisierung Größenvorteile nutzen. Darüber hinaus verhindert Franchising, dass inkonsistente Geschäftspraktiken innerhalb eines Systems koexistieren (Buzzell, 1968; Kaufmann & Eroglu, 1999, S. 73-74).

In Bezug auf das Gesundheitswesen ist erkennbar, dass ein Teil der generellen Aspekte in Bezug auf Skalen- und Verbundeffekte sich übertragen lassen. Insbesondere ein homogenes Leistungsprogramm und ein gemeinsamer Einkauf könnte dazu führen, dass medizinische Leistungserbringer die Kosten für die Leistungserbringung reduzieren können. Einschränkungen gibt es jedoch bei der überregionalen Werbung, da insbesondere Ärzte einigen Einschränkungen in Bezug auf Werbung und Information der Patienten unterliegen. Außerdem ließen sich im Rahmen von Franchisesystemen auch Verbundvorteile für die Ärzte realisieren, sofern Kooperationen mit anderen Leistungsanbietern wie z.B. Zahntechniklaboren oder Apotheken eingegangen werden. Diese Kooperationen wären notwendig, da Ärzte nicht selber fachfremde Leistungen erstellen und abrechnen beziehungsweise Medikamente abgeben dürfen.[74]

Leistungsbereitschaft der Partner

Die höhere Leistungsbereitschaft der Franchisenehmer ist einer der kritischen Bereiche beim Transfer des Konzepts ins Gesundheitswesen. Insbesondere im zahnärztlichen Bereich ist die Anzahl an nicht selbstständigen Ärzten eher gering. Im Jahr 2006 waren es in Deutschland circa 32,0% aller Zahnärzte (KZBV, 2008, S. 158). Es wäre somit aus Franchisegebersicht nicht sinnvoll, sich ausschließlich auf diesen vergleichsweise geringen Pool an potenziellen Franchisenehmern zu fokussieren. Vielmehr werden auch bereits etablierte Ärzte in den Fokus des Interesses von Franchisegebern rücken. Diese Ärzte wiederum sind es bereits gewohnt, selbstständig und eigenverantwortlich zu arbeiten. Somit ist weniger eine fehlende Selbstständigkeit das Problem, vielmehr besteht die latente Gefahr, dass sie durch ein Franchisesystem (real oder auch subjektiv empfunden) einen Teil ihrer Unabhängigkeit aufgeben. Dies würde analog zur oben genannten Betrachtungsweise eher zu einer Demotivation als zu einer Motivation der Franchisenehmer führen. Franchising im Gesundheitswesen könnte somit aufgrund der eher von Selbstständigkeit geprägten Struktur der Branche eher einen gegenteiligen Effekt haben, als durch den Franchisegeber intendiert ist. Eine Sonderrolle nehmen erneut Medizinabsolventen ein, die über ein Franchisesystem den Schritt in die Selbstständigkeit gehen. Diese könnten dadurch motiviert werden, dass ihnen der Schritt in die Selbstständigkeit erleichtert wird und sie sich nicht bei einem bereits etablierten Zahnarzt in dessen Praxis einkaufen müssten.

Kontrollaufwand der Partner

Der Kontrollaufwand der Partner aus Sicht der Franchisegeber wird in der Literatur hauptsächlich mit der Prinzipal-Agenten-Theorie untersucht (Pizanti & Lerner, 2003, S. 136). Hierbei stehen vor allem die formale Kontrolle (Fama & Jensen, 1983; Shane, 1996a; Monye, 1997), die Suche nach einer optimalen Kontrollstruktur (Eisenhardt, 1989) und die Kosten der Kontrolle im Vordergrund (Shane, 1996b).

[74] Vgl. hierzu und zu den Einschränkungen der Ärzte in Bezug auf Werbung Kapitel 4.2.2

Entsprechend der Prinzipal-Agenten-Theorie begründet sich die Kontrolle auf der Annahme, dass die Franchisenehmer versuchen werden, ihren persönlichen (monetären) Vorteil zu maximieren. Der Franchisegeber wird aus diesem Grund Maßnahmen treffen, um das Risiko von opportunistischem Verhalten zu minimieren und sicherzustellen, dass der Franchisevertrag vom Franchisenehmer eingehalten wird. Auf diesem Weg kann der Franchisegeber seinen Markennamen trotz der Intangibilität schützen und aus der Perspektive der Kunden fest im Markt etablieren (Pizanti & Lerner, 2003, S. 136).

Der Gegenpol zur Kontrolle ist die Autonomie der Franchisenehmer. Diese ist definiert als Wille zu und Umsetzungsmöglichkeit von selbstständigen Gedanken und Handlungen (Dant & Guntlach, 1999, S. 37). Franchisesysteme sind per Definition immer durch einen Zwiespalt aus Kontrolle und Autonomie geprägt, da sie das ökonomische Zusammenwirken von rechtlich unabhängigen und selbstständig tätigen Partnern regeln (Shane,1996a, S. 217; Felstead, 1991, S. 38). Aus der Diskussion über diesen Zwiespalt in der Fachliteratur lassen sich drei verschiedene Ansätze ableiten, wie man hiermit umgeht. Erstens kann ein Franchisesystem eine eher lose Form der Kontrolle auf einem hohen Aggregationslevel wählen, zweitens kann das System durch ein hohes Maß an Standardisierung kontrolliert werden und drittens durch die schärfste Form der Kontrolle, die sogenannte *McDonaldization*[75] (Lafontaine, 1992; Mathewson & Winter, 1985; Shane,1996a; Ritzer, 1996; Hopkins, 1996).

In Bezug auf das Gesundheitswesen ist die letzte Form der Kontrolle irrelevant. Ein umfangreiches Kontrollsystem, wie es im Bereich der Fastfood-Gastronomie eingesetzt wird, bei dem in letzter Instanz ein Franchisegeber vollständige Kontrolle über alle Aktivitäten der teilnehmenden Ärzte bekommen würde, wird schon aufgrund des Berufsrechts ausgeschlossen. Losere Formen der Kontrolle, wie zum Beispiel standardisierte Behandlungspfade oder die Kontrolle von Behandlungsergebnissen, sind im Rahmen eines Franchisesystems anwendbar.

Weiterentwicklung des Systems

Das Gesundheitswesen befindet sich kontinuierlich im Umbruch. Einerseits ist das System aufgrund seiner politischen und soziokulturellen Verankerung in den Grundfesten

[75] Der Begriff *McDonaldization* wurde geprägt von Ritzer (1996), da McDonald's ein sehr ausgefeiltes Kontrollsystem etabliert hat, das es ermöglicht, für jeden Franchisenehmer die Qualität, die Kosten und den Service zu kontrollieren. Hierbei wird vor allem auf Zentralisierung und Standardisierung Wert gelegt.

der Gesellschaft sehr stabil und keinen existenziellen Veränderungen ausgesetzt. Andererseits haben, wie in Kapitel 2.1.2 bereits erläutert, exogene Faktoren dazu geführt, dass vom Gesetzgeber kontinuierlich Reformen und Anpassungen durchgeführt werden. Dieser stetige Wandel betrifft verschiedenste Bereiche der ärztlichen Tätigkeit. Aus diesem Grund entstehen Ärzten sehr hohe Transaktionskosten bei der Suche nach allen notwendigen und sich ändernden Informationen. Wenn dieser Suchprozess zentralisiert wird, können die entstehenden Kosten durch alle Teilnehmer eines solchen Systems geteilt werden und reduzieren sich entsprechend. Relevante Bereiche hierfür könnten beispielsweise Behandlungsverfahren, Qualitätsstandards, Abrechnungsmethoden oder verwaltungstechnische Regularien sein, die durch den Franchisegeber überwacht werden und deren Änderungen dann an die Franchisenehmer kommuniziert werden. Die Basis hierfür ist ein Vertrauensverhältnis, welches zwischen dem Franchisegeber und den Ärzten aufgebaut werden muss, damit die Ärzte auch tatsächlich Suchkosten reduzieren können.

Systemstabilität durch Interdependenzen

Wie Falbe, Dandridge und Kumar (1999) aufzeigen, haben insbesondere das *Alter* und die *Größe* von Franchisesystemen einen signifikanten Einfluss auf die Ausrichtung des Franchisegebers auf *Stabilität*. In einem Systemvergleich fanden sie allerdings auch heraus, dass Franchising allgemein als unternehmerische Strategie gewählt wird, sofern Stabilität stärker im Vordergrund steht als Innovativität (Falbe, Dandridge & Kumar, 1999, S. 136). Inwieweit sich diese Systemstabilität auf das Gesundheitswesen übertragen lässt, ist vor dem Hintergrund, dass Interdependenzen zwischen Ärzten und Stakeholdern sehr kritisch beobachtet werden, eine offene Frage. Abermals gibt das Standesrecht auch in Bezug auf die Systemstabilität von Franchising durch Interdependenzen Grenzen vor, die eingehalten werden müssen.

Informationsintegration durch Interaktion

In Bezug auf Franchising versteht man unter Interaktion die Gesamtheit der Aktivitäten, Ressourcen und Informationen, die zwischen den Partnern zirkulieren (van de Ven, 1976). Diese Formen der Interaktion zwischen Franchisegebern und Franchisenehmern sind die Voraussetzung für eine feste Beziehung zwischen den beiden Partnern, die wiederum eine enge und vertrauensvolle Zusammenarbeit der Partner ermöglicht. Kontinuierliche Interaktion bildet die Basis für die Entwicklung komplementärer Ziele, den

Austausch von gemeinsam genutzten Informationen und ein besseres Verständnis der jeweils anderen Perspektive. Somit kann opportunistisches Verhalten der Partner und das Risiko von Free Riding reduziert werden (Kidwell, Nygaard & Silkoset, 2007, S. 528). Auch kann hierdurch der Aufwand für das Monitoring und die Kontrolle des Franchisenehmers durch den Franchisegeber reduziert werden, sofern Interaktion regelmäßig stattfindet (Brickley & Dark, 1987; Lal, 1990).

Die Effekte der Interaktion zwischen Franchisegeber und Franchisenehmer insbesondere in Bezug auf die Informationsintegration lassen sich auch auf das Gesundheitswesen übertragen. Gelingt es den Franchisegebern, Kommunikations- und Interaktionskanäle für die beteiligten Ärzten zu etablieren, schaffen sie eine Plattform, auf der Informationen wechselseitig ausgetauscht werden können und eine enge Bindung innerhalb des Systems entstehen kann.

5.3 Marktaspekte des Franchisings

Das Kapitel fokussiert auf die typischen Marktaspekte des Franchisings, die in Anlehnung an Stein (1996) im Folgenden verwendet und genauer betrachtet werden. Analog zu den vorangegangenen Kapiteln wird auch hier analysiert, inwieweit sie sich auf das Gesundheitswesen übertragen lassen.

Reduzierung der Qualitätsunsicherheit der Patienten

Aufgrund der in Kapitel 4.3 erwähnten Besonderheiten der medizinischen Dienstleistungen und der in Kapitel 4.4 dargestellten Perspektive der Patienten auf Franchising besteht bei Patienten ein hoher Grad an Unsicherheit über die Qualität[76] der erbrachten ärztlichen Leistung. Hierbei konnte bereits nachgewiesen werden, dass Franchising einen positiven Einfluss für die Reduktion der Qualitätsunsicherheit der Patienten hat (Peters, Mirchandani & Hansen, 2004; Barber, 2006; Agha, Karim, Balal & Sosler, 2007; Lonnroth et al., 2007). Übertragen auf einen niedergelassenen Arzt könnte dies bedeuten, dass ein Franchisingsystem mit einem positiven Image auch das Image des teilnehmenden Arztes stärkt. Der Patient würde hierdurch einen Ersatzindikator für die

[76] An dieser Stelle soll keine Diskussion über die verschiedenen Ausprägungen und Messmöglichkeiten von Qualität in Franchisesystemen (exemplarisch Monroy & Alzola, 2005; Hopkinson & Hogarth-Scott, 1999; Scott, 1995; Yorke, 1993) beziehungsweise im zahnmedizinischen Bereich (neben anderen Baldwin & Sohal, 2003; Harr, 2001) geführt werden, vielmehr wird gefragt, ob bereits aufgezeigt werden konnte, dass Franchising zu einer Reduzierung der Qualitätsunsicherheit im Gesundheitswesen beiträgt.

Qualität der erbrachten Dienstleistung erhalten und könnte somit seine Unsicherheit reduzieren.

Marktnähe und Marktdurchdringung

Auf die Marktnähe, die durch Franchising erreicht werden kann, wurde bereits im Kapitel 5.2 eingegangen, da auch die Kombination von System-Know-how und Vor-Ort-Wissen eine gewisse Marktnähe impliziert. Jedoch ist auch die Marktdurchdringung und das damit einhergehende schnelle Wachstum ein zentraler Aspekt für eine Entscheidung dafür, dass Firmen Franchising nutzen (Forward, 1996 #695}). Dieses schnelle Wachstum kann erreicht werden, da Franchisenehmer motivierter als angestellte Manager und direkt verantwortlich für ihren eigenen Gewinn sind. Deswegen benötigen sie weniger Kontrolle durch den Franchisegeber (Fama & Jensen, 1983). Der Prinzipal-Agenten-Theorie folgend ergibt sich hieraus, dass Franchising eine schnelle Wachstumsrate ermöglicht, da die Steigerungsrate der Kontrollkosten mit steigender Anzahl an Franchisenehmern sinkt (Norton, 1988b; Shane,1996a; Thompson, 1994). Ob der Franchisegeber es einem Franchisenehmer gestattet, lediglich eines oder aber mehrere Geschäfte zu eröffnen, ist davon abhängig, ob er schnelles Wachstum oder intensive, lokale Marktdurchdringung priorisiert (Garg, Rasheed & Priem, 2005, S. 185).

Im Gesundheitswesen lassen sich theoretisch durch Franchising hohe Wachstumsraten erreichen. Allerdings wird dieses Wachstum dadurch gebremst, dass selbstständige nicht unbedingt motivierter sind als angestellte Ärzte. Auch eine Reduzierung der Kontrollkosten – üblicherweise eine Erklärung für das schnelle Wachstum – kann im Gesundheitswesen einen eher gegenteiligen Effekt haben. Wenn es allerdings gelungen ist, eine kritische Menge an Ärzten an ein Franchisesystem zu binden, stellt die entsprechende Marktdurchdringung für den Patienten einen tatsächlichen Mehrwert dar, weil er regional unabhängig zu einem Arzt aus dem System gehen könnte. Auch dass ein Arzt mehrere Praxen innerhalb des Franchisesystems betreibt, ist nach GKV-WSG über die liberalisierte Zweitpraxisregelung ermöglicht worden. Diese Maßnahmen führen nicht nur zu einer verstärkten Marktdurchdringung, sondern auch zu einer Stärkung der Wettbewerbsposition des Franchisegebers.

Stärkung der Wettbewerbsposition

Die Basis dafür, mittel- bis langfristig eine gute Wettbewerbsposition zu erreichen beziehungsweise diese zu verteidigen, sind Wettbewerbsvorteile gegenüber relevanten Konkurrenten. Franchising wird hierbei traditionell eingesetzt, da es kompetitive Vorteile gegenüber singulären Geschäftsmodellen hat. Insbesondere in Branchen, in denen die externe Umwelt – ökonomische Herausforderungen, die Marktbeschaffenheit, Technologien und das Wettbewerbsumfeld – eine Rolle spielt, wird Franchising verstärkt verwendet (Hoffman & Preble, 2003, S. 188).

Auch wenn das Gesundheitswesen kontinuierlich Veränderungen ausgesetzt ist, lässt sich das Argument der Stärkung der Wettbewerbsposition durch Franchising nur eingeschränkt übertragen. Erstens unterliegen Ärzte in Deutschland nur einem sehr eingeschränkten Wettbewerb. Zwar wurde das Gesundheitssystem durch das GKV-WSG und das VÄndG stärker wettbewerblich organisiert, dennoch sind Ärzte keinem Wettbewerbsdruck ausgesetzt, wie er in anderen Dienstleistungsbranchen existiert.[77] Zweitens lassen sich im Bereich der medizinischen Versorgung nur eingeschränkt kompetitive Vorteile aufbauen, die zu einer Stärkung der Wettbewerbsposition genutzt werden können. Vielmehr sind zum Beispiel medizinische Behandlungsverfahren nach § 5 Abs. 2 PatG nicht patentier- beziehungsweise schützbar, was eine exklusive Nutzung von superioren Verfahren im Rahmen eines Franchisesystems erschwert.

5.4 Zwischenfazit: Zahnärztliche Franchisegeber

In den vorangegangenen Kapiteln wurden die franchisegeberspezifischen Aspekte des Franchisings dargestellt und ihre Übertragbarkeit auf das Gesundheitswesen analysiert. Nachfolgend werden die wichtigsten Ergebnisse noch einmal zusammenfassend dargestellt.

Im ersten Schritt wurden die Gründungsaspekte des Franchisings näher betrachtet. Hierbei wurde, wie in Tabelle 1 dargestellt, festgestellt, dass sich aus Sicht des Franchisegebers gute Möglichkeiten ergeben *Erlösmöglichkeiten durch Gebühren* zu generieren. Auch die Möglichkeit den eigenen *Umsatz durch Expansion* des Systems zu steigern ist aufgrund der großen Anzahl an Ärzte in Deutschland möglich. Anderseits ist

[77] Die Zahl der Praxisinsolvenzen, als ein Indikator von Wettbewerb und Wettbewerbsdruck, ist nach wie vor gering, was auf nur eingeschränkt marktliche Strukturen im Gesundheitswesen schließen lässt (van Zwoll et al., 2007).

der Aspekt der *Selektion qualifizierte Partner* durch die Ausgestaltung des Franchisesystems im Gesundheitswesen als kritische zu bewerten. Ärzte haben aufgrund ihrer Ausbildung kein Know-how z.B. über das Eröffnen einer Arztpraxis, das Abrechnen mit Krankenkassen oder effiziente Praxisführung erhalten. Hieraus resultiert, dass Franchisegeber im Gesundheitswesen größere Anstrengungen unternehmen müssen, die Ärzte zu selektieren, die über das notwendige Know-how verfügen um die Systembestandteile umzusetzen.

Tabelle 1: Gründungsaspekte des Franchisings

	Übertragbarkeit ins Gesundheitswesen
Minimierung von Eigenkapital	+/–
Selektion qualifizierter Partner	–
Erlösmöglichkeiten durch Gebühren	+
Umsatzsteigerung durch Expansion	+

Quelle: eigene Darstellung (2009).

Im zweiten Schritt wurden die Managementaspekte des Franchisings analysiert, die in Tabelle 2 dargestellt werden. Während der Aspekt der *Weiterentwicklung des Systems* sehr gut an die Gegebenheiten im Gesundheitswesen angepasst werden kann, zeigen sich insbesondere bei der *Leistungsbereitschaft der Partner* und der *Systemstabilität durch Interdependenzen* Einschränkungen der Anwendbarkeit des Franchisings in Bezug auf Ärzte. Hier muss bei der Implementierung der Franchisesysteme im Gesundheitswesen besondere Maßnahmen getroffen werden um diesen Aspekten gesondert Rechnung zu tragen.

Tabelle 2: Managementaspekte des Franchisings

	Übertragbarkeit ins Gesundheitswesen
Kombination aus System-Know-how und Vor-Ort-Wissen	+
Konzentration auf Kernkompetenzen	+
Skalen- und Verbundeffekte	+

	Übertragbarkeit ins Gesundheitswesen
Leistungsbereitschaft der Partner	–
Kontrollaufwand der Partner	+/–
Weiterentwicklung des Systems	+ +
Systemstabilität durch Interdependenzen	–
Informationsintegration durch Interaktion	+

Quelle: eigene Darstellung (2009).

Im dritten Schritt wurden die Marktaspekte des Franchisings, wie in Tabelle 3 zusammengefasst, und die Übertragbarkeit auf das deutsche Gesundheitswesen überprüft. Hierbei fällt auf, dass sich Franchising besonders gut dazu eignet, die *Qualitätsunsicherheit bei Patienten* zu reduzieren, wohingegen eine *Stärkung der Wettbewerbsposition* der Ärzte nur eingeschränkt erreicht werden kann, da Ärzte trotz aller Liberalisierungen im Markt immer noch einem vergleichsweise niedrigen Wettbewerbsdruck unterliegen.

Tabelle 3: Marktaspekte des Franchisings

	Übertragbarkeit ins Gesundheitswesen
Reduzierung der Qualitätsunsicherheit	+ +
Marktnähe und Marktdurchdringung	+/–
Stärkung der Wettbewerbsposition	–

Quelle: eigene Darstellung (2009).

6 Analyse franchisenehmerspezifischer Aspekte

Eine erste theoretische Analyse, wie Ärzte von der Teilnahme an Netzen beziehungsweise Kooperationen allgemein in Deutschland profitieren könnten, wurde von Meyer-Lutterloh (1999) durchgeführt. Hierbei arbeitet er neben Aspekten der Lebensqualität für den Arzt und einer besseren Anbindung an die Patienten auch die finanziellen Vorteile heraus, die aus einer Kooperation entstehen (S. 62). Im Folgenden kehrt die Betrachtung wieder zurück zur Perspektive der Leistungserbringer und es werden sowohl die System- als auch die Kooperationsaspekte des Franchisings und ihre Übertragbarkeit auf das Gesundheitswesen kritisch dargestellt.

6.1 Systemaspekte des Franchisings

Im nachfolgenden Kapitel werden die charakteristischen Systemaspekte des Franchisings dargestellt. Die Überlegungen von Stein (1996) dienen hier als Basis für die Übertragung der Systemaspekte des Franchisings auf die Situation des deutschen Gesundheitswesens.

Übernahme eines erprobten und erfolgreichen Konzepts

Meurer (1996) fasst die Charakteristika von Franchisesystemen in fünf Gruppen konstitutiver Systemmerkmale zusammen, wobei die Multiplikation einer erprobten und standardisierten Geschäftsidee den ersten Aspekt darstellt (Meurer, 1986, S. 119–121). Der Franchisenehmer erhält als Grundlage eine „schlüsselfertige Existenz", die ihr Erfolgspotenzial bereits am Markt erwiesen hat (Bröker, 2005, S. 30; Stanworth, Stanworth, Watson, Purdy & Healeas, 2004, S. 553).

Überträgt man diesen Gedanken auf das Gesundheitswesen, so ergibt sich die Möglichkeit, dass Ärzte anstatt einer Anstellung bei einem anderen Arzt oder einer Tätigkeit in einem Krankenhaus Franchising nutzen, um sich selbstständig zu machen. In diesem Fall könnten sie bei der Neugründung einer Praxis von einem Franchisesystem profitieren, welches sie in den Bereichen Praxisorganisation und -aufbau, Abrechnung, Aufbau eines Patientenstamms etc. berät. Hierbei könnten Ärzte auch auf das Know-how des Franchisegebers zurückgreifen.

Nutzung von Erfahrung und Know-how des Franchisegebers

Analog zum vorangegangenen Systemaspekt des Franchisings und der Kombination von System-Know-how und Vor-Ort-Wissen[78] kann der Franchisenehmer auch auf das Know-how des Franchisegebers zurückgreifen. Dieses Know-how kann sich auf organisatorischer, kaufmännischer oder auch auf medizinischer Ebene bewegen. Es gilt jedoch kritisch anzumerken, dass die Franchisesysteme im Gesundheitswesen noch recht jung

[78] Siehe hierzu auch Kapitel 5.2.

sind, und entsprechend zu prüfen ist, ob das Know-how des Franchisegebers ohne Weiteres auf den Franchisenehmer übertragen werden kann. Ein großer Teil des Know-how-Transfers kann im Rahmen von Weiterbildung und Schulungen vom Franchisegeber an den Franchisenehmer geschehen.

Weiterbildung und laufende Schulung

Weiterbildung wird in Franchisesystemen auch dazu verwendet, die Kosten für den Franchisenehmer, das System zu verlassen, zu erhöhen, da sie darauf angewiesen sind, die Besonderheiten des Systems und die notwendigen Informationen über die Branche vom Franchisegeber zu erhalten. Dieses Investment in das Humankapital des Systems trägt somit unmittelbar zur Weiterentwicklung des Franchisenehmers bei (Kaufmann & Stanworth, 1995; Peterson & Dant, 1990). Ferner haben empirische Untersuchungen im Bereich Personalwesen gezeigt, dass institutionalisierte Sozialisierung im Rahmen von Trainings und Weiterbildungen die psychologischen Kosten für einen Austritt aus dem System erhöhen (Ashforth & Saks, 1996; Allen & Meyer, 1990).

Im Rahmen von Weiterbildung und Schulungen in einem Franchisesystem sind somit zwei verschiedene Ebenen betroffen. Erstens kann der Franchisegeber den Franchisenehmer innerhalb des Systems weiterbilden und die Hürden für einen möglichen Austritt eines Arztes erhöhen, und zweitens sind Ärzte nach § 2 MBO dazu verpflichtet, sich regelmäßig fortzubilden und entsprechende Weiterbildungen nachzuweisen. Eine ähnliche Form der medizinischen Weiterbildung findet bereits in anderen internationalen Health-Franchisesystemen statt (Peters et al., 2004; Barber, 2006). Somit können teilnehmende Ärzte ihrer gesetzlichen Verpflichtung zur fachspezifischen Weiterbildung nachkommen, und der Franchisegeber hat eine Möglichkeit, das System nach seinen Vorstellungen zu entwickeln. Eine weitere Form der Unterstützung des Franchisenehmers durch den Franchisegebers findet sich auf der Ebene der betriebswirtschaftlichen beziehungsweise finanziellen Unterstützung.

Betriebswirtschaftliche und finanzielle Unterstützung

Der Aspekt der betriebswirtschaftlichen Unterstützung des Franchisenehmers ist bereits an verschiedenen Stellen, insbesondere bei der Diskussion über die Nutzung des spezifischen Know-hows des Franchisegebers, angesprochen worden. Einige dieser Argumente basieren jedoch auf der Perspektive der Franchisegeber, für die es günstiger ist, finanzielle Unterstützung und insbesondere eigenes Kapital zum Aufbau weiterer Filialen von den Franchisenehmern als aus den herkömmlichen Quellen zu erhalten (Norton,

1995, S. 76). Betrachtet man allerdings die Franchisenehmerperspektive, erkennt man, dass insbesondere in Franchisesystemen in der Gastronomie der Kauf beziehungsweise das Leasen von Wirtschaftsgütern vom Franchisegeber weit verbreitet ist (Love, 1986, S. 159). Auch ist es zum Teil möglich, sich in diesen Systemen die Gesamtkosten für die Teilnahme am System zu leihen (Morrison, A. & Lashley, 2003, S. 141). Franchisenehmer erhalten auf diesem Weg finanzielle Unterstützung, da sie teure Geräte nicht selbst kaufen müssen, sondern die Verbindlichkeiten aus dem laufenden Geschäft tätigen können oder Geld vom Franchisegeber anstatt von der Bank geliehen bekommen.

Im Gesundheitswesen wäre eine solche Unterstützung durch den Franchisegeber insbesondere in den Bereichen gut denkbar, in denen bei der Praxisgründung ein hoher Kapitalbedarf besteht. Hierzu zählt mit circa 336.000 € Finanzierungsvolumen – wobei Betriebsmittelkredite hinzuzuaddieren sind – der Bereich der Zahnärzte (KZBV, 2008, S. 101). Zahnärzte gelten somit als der kapitalintensivste medizinische Fachbereich im Rahmen der erfassten Facharztgruppen,[79] und sie könnten mithin von einem Leasingangebot eines Franchisegebers beim Aufbau einer neuen Praxis profitieren.

Kostendegression

Ein spezieller Fall der betriebswirtschaftlichen Unterstützung ist die Senkung der Kosten für den Franchisenehmer. Die Kosten für einen Franchisenehmer gelten als ein wichtiger Erfolgsfaktor für das Wachstum in einem Franchisesystem (Stanworth et al., 2004, S. 540). Die Bemühungen, die Kosten für den Franchisenehmer zu reduzieren, waren bei den bisher untersuchten internationalen Health-Franchisesystemen einer der zentralen Punkte bei deren Einführung (Lonnroth et al., 2007, S. 156; England, 2006, S. 9–11; Peters et al., 2004, S. i9). Übertragen auf Deutschland könnten Ärzte nach internationalem Vorbild von Einkaufsgemeinschaften sowohl auf medizinischer als auch auf organisatorischer Ebene profitieren.

6.2 Kooperationsaspekte des Franchisings

Neben den systemspezifischen Charakteristika des Franchisings gibt es Kooperationsaspekte, die für die vorliegende Untersuchung von Bedeutung sind. Bei der folgenden Betrachtung wird die Ebene des eigentlichen Franchisesystems verlassen und es rücken

[79] Radiologen wurden im Rahmen der Untersuchung nicht betrachtet.

die Aspekte in den Vordergrund, die sich aus der unmittelbaren Kooperation zwischen Franchisegeber und Franchisenehmer ergeben.

Selbstständigkeit innerhalb der Systemregeln

Die Selbstständigkeit der Franchisenehmer ist eines der zentralen, konstituierenden Merkmale in Franchisesystemen (Tietz, 1988a, S. 207–209; Tietz, 1991, S. 19–20; Beyer, 1988, S. 43). Allerdings kann dieser Aspekt – übertragen auf das Gesundheitssystem – als kritisch beurteilt werden, da Ärzte aufgrund der geltenden Berufsordnung[80] zwingend medizinisch unabhängig sein müssen. Es darf somit kein Einfluss auf die medizinische Tätigkeit des Arztes genommen werden, was per se eine gewisse Form der Selbstständigkeit impliziert. Darüber hinaus waren im Jahr 2006 68,0 % der Zahnärzte niedergelassen und somit selbstständig und freiberuflich tätig (KZBV, 2008, S. 158). Selbstständigkeit im Rahmen von Franchisesystemen ist somit im Gesundheitswesen kein Aspekt, der einen Arzt zum Beitritt motivieren könnte, da ihm dieser Weg aufgrund der Branchenspezifika ohnehin offensteht.

Einkommen durch eigenen Einsatz beeinflussbar

Neben der intrinsischen Motivation[81], die ein Franchisenehmer aufgrund seiner Selbstständigkeit innerhalb der Systemregeln für seine Arbeit empfinden kann, ist die Beeinflussung des eigenen Einkommens der stärkste Motivator für einen Franchisenehmer (Grünhagen & Mittelstaedt, 2005, S. 211–212). Eine Erhöhung der Einnahmen aus der KV ist jedoch für einen Arzt praktisch nicht möglich, da es klar definierte Budgets für jede niedergelassene Praxis gibt. Budgetiert sind hierdurch nicht nur die Leistungen, sondern auch die Patientenzahlen. Somit führt eine Ausweitung des Abrechnungsverhaltens respektive eine Erhöhung der Patientenzahl nur eingeschränkt zu einer Umsatzerhöhung, da Leistungen außerhalb des Budgets nur mit entsprechenden Abschlägen vergütet werden. Das Einkommen ist somit auch in einem Franchisesystem im Gesundheitswesen nur zu einem gewissen Teil – insbesondere Leistungen, die außerhalb der GKV honoriert werden – beeinflussbar.

[80] § 5 MBO-Z.

[81] Zur Diskussion von intrinsischer Motivation von Unternehmern siehe neben anderen Palmer (1971).

Nutzung einer gemeinsamen Marke und Werbung

In der Vergangenheit waren bereits die Einnahmen aus der GKV ausreichend, um in einer Arztpraxis Gewinne zu erwirtschaften. Diese decken aber in der heutigen Zeit meist nur noch die Grundkosten der Praxis. Aus diesem Grund rücken Zusatzeinnahmen, die ein Arzt durch Privatpatienten oder IGeL-Leistungen generieren kann, immer mehr in den Vordergrund.[82] Um das Potenzial dieser Einnahmequellen zu nutzen, ist es jedoch erforderlich, die Praxis in der Außendarstellung entsprechend zu präsentieren. Damit ist nicht nur die Corporate Identity der Praxis gemeint, sondern auch ein patientenorientiertes und patientenfreundliches Auftreten. Hierzu stehen Ärzten heutzutage sowohl die klassischen Medien von Flyern und Informationsplakaten als auch das Internet zur Verfügung, um über das angebotene Leistungsspektrum zu informieren (Burger, 2007, S. 56). Diese Form der Werbung darf jedoch lediglich einen Informationscharakter für den Patienten haben, damit die Anforderungen der §§ 27, 28 MBO erfüllt werden. Werbung sowohl für die Dienstleistung als auch für die Marke des Systems könnte jedoch auf der Ebene des Franchisegebers geschehen, ohne dass der enge juristische Rahmen für Ärzte zwingend Anwendung finden würde.

Reduzierung des wirtschaftlichen Risikos

In der Literatur gibt es eine Diskussion darüber, inwieweit Franchisesysteme den Franchisenehmer vor Risiken schützen können, die mit der Gründung eines neuen Unternehmens in Verbindung stehen (Shane, 1996b). Einige Studien argumentieren, dass insbesondere Innovationen und die kontinuierliche Adaption an veränderte Rahmenbedingungen wichtig sind, damit ein Franchisesystem in einem kompetitiven Umfeld erfolgreich sein (Drazin & Schoonhoven, 1996) und die wirtschaftlichen Risiken für den Franchisenehmer reduzieren kann.

Betrachtet man das tatsächliche wirtschaftliche Risiko von Ärzten und nimmt hierfür die Anzahl an Praxisinsolvenzen pro Jahr als einen Indikator, so ergibt sich eine nur beschränkte Übertragbarkeit dieses Aspekts auf das Gesundheitswesen. Im Jahr 2007 haben nur 230 der circa 140.000 Arzt- und Zahnarztpraxen in Deutschland einen Insolvenzantrag gestellt; im Vorjahr waren es 220 Praxen (Ärztezeitung, 2008). Aus den Zahlen lässt sich erkennen, dass Ärzte einem eher geringen wirtschaftlichen Risiko aus-

[82] Siehe hierzu Kapitel 4.2.3.

gesetzt sind. Aus diesem Grund kann Franchising an dieser Stelle auch nur sehr begrenzt dazu beitragen, das existierende Restrisiko zu reduzieren.

Verminderung des Konkurrenzdrucks

Zur Betrachtung des Konkurrenzdrucks von Ärzten wird die Anzahl an Einwohnern je behandelnd tätigem Zahnarzt in Deutschland als Indikator verwendet. Diese Zahl ist in den zehn Jahren zwischen 1996 und 2006 von 1.336 auf 1.257 Einwohner gefallen. Diese Reduzierung der Einwohnerzahl pro behandelnd tätigem Zahnarzt ist ein Zeichen dafür, dass sich tendenziell immer mehr Zahnärzte um immer weniger Einwohner in Deutschland kümmern (KZBV, 2008, S. 158). Neben den ökonomischen Herausforderungen, die bereits in Kapitel 4.2.3 erläutert wurden, ist somit von einer kontinuierlichen Steigerung des Konkurrenzdrucks im zahnärztlichen Bereich auszugehen. Franchising wird allerdings an dieser grundsätzlichen Situation wenig ändern können. Es besteht jedoch die Möglichkeit, dass Ärzte, die an einem solchen System teilnehmen, im Konkurrenzkampf mit anderen Zahnärzten profitieren. Die Frage, ob die Teilnahme an einem Franchisesystem eine an einen Patienten kommunizierbare Information ist, muss an dieser Stelle jedoch offen bleiben.

Informationsintegration durch Interaktion

Franchisesysteme schaffen Räume für einen kontinuierlichen Austausch zwischen Franchisegeber und Franchisenehmer. Dieser Austausch fördert das Entstehen von gemeinsamen Zielen und einer gemeinsamen Informationsplattform, die wiederum zu einem besseren Verständnis der Perspektive des jeweiligen Gegenüber führt (Kidwell et al., 2007, S. 528). Dieses Konzept lässt sich auch auf das Gesundheitswesen übertragen. Franchisegeber können den teilnehmenden Ärzten Plattformen zur Verfügung stellen, die eine strukturierte Form der Interaktion ermöglichen. Dies können zum Beispiel regelmäßige Treffen, Newsletter oder Internetplattformen sein.

6.3 Zwischenfazit: Zahnärztliche Franchisenehmer

In den vorangegangenen Kapiteln wurden die franchisenehmerspezifischen Aspekte des Franchisings dargestellt und ihre Übertragbarkeit auf das Gesundheitswesen analysiert. Die wichtigsten Ergebnisse werden nachfolgend noch einmal zusammenfassend dargestellt.

Im ersten Abschnitt wurden die Systemaspekte des Franchisings analysiert. Diese sind in Tabelle 4 dargestellt. Es lässt sich feststellen, dass sich im Rahmen der Betrachtung der Systemaspekte des Franchisings ein Bild abzeichnet, nach dem sich die genannten Aspekte zum Teil mit Einschränkungen und zum Teil gut auf das Gesundheitswesen übertragen lassen. Insbesondere in den Bereichen *Übernahme eines erfolgreichen Konzepts*, *Weiterbildung* und *Kostendegression* lassen sich Ansatzpunkte finden, die sich gut auf den Bereich der niedergelassenen Ärzte übertragen lassen.

Tabelle 4: Systemaspekte des Franchisings

	Übertragbarkeit ins Gesundheitswesen
Übernahme eines erprobten und erfolgreichen Konzepts	+
Nutzung von Erfahrungen und Know-how des Franchisegebers	+/–
Weiterbildung und laufende Schulungen	+
Betriebswirtschaftliche und finanzielle Unterstützung	+/–
Kostendegression	+

Quelle: eigene Darstellung (2009).

Im zweiten Abschnitt wurden die Kooperationsaspekte des Franchisings betrachtet. Hierbei lässt sich - wie in Tabelle 5 dargestellt - erkennen, dass eine Übertragung dieser Charakteristika mit einigen Schwierigkeiten verbunden ist. Vor allem bei den Aspekten der *Selbstständigkeit innerhalb der Systemregeln*, der *Möglichkeit, das eigene Einkommen zu beeinflussen*, und bei der *Reduzierung des wirtschaftlichen Risikos* zeigen sich klare Einschränkungen für den Einsatz von Franchising im Gesundheitswesen.

Tabelle 5: Kooperationsaspekte des Franchisings

	Übertragbarkeit ins Gesundheitswesen
Selbstständigkeit innerhalb der Systemregeln	–
Einkommen durch eigenen Einsatz beeinflussen	–

	Übertragbarkeit ins Gesundheitswesen
Nutzung einer gemeinsamen Marke und gemeinsamer Werbung	+
Reduzierung des wirtschaftlichen Risikos	–
Verminderung des Konkurrenzdrucks	+/–
Informationsintegration durch Interaktion	+

Quelle: eigene Darstellung (2009).

Nachdem im vorangegangenen Teil B eine theoretisch-konzeptionelle Analyse von Franchising für Zahnärzte durchgeführt wurde, soll nun im Folgenden die die Erkenntnisse anhand einer empirischen Untersuchung fundiert werden.

Teil C: Empirische Fundierung des Konstrukts

Teil C der vorliegenden Untersuchung ist in zwei aufeinander aufbauende Teile untergliedert. Der erste Teilbereich befasst sich mit der goDentis GmbH, die im Rahmen einer Einzelfallstudie detailliert dargestellt und der Aufbau des Franchisesystems qualitative analysiert wird. Der zweite Teilbereich umfasst die quantitative Befragung der zahnärztlichen Franchisenehmer in Deutschland. Im Rahmen des entwickelten Strukturgleichungsmodells wird untersucht, welche Faktoren die *Gesamtzufriedenheit* der teilnehmenden Zahnärzte beeinflusst.

7 Einzelfallstudie: die goDentis GmbH

Die Einzelfallstudie, die im Rahmen dieser Arbeit angefertigt wurde und die in diesem Kapitel vorgestellt wird, soll der Exploration des Forschungsfeldes dienen. Wie die vorangegangene konzeptionelle Analyse von Franchising im zahnärztlichen Bereich gezeigt hat, existieren bereits basierend auf dem theoretischen Fundament Annahmen und erste Hypothesen über den Untersuchungsgegenstand. Wie bereits im Rahmen der Analyse des Standes der Forschung[83] dargelegt wurde, ist der Untersuchungsgegenstand noch kein Gegenstand empirischer Studien gewesen. Aus diesem Grund empfiehlt es sich, durch die Fallstudienanalyse die bestehende theoretische Basis zu erweitern beziehungsweise zu modifizieren, um eine ganzheitlichere Betrachtung zu ermöglichen (Eisenhardt, 1989, S. 548).

7.1 Methodischer Aufbau der Einzelfallstudie

Die vorliegende Einzelfallstudie wurde vor dem Hintergrund angefertigt, dass Theorie nur allgemeine Hypothesen zulässt und mithilfe der Studie die theoriebasierten um konkrete fallbezogene Hypothesen erweitert werden können. Die Studie orientiert sich an der Struktur und den Vorgaben von Yin (2003b) und Eisenhardt (1989) und wird im Folgenden erläutert.

[83] Vgl. hierzu Kapitel 3.1

7.1.1 Eingrenzung und Auswahl der Fallstudie

Fallbasierte Untersuchungen werden prinzipiell in Einzel- und Mehrfallstudien unterteilt (Yin, 2003a, S. 5). Die Gruppe der Einzelfallstudien ist insbesondere dann relevant, wenn:

a) sie der Falsifizierung beziehungsweise als Gegenbeispiel für eine Hypothese dient,
b) sie sich auf ein außergewöhnliches oder einmaliges Phänomen bezieht oder
c) sie eine darauf aufbauende empirische Untersuchung unterstützt (Yin, 2003b, S. 45–46).

Diese drei Aspekte beschreiben den Kern der vorliegenden Fallstudie. *Erstens* dient die Einzelfallstudie dazu, die in Teil B entwickelte Arbeitshypothese, dass das Franchisekonzept nur mit spezifischen Anpassungen auf das Gesundheitssystem übertragen werden kann, kritisch zu überprüfen, zu konkretisieren und zu empirisch überprüfbaren Hypothesen zu verdichten. Hiermit ist es möglich, Aussagen, die bisher auf der Metaebene des Gesundheitssystems getroffen wurden, auf die Ebene der Leistungserbringer respektive der Zahnärzte zu beziehen.

Zweitens gibt es bisher vier aktive Franchisesysteme im zahnärztlichen Bereich. Vergleicht man die existierenden Systeme, lässt sich erkennen, dass lediglich ein Franchisesystem es geschafft hat, ein quantitatives Wachstum zu erreichen, das mit Franchisesystemen aus nichtmedizinischen Bereichen vergleichbar ist (Castrogiovanni & Justis, 2002; Lafontaine & Shaw, 1998; Shane,1996a; Kaufmann & Dant, 1996). Ferner unterscheiden sich die Systeme in ihren Leistungsinhalten und ihren Marktauftritten.

Dieses eine erfolgreiche Franchisesystem ist die Firma goDentis – Gesellschaft für Innovation in der Zahnheilkunde mbH (goDentis) aus Köln. Es handelt sich somit beim Wachstum von goDentis um ein (bisher) einmaliges Phänomen, welches im Rahmen der Fallstudie detailliert untersucht werden soll.

Drittens dient die Einzelfallstudie dazu, die im anschließenden Kapitel darzustellende Erhebung mittels eines Fragebogens zu unterstützen. Hierdurch können die in der empirischen Erhebung verwendeten zahnmedizin- und franchisespezifischen Hypothesen am konkreten Beispiel von goDentis entwickelt und angepasst werden.

Allerdings ergeben sich auch einige Nachteile durch die Verwendung der Einzelfallstudie; so wird sowohl auf die Vielfältigkeit wie auch auf die Vergleichsmöglichkeiten verschiedener Fälle innerhalb einer Studie verzichtet, die Mehrfallstudien[84] bieten. Durch das Vergleichen mehrerer Fälle würde die Studie eine höhere Beweiskraft zukommen (Yin, 2003b, S. 46–47). Da jedoch zum Untersuchungszeitpunkt lediglich vier Franchisesystem im deutschen Gesundheitswesen existieren, von denen lediglich ein System für eine Fallstudie zur Verfügung stand, wurde auf diesen Mehrwert einer vergleichenden Mehrfallstudie verzichtet.

Für die Fallstudie konnte der zahlenmäßig größte Franchisegeber gewonnen werden. Dies ermöglichte, dass sich die Untersuchung explizit auf die Ebene der medizinischen Leistungserbringer und speziell der Zahnärzte konzentrieren konnte. Franchisesysteme aus anderen medizinischen Bereichen wurden nicht in die Untersuchung einbezogen, da eine Vergleichbarkeit zwischen diesen Gruppen nicht gegeben ist.[85]

7.1.2 Spezifizierung der Datenart und Erhebungsmethode

Bevor mit der Fallstudie begonnen werden kann, müssen die Erhebungsmethode und die verwendeten Datenarten spezifiziert werden. Für Fallstudien sind im Allgemeinen sowohl quantitative als auch qualitative Daten verwendbar. Diese können entweder grundsätzlich separiert oder in Kombination zur Anwendung kommen (Yin, 2003b, S. 47–50; Eisenhardt, 1989, S. 537). Dient die Fallstudie der Exploration, so sollte auf qualitative Daten zurückgegriffen werden, da keine Aussagen über Menge oder Größen im Vordergrund der Betrachtung stehen, sondern vielmehr der Charakter des Phänomens geklärt werden soll (Yin, 1981, S. 58). Da bisher keine empirischen Untersuchungen des Franchisings im zahnmedizinischen Bereich in Deutschland stattgefunden haben, wurde im Rahmen der Fallstudie auf qualitative Daten zurückgegriffen. Um den Untersuchungsgegenstand möglichst umfänglich zu beschreiben und zu analysieren, wurde auf die Prinzipien der qualitativen Sozialforschung nach Lamnek (2005) zurückgegriffen:

- *Offenheit* gegenüber den beteiligten Personen, den hervorgebrachten Erkenntnissen und dem Umfeld, in dem die Erhebung durchgeführt wird,

[84] In der Literatur herrscht keine einheitliche Meinung darüber, wie viele Fälle bei einer Mehrfallstudie miteinander verglichen werden sollen; die empfohlene Anzahl schwankt zwischen vier und zwölf (Dyer & Wilkins, 1991, S. 616). Da der Fokus der Untersuchung allerdings auf den Zahnärzten als Leistungserbringern im Gesundheitssystem und nicht auf der Ebene der Franchisegeber liegt, wird der Auffassung von Eisenhardt (1989) gefolgt, der vorschlägt, weitere Fälle nur dann heranzuziehen, sofern ein Mehrwert erwartet werden kann (Eisenhardt, 1989, S. 622; Yin, 2003b, S. 51).

[85] Vgl. Kapitel 2.3.5.

- *Kommunikativität*, um die für die qualitative Forschung benötigte Realitätsnähe in Bezug auf die Interpretation des Phänomens zu erreichen,
- *Naturalizität* durch Fokussierung auf ein natürliches Befragungsumfeld, um eine Verzerrung der Ergebnisse aufgrund einer künstlichen beziehungsweise unnatürlichen Kommunikation zu verhindern,
- *Interpretativität* und somit gründliche Auseinandersetzung mit den einzelnen Ergebnissen, um die Interpretationsqualität zu erhöhen (Lamnek, 2005, S. 20–27).

Diese Prinzipien sind insbesondere bei Einzelfallstudien von besonderer Wichtigkeit, um ein möglichst vollständiges Bild des Franchisesystems zu erhalten.

Im Hinblick auf die Erhebungsmethoden in einer Fallstudie kann man zwischen dem Dokumentenstudium, der Befragung und der Beobachtung unterscheiden (Yin, 2003b, S. 85–88). Im Rahmen der vorliegenden Untersuchung wird sowohl auf das Studium verschiedener Dokumente als auch auf drei Befragungen zurückgegriffen. Durch diese Triangulation kann die Konstruktvalidität erhöht werden, da Ergebnisse, die mit einer Erhebungsmethode gewonnen wurden, mit der anderen Methode bestätigt oder widerlegt werden können.

Persönliche Interviews stellen eines der wichtigsten Instrumente der empirischen Sozialforschung im Allgemeinen und insbesondere bei Fallstudien dar (von Alemann, 1984, S. 207). Aus diesem Grund stehen die persönlichen Interviews mit drei Mitarbeitern aus verschiedenen Bereichen von goDentis auch im Zentrum der vorliegenden Fallstudie. Im Rahmen von Interviews können anhand von vertiefenden Fragen die Datenqualität gezielt gesteigert, Unklarheiten beseitigt und darüber hinaus Gesten und nonverbale Signale erfasst werden (Judd, Hoyle & Harris, S. 223). Für die Einzelinterviews wurde ein teilstandardisierter Interviewleitfaden[86] verwendet, der in anfänglich offene und gegen Ende konkretere Fragen unterteilt wurde. Hierdurch konnte ermöglicht werden, dass die Befragten möglichst unvoreingenommen von ihren Erfahrungen mit dem goDentis-Franchisesystem berichten konnten.

Die Wahl der Datenquellen wurde im Rahmen der Untersuchung ebenfalls breit gestreut und durch eine Datentriangulation umgesetzt, um die Konstruktivität zu erhöhen (Flick, 2007, S. 432). Es wurden gezielt auch Informationen und Dokumente ausgewählt, die

[86] Der Interviewleitfaden findet sich im Anhang 4.

öffentlich zugänglich sind, um eine Verzerrung durch direkte Einflüsse des Franchisegebers zu reduzieren. Zu diesen zählen insbesondere Pressemitteilungen, journalistische Artikel über das Unternehmen und die Webpräsenz. Im Rahmen der Interviews wurden der Geschäftsführer[87], der Leiter des Marketings[88] und ein Mitarbeiter aus dem Bereich Kommunikation und strategische Kooperationen[89] in Einzelinterviews befragt. Durch die separate Befragung mehrere Personen aus unterschiedlichen Unternehmensbereichen sollte das Risiko reduziert werden, dass Antworten aufgrund der Dominanz einer Person verzerrt werden.

7.1.3 Entwicklung des Fallstudienprotokolls und des Interviewleitfadens

Die Befragung der Personen und die Analyse der Daten wurde im Vorfeld der Fallstudie im Rahmen eines Fallstudienprotokolls geplant und strukturiert. Dies geschah, um die Reliabilität der Fallstudie zu erhöhen (Yin, 2003b, S. 34). Das angefertigte Fallstudienprotokoll dient ausschließlich der Strukturierung der Durchführung der Fallstudie und zur Sicherstellung der Reliabilität. Es beinhaltet einen generellen Überblick über das Fallstudienprojekt, die Art der Datenerhebung und die Fallstudienfragen. Das Protokoll ist lediglich für den Interviewer bestimmt und wird nicht an den Interviewpartner ausgehändigt (Yin, 2003b, S. 74). Bei der Erstellung wurde die von Yin (2003b) vorgeschlagene Strukturierung verwendet, wobei der Interviewleitfaden – basierend auf den zuvor definierten Fallstudienfragen – das zentrale Element der Datenerhebung darstellt. Die Basis für den Leitfaden bildet der Datenerhebungsplan, der die unternehmensspezifischen Informationen strukturiert und wichtige Hinweise zur Auswertung der Ergebnisse liefert (Yin, 2003b, S. 67–70). Das strukturierte Vorgehen der Fallstudienerhebung soll gewährleisten, dass die Einzelfallstudie von goDentis den Gütekriterien bei der Anfertigung solcher Studien entspricht. Für die Interviews wurde nach mehreren Anpassungen der im Anhang 1 dokumentierte Interviewleitfaden verwendet.

Der Leitfaden für die Interviews wurde so entwickelt, dass der Interviewer das Gespräch strukturiert und zielgerichtet führen kann, dabei aber gleichzeitig offen und flexibel bleibt, um auf unerwartete Informationen adäquat reagieren zu können (Kromrey, 2006, S. 389). Die Leitfadeninterviews wurden im Vorfeld in vier verschiedene Teilabschnitte untergliedert. Im einleitenden ersten Teil wurden zuerst Hintergrundinformati-

---

[87] Interview mit Carsten Bischoff, 12.03.2008 siehe Anhang 5.
[88] Interview mit Dr. Lars Job, 03.06.2008, siehe Anhang 7.
[89] Interview mit Moritz Bach, 27.05.2008, siehe Anhang 6.

onen zur eigenen Person und zum Forschungsvorhaben dargestellt, Hintergrundinformationen zum Forschungsvorhaben gegeben und das Interview in den Gesamtzusammenhang eingebettet. Im zweiten Teil wurden personen- und jobspezifische Fragen gestellt. Im dritten Teil wurden allgemeine Unternehmensdaten und die historische Entwicklung von goDentis abgefragt. Im vierten und letzten Teil wurde dann spezifischer auf einzelne konkrete Fragestellungen eingegangen, die sich insbesondere auf die Wahl von Franchising und das Unternehmensumfeld von goDentis bezogen haben. Mit der Weiterentwicklung der Leitfadens im chronologischen Ablauf der Interviews wurde der erste, eher allgemeine Teil reduziert und stärker auf die für die Fragestellung relevanten Aspekte eingegangen. Die Fragen wurden bewusst offen formuliert, um die interviewte Person bei ihren Antworten nicht zu beeinflussen. Ferner wurden die Fragen kurz und prägnant formuliert und indirekte oder suggestive Fragen gezielt vermieden (Diekmann, 1995, S. 410–415). Die Ergebnisse der Interviews wurden zusammen mit den zur Verfügung gestellten goDentis-internen und -externen Dokumenten verwendet, um die Fallstudie zu realisieren.

7.1.4 Realisierung der Fallstudie

goDentis ist das Franchisesystem mit der größten Anzahl an Franchisenehmern im deutschen Gesundheitssystem. Aus diesem Grund ist es für die vorliegende Untersuchung des Franchisings auf der Ebene der medizinischen Leistungserbringer von besonderer Bedeutung. Die Möglichkeit, eine Fallstudie mit goDentis durchzuführen, ist durch eine Person des privaten Netzwerkes zustande gekommen.[90]

Die Termine wurden im Vorfeld mit den interviewten Personen vereinbart und fanden im Zeitraum von März bis Mai 2008 statt. Alle Interviews wurden persönlich vor Ort in den Räumen beziehungsweise Büros der Gesprächspartner geführt. Lediglich eine der interviewten Personen stimmte einer Aufzeichnung des Interviews per Aufnahmegerät zu.

Während des Interviews wurde darauf Wert gelegt, dem Gesprächspartner Vertrauen zu vermitteln. Das konnte erreicht werden, indem die Interviews in einer für den Interviewten natürlichen Umgebung stattgefunden haben, Referenzen des Interviewers angegeben und die Interviewten zuvor über das Forschungsinteresse der Studie informiert wurden

[90] Zu den verschiedenen Kontaktmöglichkeiten von Fallstudienpartnern siehe Naumes & Naumes (1999, S. 37–40).

(Sobczak, 2007, S. 82). Nach den jeweiligen Gesprächen wurden alle handschriftlichen Aufzeichnungen zu einem Protokoll zusammengefasst. Diese wurden im Anschluss per E-Mail an die jeweilige interviewte Person versendet, final abgestimmt und zur Veröffentlichung im Rahmen der Untersuchung freigegeben. Da die Interviews zeitlich dicht aufeinanderfolgten, konnte in den chronologisch folgenden Interviews auf zuvor angesprochene Informationen eingegangen und diese zum Teil verifiziert werden (Miles & Huberman, 1994, S. 85).

7.2 Qualitative Analyse und Ergebnisse der Fallstudie

7.2.1 Geschichte und Aufbau von goDentis

Die Firma goDentis wurde im September 2004 als 100%ige Tochtergesellschaft der Deutsche Krankenversicherung AG (DKV) gegründet. Sie ist nach eigenen Angaben in einem Franchisekonzept organisiert und der größte und führende Anbieter für Zahnärzte in diesem Bereich (goDentis, 2008c).

Abbildung 12: Darstellung ausgewählter DKV-Tochterfirmen

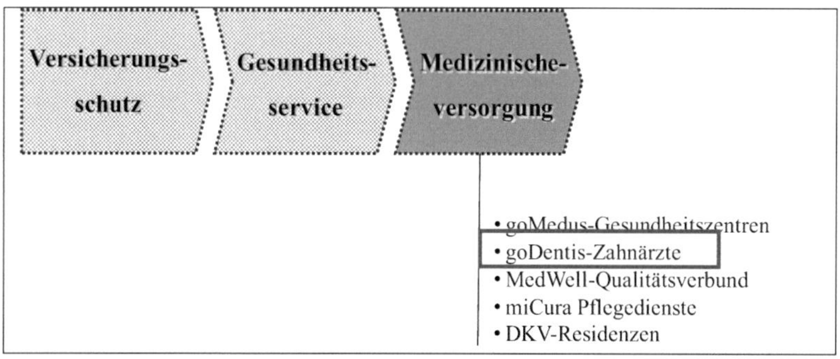

Quelle: eigene Darstellung in Anlehnung an DKV (2008c, S.16).

Wie in Abbildung 12 dargestellt, ist das goDentis-Konzept ein Bestandteil der Gesamtstrategie der DKV, Versicherungsschutz, Gesundheitsservice und medizinische Versorgung als integriertes Paket anzubieten (goDentis, 2008b). goDentis ist derzeit die einzige Tochtergesellschaft der DKV, die Franchising aktiv zur Multiplikation des Geschäftsmodells nutzt (Bischoff, 2008, S. 7). Die DKV als Teil der ERGO Versicherungsgruppe ist Europas größte private Krankenversicherung; sie wurde 1927 in Berlin gegründet (DKV, 2008a); Bischoff, 2008, S. 3). Die DKV versteht sich selbst nicht nur als reine private Krankenversicherung, sondern vielmehr als „das Unternehmen Gesundheit!®" und bietet ihren Kunden neben dem reinen Versicherungsschutz auch zusätzliche Gesundheitsberatung und medizinische Versorgung an (DKV, 2008c, S. 11; DKV, 2008b, S. 2; goDentis, 2008b).

Die Philosophie von goDentis ist es, eine starke, unabhängige und bundesweite Marke aufzubauen, mit dem Ziel, Patienten zu gewinnen und an das Unternehmen zu binden. Darüber hinaus sollen innovative zahnmedizinische Versorgungskonzepte entwickelt werden, die einen direkten Beitrag zur Wertschöpfung der Partner-Zahnarztpraxen leisten (goDentis, 2008c); DKV, 2008b; goDentis, 2008c).

goDentis beschäftigt derzeit 18 Mitarbeiter inklusive zweier Geschäftsführer auf Vollzeitbasis. Das Unternehmen wird geführt von einem kaufmännischen und einem zahnärztlichen Geschäftsführer und ist personell in den Bereich *Kommunikation und strategische Kooperationen* mit sechs Mitarbeitern, den Bereich *Finanzen und Controlling* mit zwei Mitarbeitern, die *zahnärztliche Fachabteilung und Akademie* mit zwei Mitarbeitern und den *Vertrieb und Kundenservice* mit fünf Regionalleitern sowie einem Vertriebsleiter untergliedert (goDentis, 2008h; Job, 2008, S. 1). Der Zuständigkeitsbereich der Regionalleiter ist nach Postleitzahlen unterteilt; es gibt jeweils einen Berater für die Akquise neuer Partner und einen weiteren für die Betreuung vorhandener Kunden (goDentis, 2008f).

goDentis fokussiert das Leistungsangebot für die Patienten auf die Bereiche Zahnprophylaxe, Zahnersatz, Mundgeruch, Bleaching und die private Zahnprophylaxe-Zusatzversicherung Optident O1D. Diese Leistungen werden im Folgenden kurz skizziert, um ein besseres Verständnis der Ausgestaltung eines zahnärztlichen Franchisesystems zu ermöglichen.

Der Name des Behandlungsprogramms für die *Zahnprophylaxe* ist „SCAN". Prophylaxe- oder Vorsorgeuntersuchungen sind in der Zahnmedizin noch nicht so gebräuchlich wie in der Humanmedizin. Hierbei werden in einer Zahnarztpraxis die Zähne von zuvor geschulten Mitarbeiter(inne)n professionell gereinigt und die Oberfläche der Zähne von schädlichen Ablagerungen befreit. Diese Maßnahme schützt die Zähne vor Karies und Parodontitis. Eine wissenschaftliche Studie zur deutschen Mundgesundheit (DMS IV) hat gezeigt, dass immer mehr Erwachsene an einer Erkrankung des Zahnhalteapparates (Parodontitis) leiden. Folgen dieser Erkrankung können Zahnlockerung, der Verlust von Zähnen oder sogar schwerwiegende Begleiterkrankungen im gesamten Körper sein. Parodontitis steigert unmittelbar das Risiko für Herzinfarkte, Frühgeburten, Schlaganfälle und für Folgeschäden bei Diabetikern (Institut der Deutschen Zahnärzte, 2006, S. 5;

goDentis, 2008n). Das Ziel der Zahnprophylaxe durch die Partner von goDentis ist es, frühzeitig krankhafte Veränderungen zu erkennen und rechtzeitig geeignete Gegenmaßnahmen zu ergreifen (goDentis, 2008n).

Neben der Zahnprophylaxe bieten die goDentis-Partnerpraxen ein spezielles Behandlungsprogramm für den *Zahnersatz*. Ein Zahnverlust kann zum Beispiel durch Krankheiten oder durch Unfälle hervorgerufen werden. Fehlende Zähne bedeuten in den meisten Fällen einen spürbaren Verlust an Lebensqualität, da je nach Umfang des Verlustes zum Beispiel die Aussprache undeutlicher oder die Nahrungsaufnahme eingeschränkt wird. Darüber hinaus treten nicht selten Störungen des Selbstbewusstseins oder der wahrgenommenen Attraktivität der Betroffenen auf (goDentis, 2008e). Zahnersatz kann in die Kategorien „herausnehmbarer Zahnersatz" und „festsitzender Zahnersatz" unterteilt werden und umfasst im Allgemeinen Kronen, Brücken und Prothesen (goDentis, 2008l). Besonderes Augenmerk legen betroffene Patienten auf die Qualität der verwendeten Produkte und medizinischen Methoden. Hierfür arbeiten die goDentis-Zahnärzte mit Zahntechnikern zusammen, um individuelle und optimale Lösungen für den Patienten unabhängig von der jeweiligen Präferenz des Arztes oder den Leistungen der Krankenkasse auszuarbeiten. Auch Fragen zu Kosten, Zuzahlungsleistungen, zur Zahnreinigung, Zahnpflege und zu Zusatzversicherungen werden durch den goDentis-Zahnarzt beantwortet (goDentis, 2008e).

Der Name des Behandlungsprogramms gegen *Mundgeruch* ist „FRESH". Jeder vierte Deutsche leidet in unterschiedlicher Intensität an Mundgeruch. Entgegen der geläufigen Meinung, dass Mundgeruch auf den Magen zurückzuführen ist, ist die wahre Ursache von Mundgeruch in 90 % der Fälle im Mund- und Rachenraum oder in den Nasenhöhlen zu suchen. In den meisten Fällen sind es die Stoffwechselprodukte von Bakterien am Zungengrund oder in den Zahnfleischtaschen, die Mundgeruch verursachen. Im Gegensatz zur oft nur kurzfristig wirkenden Verbesserung der Mundflora bietet goDentis mit „FRESH" eine dauerhafte Beseitigung der Ursachen des Mundgeruchs und somit langfristige Hilfe für den Patienten (goDentis, 2008i; goDentis, 2008j).

Eine immer beliebter werdende Behandlungsmethode in der kosmetischen Zahnmedizin ist das Aufhellen der Zähne, auch *Bleaching*[91] genannt. Zähne können aufgrund von Verfärbungen ihre ursprüngliche Farbe verlieren und dunkler werden. Gründe hierfür können unter anderem Tabak, Kaffee, Tee, Rotwein oder Farbstoffe im Inneren der

[91] Von engl. to bleach = bleichen.

Zähne sein. Um die Farbe der Zähne aufzuhellen, müssen oberflächige Ablagerungen zuerst entfernt werden. Zusätzlich ist es möglich, die Zähne chemisch weiter aufzuhellen. Wissenschaftliche Studien belegen, dass ein von Spezialisten durchgeführtes Bleaching als unbedenklich eingestuft werden kann. Zahncremes hingegen, die zuhause vom Anwender selbst genutzt werden können, bringen demgegenüber nur einen eingeschränkten Erfolg. Eine Untersuchung der Stiftung Warentest (Heft 02/2006) ergab, dass keines der frei verkäuflichen Mittel zum Bleichen der Zähne tatsächlich den Grauschleier oder Gelbstich der Zähne nachhaltig beseitigt (Stiftung Warentest, 2006, S. 26). Einige Mittel enthielten sogar Substanzen wie Wasserstoffperoxid, das an den Mundschleimhäuten zu Verätzungen führen kann, oder andere Substanzen, die den Zahnschmelz schädigen können. Effektiver gegen hartnäckige Verfärbungen und zugleich schonender ist hierfür eine beim Zahnarzt durchgeführte professionelle Reinigung oder das Bleaching (goDentis, 2008a). Vor Anwendung der chemischen Aufhellung beim Zahnarzt müssen jedoch undichte Zahnfüllungen und vorhandene Kariesdefekte behoben werden, um eine reibungslose Behandlung zu gewährleisten (goDentis, 2008k).

Neben diesen zahnmedizinischen Behandlungsprogrammen bietet goDentis eine Zahnprophylaxe-Versicherung an. Diese wird von der Muttergesellschaft DKV übernommen und kann sowohl über die Internetseite der DKV wie auch über die von goDentis online abgeschlossen werden. Der Tarif *Optident O1D* ist ein Zusatztarif für gesetzlich Krankenversicherte, der die Leistungen Zahnprophylaxe und Zahnersatz umfasst und somit im Vergleich zu den Leistungen der gesetzlichen Krankenversicherung einen erhöhten Schutz bietet. Die Möglichkeit, die Zusatzversicherung direkt mit der DKV online abzuschließen, ist auf der Webseite von goDentis integriert. Der GKV-Leistungskatalog übernimmt im Falle eines Zahnersatzes nur einen Teil der entstehenden Gesamtkosten. Die Optident O1D übernimmt bis zu 65 % des verbleibenden erstattungsfähigen Betrages, sofern mindestens eine professionelle Zahnreinigung je Kalenderjahr durchgeführt wurde, beziehungsweise 100 %, wenn es sich um einen Unfall handelt. Für einige Arten des Zahnersatzes sind Höchstbeträge festgesetzt, die von der Versicherung übernommen werden. So werden zum Beispiel Einlagefüllungen bis zu 260 € (400 € bei Unfall) oder implantologische Leistungen bis zu 650 € (1.000 € bei Unfall) je Implantat übernommen. Nach Abschluss des Versicherungsvertrages hat der Versicherungsnehmer direkt Anspruch auf eine professionelle Zahnreinigung, ohne entsprechende Wartezeiten einhalten zu müssen. 100 % der Kosten für zwei professionelle Zahnreinigungen werden bis zu einem Höchstbetrag von 100 € je Kalenderjahr von der Versicherung übernommen, sofern die Reinigung in einer goDentis-Praxis durchgeführt wird. Bei nicht an dem Franchisesystem teilnehmenden Praxen werden 50 % der erstattungsfähigen Kosten für zwei professionelle Zahnreinigungen bis zu einem Höchstbetrag von 50 € je Kalenderjahr übernommen (DKV, 2008d, S. 10; goDentis, 2008m).

7.2.2 Franchising mit goDentis

goDentis konzentriert sich mit seinem Franchisesystem auf drei Bereiche: den Patienten, den teilnehmenden Zahnarzt und die eigene Unternehmensentwicklung (Bischoff, 2008, S. 5). Im Vergleich zum klassischen Franchising war es notwendig, existierende Grenzen zu erweitern, um den Besonderheiten im Gesundheitswesen gerecht zu werden. Es war, insbesondere in der Gründungsphase, nicht möglich, typische Franchisekonzepte einfach unverändert auf goDentis zu übertragen. Bei der Entwicklung des Systems war es vielmehr notwendig, eine neue Form des Franchisings zu schaffen (Bach, 2008, S. 4). Die hierfür notwendigen Anpassungen, insbesondere der Systembestandteile und der Ausgestaltung des Systems, werden im Folgenden dargestellt.

Franchising wurde bei der Entwicklung des Systems von goDentis bewusst gewählt. Das ursprüngliche goDentis-Pilotprojekt war so angelegt, dass versucht wurde, die DKV-Zahnprophylaxe in Form von Filialen getrennt von einem niedergelassenen Zahnarzt anzubieten. Juristisch ist dies in Deutschland möglich, da Zahnprophylaxe von geschultem Personal ohne einen Zahnarzt durchgeführt werden darf. Geplant war, bundesweit 40 eigenständige Betriebe zu etablieren. Das Pilotprojekt in Stuttgart scheiterte jedoch, da, neben anderen Gründen, der Service von den Patienten nicht angenommen wurde. Der Grund hierfür liegt nach Erfahrung von goDentis darin, dass Zahnprophylaxe und zahnärztliche Behandlungen in der Wahrnehmung der Patienten thematisch zu eng miteinander verknüpft sind und die Supervision durch einen Zahnarzt während der Prophylaxe vermisst wurde. Deshalb wurde von einer eigenständigen Prophylaxe-DKV-Kette schließlich Abstand genommen (Bischoff, 2008, S. 2–8).

Das erste Franchising-Pilotprojekt von goDentis startete am 01.09.2004 und dauerte sechs Monate. Das Projekt war eng mit einer Studie verknüpft, die wiederum bei der Weiterentwicklung des Systems verwendet wurde. So wurde das Projekt zu Beginn rein auf Zahnprophylaxe begrenzt und erst über die Zeit weiterentwickelt (Bischoff, 2008, S. 1).

Die Bedingungen für die Aufnahme neuer Franchisenehmer wurden in einem Kriterienkatalog festgelegt. Kriterien sind zum Beispiel ein allgemeines Interesse des Zahnarztes an goDentis oder auch die Größe der Arztpraxis. Außerdem findet vor der Vertragsunterzeichnung eine Begehung der Praxisräume durch einen Mitarbeiter von goDentis statt (Bischoff, 2008, S. 2).

Im Zentrum des Systems steht die zahnärztliche Behandlung. Von den teilnehmenden Zahnärzten wird angenommen, dass sie sich in ihrem Fachgebiet auskennen, es methodisch beherrschen und auf dem Gebiet kompetent sind. Um eine medizinische Dienstleistung erbringen zu dürfen, haben Zahnärzte ein langjähriges Studium absolviert und sich durch Schulungen weitergebildet. Das vorhandene Wissen wird durch das von goDentis entwickelte Qualitätskompendium Band I auf dem Gebiet der Zahnprophylaxe erweitert. Band II des goDentis-Qualitätskompendiums umfasst darauf aufbauend die Bereiche Parodontitis, Implantate und Zahnprovisorien. Die zweite Ebene des Systems ist die Ebene der Praxisorganisation, die die erste Ebene, also die zahnärztliche Behandlung, umfasst. Zur Unterstützung der Franchisenehmer wird von goDentis auf dieser Systemebene derzeit das Qualitätskompendium Band III entwickelt. Die dritte Ebene behandelt das lokale und überregionale Marketing. Derzeit existiert hierfür ein Leitfaden für die teilnehmenden Zahnärzte, der zu einem späteren Zeitpunkt ebenso zu einem Qualitätskompendium weiterentwickelt werden soll (Bischoff, 2008, S. 3).

Das Franchisesystem von goDentis ist ein endliches System. Es existiert ein interner Gebietsschutz, der dazu führt, dass das System auf 1.800 Franchisenehmer begrenzt ist. Nach derzeitiger Planung sollen allerdings nicht so viele Zahnärzte in das System aufgenommen werden. Ab einer Anzahl von 500 bis 600 Zahnärzten wird noch stärker als bisher selektiert; bereits heute wird nicht mehr jeder interessierte Zahnarzt in das System aufgenommen (Bischoff, 2008, S. 5). Der feste Gebietsschutz ist allerdings im Gegensatz zu den ersten Verträgen kein fester Bestandteil des derzeitigen Vertrages. Hierdurch erhält sich goDentis eine größere Flexibilität bei der Selektion der Zahnärzte. Vonseiten der Zahnärzte wird diese Neuregelung beziehungsweise die Streichung des vertraglich fixierten Gebietsschutzes akzeptiert. Lediglich 20 Partner haben noch eine vertraglich garantierte Exklusivität für ihr Gebiet (Bischoff, 2008, S. 5).

Der primäre Kommunikationskanal zwischen goDentis und den Franchisenehmern ist eine zentrale Hotline. Zusätzlich haben Zahnärzte noch die Handynummern der zuständigen Regionalleiter. Diese können Anfragen der Zahnärzte zwischenfiltern und bei Rückfragen mit der Zentrale Rücksprache halten. Außerdem gibt es für die Zahnärzte die Möglichkeit, Anfragen direkt per E-Mail zu adressieren. Hierfür wurden für jedes Themengebiet spezielle E-Mail-Adressen eingerichtet (info@, bestellung@ oder druckvorlagen@), um die Benutzung von E-Mails stärker zu forcieren und somit die Hotline zu entlasten (Bach, 2008, S. 2). Die Kommunikation mit dem Franchisenehmer erfolgt meist per Newsletter. Geschah dies während der Etablierung des Franchisesystems noch per Post, wird heutzutage aus Kosten- und Zeitgründen auf E-Mail oder Fax zurückgegriffen. Eine weitere Kommunikationsalternative ist der geschlossene Nutzerbereich auf der goDentis-Internetseite, auf dem weitere Informationen für die Franchisenehmer bereitgestellt werden (Bach, 2008, S. 2). Seit dem 01.04.2008 verfügt goDentis über einen Franchisenehmer-Beirat, um den Franchisenehmern ein besseres Forum zur Mitsprache zu geben und die Kommunikation zu verbessern. Darüber hinaus wurde ein Tandemmodell etabliert, bei dem jeder Zahnarzt einen festen Ansprechpartner bei goDentis bekommt, der ihn exklusiv betreut (Bischoff, 2008 S. 5). Alle diese Weiterentwicklungsmaßnahmen von goDentis dienen dazu, eine bessere Kommunikation zwischen dem Franchisegeber und den Franchisenehmern zu etablieren.

Einmal im Jahr findet für alle Partner ein verpflichtendes Anwendertreffen zentral in Köln statt. 2008 wurde im Rahmen des Treffens das neue Qualitätskompendium eingeführt. Parallel wurde es an alle Partner postalisch versendet, um eine reibungslose Einführung zu ermöglichen. Sollten während eines Kalenderjahres weitere größere Veränderungen im Franchisesystem stattfinden, werden zusätzliche regionale Treffen abgehalten (Bach, 2008, S. 2).

Die Franchisegebühr hat bei der Einführung des Systems mindestens 429,00 € pro Monat betragen. Aktuell wurde die Gebühr auf einheitliche 299,00 € pro Monat abgesenkt. In der Zeit von Oktober 2007 bis Januar 2008 gab es im Rahmen einer Umstellungsphase ein Einstiegsangebot mit einer ermäßigten Gebühr von 199,00 € pro Monat. Um jedoch zu verhindern, dass innerhalb des Systems unterschiedliche Preissysteme entstehen, wurde dieses wieder abgeschafft. Es existiert allerdings noch ein spezielles Angebot für Zahnärzte, die in einer bisher noch nicht erschlossenen Region Partner werden. Diese zahlen im ersten Jahr lediglich die reduzierte Gebühr von 199,00 € pro Monat. In der jeweiligen Gebühr ist neben den sonstigen Systemleistungen auch ein umfangreicher Bilderpool enthalten, für den die Partner die Nutzungsrechte für ihre Internetseite oder Printanzeigen erwerben. Auch die Vertragslaufzeit wurde von ursprünglich zwei, drei oder fünf Jahren auf ein Jahr reduziert (Bach, 2008, S. 3; Job, 2008, S. 2–3). Jeder

der regionalen Zahnarztkammern liegt der Franchisevertrag von goDentis vor (Bischoff, 2008, S. 9).

Auf eine Einstiegsgebühr wird im jetzigen Modell vollständig verzichtet (Bach, 2008, S. 3). Jedoch war in der frühen Phase des Franchisesystems die Abnahme von zwei diagnostischen Geräten, die für die Zahnprophylaxe notwendig sind, für alle Partner verpflichtend. Die Kosten von 5.000,00 € wirkten jedoch auf einige potenzielle Partner abschreckend. Die Abnahme der Geräte ist nicht mehr verpflichtend, sondern ist vielmehr eine unverbindliche Empfehlung für die Franchisenehmer, da durch die Geräte das Handling der Prophylaxe verbessert werden kann. Allerdings wird die Qualität der Prophylaxe durch die goDentis-Zahnärzte nicht vom Einsatz der Geräte beeinflusst (Job, 2008, S. 3).

Durch die enge Betreuung der Partner vor Ort handelt es sich bei goDentis nicht um eine virtuelle Organisation (Bischoff, 2008, S. 2), sondern es wird vielmehr das partnerschaftliche Verhältnis zu den Franchisenehmern in den Vordergrund gestellt. Franchising wird somit nicht als Dienstleistungsverhältnis zwischen Franchisegeber und Franchisenehmer, sondern als Kooperation gleichberechtigter Partner verstanden. Innerhalb des Systems versucht goDentis nicht mit einem Malus-System zu arbeiten, vielmehr sollen durch Boni Anreize geschaffen werden, um systemkonformes Handeln zu belohnen. Ein Beispiel hierfür ist der private Zusatztarif Optident O1D für das Bonussystem für die Zahnärzte, da dieser dem Patienten erstattungsfähige Leistungen anbieten kann. Für den Arzt ergibt sich somit für jeden Patienten, der die Zusatzversicherung abgeschlossen hat, eine zusätzliche Erlösmöglichkeit (Bach, 2008, S. 5).

Nachdem der Erstkontakt zu einem potenziellen Partner hergestellt wurde, wird dieser Zahnarzt von einem der goDentis-Außendienstmitarbeiter in seiner Praxis besucht. Für diesen Besuch werden im Vorfeld alle möglichen Informationen über den Zahnarzt recherchiert. Dabei wird primär auf die Daten zurückgegriffen, die er auf seiner Homepage veröffentlicht, oder auf Daten, die intern bei goDentis zur Verfügung stehen. Bei dem Vor-Ort-Termin macht sich der Außendienstmitarbeiter ein Bild über den Zustand in der Praxis. Hierbei werden eher weiche Kriterien wie der optische Eindruck der Praxis, die Hygiene in der Praxis oder die Reaktion des Zahnarztes auf das System und einige Systembausteine überprüft. goDentis hat festgestellt, dass die Zahnärzte, die von dem System nicht überzeugt sind, gar nicht erst am System teilnehmen und dass somit die Partner indirekt vorselektiert werden. Die Verantwortung der Bewertung anhand der weichen Kriterien liegt bei den Regionalleitern. Neben den genannten Kriterien gibt es eine Checkliste mit klar definierten harten Kriterien, die vom jeweiligen Regionalleiter überprüft werden. Hierzu zählt zum Beispiel, dass der Zahnarzt über einen separaten Raum und einen ausgebildeten Mitarbeiter für die Durchführung der Prophylaxebehandlung verfügen muss. Ferner verpflichtet sich der Zahnarzt, den Inhalt der Qualitätskompendien umzusetzen. Die Quote liegt bei circa einem Vertragsabschluss je vier Erstgespräche (Job, 2008, S. 2).

7.2.3 Kontinuierliche Weiterentwicklung des Franchisesystems

Nachdem das goDentis-Franchisesystem im September 2004 gegründet wurde, hat es eine Reihe von Weiterentwicklungen erfahren. Ursprünglich wurde mit einem Pilotprojekt gestartet, welches eine starre Filialisierung von einzelnen Prophylaxezentren vorsah. Dieses System wurde kontinuierlich bis zum heutigen Franchisesystem weiterentwickelt. Diese Entwicklung ist jedoch noch nicht abgeschlossen, sondern wird, wie im Folgenden dargestellt, weiterhin forciert.

Oberste Priorität bei allen derzeitigen Aktivitäten hat der Aufbau der Marke goDentis (Bischoff, 2008, S. 3). Hierbei werden bis zum Jahresende 2008 nahezu alle Praxen vollständig so gestaltet, dass diese als goDentis-Partner erkennbar sind. Für diese Maßnahme gibt es eine breite Akzeptanz bei den teilnehmenden Zahnärzten; im Rahmen der jeweiligen Regionaltagungen haben 90–95 % aller Partner für diese Maßnahme gestimmt. Diese Weiterentwicklung des Systems wird begleitet durch kostenlose Poster, Flyer und Plexiglasschilder für den Empfangsbereich der jeweiligen Praxis und den Schreibtisch des Zahnarztes. Das Know-how, welches für den Aufbau des Franchisesystems benötigt wurde, war zum Teil bereits im Unternehmen vorhanden. Der andere Teil wurde durch punktuelle Unternehmensberatungen erworben. Ein Beispiel hierfür ist die Erstellung des Werbe- und Organisationshandbuchs (Qualitätskompendium III), das in Kooperation mit einer auf Franchising spezialisierten Unternehmensberatung entwickelt wurde. Die externe Perspektive wurde in das Projekt unter anderem dahin gehend mit einbezogen, dass analysiert wurde, wer die tatsächlichen Nutzer des Qualitätskompendiums sind. Das Ergebnis war, dass insbesondere auf der Ebene der Praxishelfer der Inhalt verstanden werden muss, damit die Maßnahmen im Praxisalltag funktionieren. Auch bei speziellen Befragungen des Marktes wurde auf weitere externe Experten zurückgegriffen. Ein Beispiel hierfür ist die externe Unterstützung bei den acht Roadshows, die in ganz Deutschland durchgeführt wurden, um bei den Zahnärzten das System vor Ort zu präsentieren (Bischoff, 2008, S. 4).

Der Bereich der Qualitätssicherung befindet sich derzeit bei goDentis im intensiven Auf- und Ausbau. Im Moment wird ein mehrstufiges Konzept eingesetzt. Zum einen wird per Telefon ein sehr enger Kontakt zu den Franchisenehmern gehalten. Zum anderen besuchen goDentis-Mitarbeiter die Partner in den Praxen, über die kurze Berichte verfasst werden. Die Möglichkeit, die Partnerpraxis durch fachlich kompetente Mitarbeiter zu begehen, ist im Rahmen des Franchisevertrags fixiert und soll zukünftig stärker genutzt werden (Job, 2008, S. 3).

Nachdem das Qualitätskompendium I bereits seit Beginn des Franchisesystems im Einsatz ist, ist die Entwicklung des Qualitätskompendiums II gerade abgeschlossen. Hierbei handelt es sich um eine Anleitung, die die Ärzte in den Bereichen Parodontose, Implantate und Provisorien unterstützt. Die Anleitung wird dabei in den einzelnen Abschnitten mit Studien gestützt, die dem aktuellen Stand der Forschung in der Zahnmedizin entsprechen. Neben der reinen Anleitung dient das Qualitätskompendium den Partnern auch zur Abrechnung von Leistungen gegenüber der DKV. Alle beschriebenen Leistungen werden demzufolge auch vollständig von der DKV erstattet (Bischoff, 2008, S. 2). Im Zeitrahmen von zwei bis drei Jahren wäre es vorstellbar, dass auch für reguläre zahnärztliche Behandlungen Systemlösungen in Form von Kompendien entwickelt werden (Bischoff, 2008, S. 3). Derzeit wird von den Franchisenehmern noch ein goDentis-eigenes Qualitätszertifikat verwendet. Dieses soll zu einem späteren Zeitpunkt durch ein externes Zertifikat von einem unabhängigen Dienstleister wie zum Beispiel dem TÜV ersetzt werden. Dieser Schritt war in der frühen Wachstumsphase von goDentis nicht umzusetzen, da hierdurch potenzielle Partner hätten abgeschreckt werden können (Bischoff, 2008, S. 4). Zukünftig sollen systematisch circa 50 Patienten pro Jahr pro Partner nach ihrer Zufriedenheit befragt werden. Durch diese Maßnahme soll ein homogener Qualitätsstandard über die verschiedenen Franchisenehmer hinweg etabliert werden. Ferner könnte eine solche Befragung auch dazu dienen, Franchisenehmer, die die Qualitätsanforderungen nicht erfüllen, aus dem System auszuschließen (Bischoff, 2008, S. 4).

Aktuell wurde eine telefonische Beschwerdehotline für Patienten etabliert, die an allen sieben Tagen der Woche 24 Stunden besetzt ist und auf alle Arten von Beschwerden reagieren soll. Darüber hinaus wird derzeit die Betreuung der Partner vor Ort stärker ausgebaut, um eine engere Bindung zu den Franchisenehmern zu schaffen (Bischoff, 2008, S. 2).

Die mittel- bis langfristige Planung bei der Weiterentwicklung sieht vor, dass goDentis auch über die Landesgrenzen hinaus wächst. Hierzu gibt es eine konkrete Anfrage einer in Europa tätigen Krankenhauskette, die mit goDentis kooperieren möchte. Hierbei könnten sich interessante Kooperationsmöglichkeiten auch mit der DKV als größter privater Krankenkasse in Europa ergeben. Für diese Kooperation soll ein Netz im Netz etabliert werden, bei dem im ersten Schritt fünf Praxen insbesondere für internationale Patienten einen All-inclusive-Service anbieten. Diesen Patienten könnte dann eine höhere Dienstleistungsqualität offeriert werden, indem zum Beispiel eine direkte Hotelanbindung gewährleistet wird und sonstige Serviceleistungen angeboten werden (Bischoff, 2008, S. 3). Ferner wird durch die Jahresverträge ermöglicht, netzinterne Netze zu etablieren, die zum Beispiel im Rahmen eines Executive-Programms einen sehr exklusiven Rundumservice anbieten. Dieses Programm würde dann mit einer längeren Bindung einhergehen und es könnten nur einige ausgesuchte, exklusive Franchisenehmer daran teilnehmen (Bischoff, 2008, S. 6).

Die Leistungen, die nicht direkt von goDentis angeboten werden, können von den Partnern von Dritten hinzugekauft werden. Bei Anfragen werden hierfür vom Franchisegeber auch Empfehlungen weitergeleitet (Bischoff, 2008, S. 6). After-Sales-Dienstleistungen sind im medizinischen Bereich allerdings sehr komplex, da Lösungen oft mit dem geltenden Standesrecht kollidieren und sich auf breiter Basis nicht umsetzen lassen (Bischoff, 2008, S. 6). Trotzdem wäre es möglich, dass goDentis zu einem späteren Zeitpunkt auch im Bereich des After-Sales tätig wird (Bischoff, 2008, S. 4).

Der langfristige Erfolg von goDentis wird davon abhängen, inwieweit die Zahnärzte von dem System profitieren und der Nutzen des Systems für sie wahrnehmbar ist. Hierdurch können Zahnärzte langfristig ans System gebunden werden. Außerdem verhindern die Jahresverträge, dass unzufriedene Partner gezwungen sind, über längere Zeit im System zu bleiben, und somit indirekt dem System schaden könnten. Die Verträge sind somit bereits eine Möglichkeit der Qualitätssicherung, da unzufriedene Partner das System wieder verlassen können oder nicht systemkonformes Verhalten eingeschränkt wird (Bach, 2008, S. 4). Um diese Qualitätssicherung auch innerhalb der einzelnen Praxen zu erreichen, wird derzeit gerade das dritte Handbuch finalisiert. Diese sehr weitgreifende Systemweiterentwicklung zielt auf die Bereiche Kommunikation, Organisation und Qualitätsmanagement (Bach, 2008, S. 4).

7.2.4 Perspektive der Franchisegeber: goDentis und DKV

Die Perspektive der Franchisegeber muss im vorliegenden Fall in zwei unterschiedliche Aspekte unterteilt werden. Zum einen hat goDentis als direkter Franchisegeber eine spezielle Sicht auf das System. Zum anderen verfolgt die DKV als Muttergesellschaft von goDentis mit dem Implementieren des Franchisesystems wiederum eigene Ziele. Beide Perspektiven und ihre Verknüpfung werden im Folgenden dargestellt.

goDentis tritt nach außen als eigenständige Firma auf, ist aber gleichzeitig klar erkennbar mit der DKV verlinkt. In dieser engen Verbindung liegt einer der Gründe, dass goDentis im Vergleich zu anderen zahnärztlichen Franchisesystemen überhaupt so stark wachsen konnte (Bischoff, 2008, S. 1).

In der Kooperation mit der DKV kann goDentis einige Synergien, zum Beispiel im Bereich der Werbung, nutzen. Bereits im Logo ist die Zusammengehörigkeit mit der DKV erkennbar. Weitere Kooperationen bestehen zum Beispiel im Bereich von Newslettern oder Mailings (Bischoff, 2008, S. 4).

Die Marke goDentis hat das Ziel, sowohl für die teilnehmenden Zahnärzte als auch für die DKV einen Nachfragesog auf Patientenseite zu generieren. Es ist nicht das Ziel von goDentis, als bloße Abrechnungsgesellschaft der DKV tätig zu werden, sondern vielmehr die allgemeinen Netzwerk- und Franchisingvorteile zu nutzen. Darüber hinaus wird durch den goDentis-Außendienst eine für die DKV deutlich intensivere Anbindung an die zahnärztlichen Partner geschaffen (Bischoff, 2008, S. 8). Für die Franchisenehmer besteht der zentrale Vorteil in der Marke goDentis, der Anbindung an die DKV und die angebotenen Tools (Bischoff, 2008, S. 6).

Der zentrale Aufbau eines Franchisesystems und der notwendigen Struktur ist sehr kostenintensiv. Aus diesem Grund versucht goDentis heute verstärkt, Netzwerkeffekte mit den Zahnärzten vor Ort zu nutzen, indem gezielt Aktivitäten des Zahnarztes unterstützt werden. Der lokale Partner wird heute viel stärker als Marke vor Ort verstanden und von goDentis aktiv auf der Praxis- und der Systemebene unterstützt (Bach, 2008, S. 2).

Potenzielle Franchisepartner werden von goDentis auf mehreren Wegen angesprochen. Erstens kann goDentis auf die Kontakte der DKV-Vermittler zurückgreifen. Diese stellen teilweise auch den Erstkontakt mit den Zahnärzten her oder sprechen Empfehlungen für weitere Partner aus. Die eigentliche Akquise wird dann von einem goDentis-Mitarbeiter übernommen. Zweitens werden regelmäßig Anzeigen in unterschiedlichen zahnärztlichen Fachmedien geschaltet, die Zahnärzte auf das System aufmerksam machen sollen. Und drittens empfehlen bereits teilnehmende Zahnärzte goDentis ihren Kollegen (Job, 2008, S. 2). Wenn circa 500 Franchisenehmer am System teilnehmen, hat goDentis einen indirekten Zugriff auf annähernd 1.500.000 Patienten (Bischoff, 2008, S. 5).

Die Einjahresverträge haben sowohl für den Franchisegeber als auch für den Franchisenehmer den Vorteil, dass beide schnell dem Vertrag beitreten, ihn aber auch schnell wieder verlassen können. Die kurze Laufzeit wird somit zur Disziplinierung der Franchisenehmer durch goDentis verwendet, da insbesondere in der Anfangszeit schnell analysiert werden kann, ob die Partnerschaft aus Sicht von goDentis funktioniert oder nicht. In diesem Fall wäre eine Trennung nach spätestens einem Jahr möglich. Außerdem kann durch die Kürze der Vertragslaufzeit sichergestellt werden, dass Streitigkeiten über Abfindungen oder Vergleichbares, wie bereits bei anderen zahnmedizinischen Franchisesystemen wie MacDent geschehen, vermieden werden können. Der hierfür verwendete Franchisevertrag ist mit 23 Seiten inklusive Anhang vergleichsweise kurz (Bischoff, 2008, S. 6; goDentis, 2008d).

Mit dem goDentis-Franchisesystem werden nicht nur die Zahnärzte angesprochen, sondern auch die Patienten. Beide Gruppen werden als Kunden von goDentis verstanden, wohingegen im klassischen Dienstleistungsfranchising eher der Patient als Kunde und der Zahnarzt als Partner gesehen werden würde. Diesen strengen Fokus erweitert goDentis, auch wenn der Bereich Vertrieb und Kundenservice sich derzeit primär auf die teilnehmenden Ärzte fokussiert (Job, 2008, S. 1).

Wie zu erkennen ist, besteht eine intensive Verzahnung der beiden Ziele der DKV und von goDentis. Diese sind größtenteils komplementär und führen zu einer engen und innovativen indirekten Kooperation zwischen einer Krankenversicherung und medizinischen Leistungserbringern.

7.2.5 Perspektive der Franchisenehmer: goDentis-Partnerpraxen

Die zahnärztlichen Franchisenehmer – als Erkenntnisobjekt der Untersuchung – spielen eine zentrale Rolle bei der Analyse des Franchisesystems von goDentis. Hierbei gilt es zu untersuchen, welche Leistungen die Franchisenehmer aus dem System erhalten und welche Implikationen dieses für sie hat.

Ein potenzieller Partner durchläuft auf dem Weg zum Markenzahnarzt vier Stufen bei goDentis: 1) in-house, 2) on-house, 3) out-of-house und 4) in-mind. Im ersten Schritt erhält der Zahnarzt Unterstützung, um seine Praxis organisatorisch auf einen guten Stand zu bringen und dies seinen Patienten zu kommunizieren. Im nächsten Schritt geht es darum, dass sich der Zahnarzt in seinem Umfeld optimal positioniert und sich wie auch das System in der Region bewirbt. Der dritte Schritt zielt darauf, das Branding der Praxis für die Patienten transparent zu machen, sodass für sie erkennbar wird, was der Arzt konkret für sie leistet. Der vierte und letzte Schritt soll das Branding beim Patienten verankern, um eine langfristige Kundenbeziehung und Kundenbindung mit ihm aufzubauen (Bach, 2008, S. 2).

Die Partnerzahnärzte werden vor Ort im Rahmen eines Zwei-Stufen-Plans betreut. Zu Beginn gibt es ein detailliertes 100-Tage-Programm. Darin enthalten sind Besuche in den Zahnarztpraxen durch den goDentis-Außendienst, Besuche von sogenannten Tandempartnern der DKV, mehrere Telefonate und eine zentral in Köln stattfindende Einführungsschulung. Bei Bedarf kann diese Einführungsschulung auch in den Räumen des Zahnarztes stattfinden, sofern dieser die Mehrkosten übernimmt. Über die intensive Betreuung zu Beginn der Partnerschaft hinaus gibt es eine kontinuierliche Betreuung der Zahnärzte vor Ort. Durchschnittlich werden diese einmal pro Quartal persönlich in ihrer Praxis besucht. Bei Bedarf kann die Frequenz der Treffen in Absprache mit dem jeweiligen Regionalbetreuer verändert werden (Job, 2008, S. 2).

Das goDentis-Vertriebsmodell baut auf drei Säulen auf. Die erste Säule garantiert einen klar definierten Qualitätsstandard innerhalb des Systems. Hierbei wird nicht nur auf die fachliche Qualität des Arztes geachtet, sondern immer stärker auch auf Bereiche wie die Praxisorganisation und Mitarbeiterführung. Die Qualitätsstandards werden den Partnern vorgegeben und sie erhalten Unterstützung bei der Erreichung dieser Ziele. Die zweite Säule ist die Marke goDentis, die den zentralen Bestandteil des Systems ausmacht. goDentis nutzt die Marke aktiv, um die Qualitätsmerkmale dem Patienten zu vermitteln. Das damit verfolgte Ziel ist der Aufbau einer bundesweit bekannten Marke. Die dritte Säule stellt die Kooperation mit der DKV dar. Auch über diesen Kanal ist es goDentis möglich, Informationen an die Versicherten der DKV und somit zu potenziellen Patienten zu transportieren. Ferner können durch die Kooperation zusätzliche Serviceleistungen angeboten werden. So ist es zum Beispiel möglich, dass der Zahnarzt die Leistung direkt mit einer Factoring-Firma der DKV abrechnet und diese nicht, wie in der PKV üblich, direkt vom Patienten beglichen werden muss. Grundsätzlich dienen alle Maßnahmen dazu, dem teilnehmenden Arzt einen Wettbewerbsvorteil zu verschaffen und es ihm zu ermöglichen, mehr Geld zu verdienen. Dies kann letztlich nur erreicht werden, indem mehr Patienten zum Zahnarzt kommen, die gleiche Anzahl an Patienten mehr Leistungen nachfragen und er einen Wettbewerbsvorteil gegenüber den anderen ansässigen Ärzten erlangt (Job, 2008, S. 3–4).

Auf der *Praxisebene* sollen durch gezielte Kundengewinnungs- und Patientenbindungsmaßnahmen neue Marktpotenziale eröffnet werden. Dies soll durch eine konsequente Fokussierung auf Qualität und Exklusivität sowie durch eine Aufwertung der Praxisleistungen erreicht werden. Hierzu zählen insbesondere das spezielle standardisierte Prophylaxekonzept, das Qualitätssystem für den Zahnersatz und vereinfachte Abläufe (zum Beispiel in der Abrechnung). Das Ziel ist es, dem teilnehmenden Zahnarzt ein kostenoptimiertes Arbeiten bei qualitätsgesicherten Leistungen zu ermöglichen und durch die Etablierung einer starken Marke mit hohem Wiedererkennungswert die Zukunftssicherheit der Praxis zu erhöhen. Im Bereich *Marketing* erhalten die Partnerpraxen Unterstützung durch goDentis. Es werden geprüfte, serviceorientierte regionale Aktivitäten durchgeführt, um das Wachstum und die Profilierung der Praxen vor Ort zu verstärken. Analog zur Praxisebene steht auch hierbei die Zukunftssicherung der Partnerpraxen durch eine starke Marke mit einem hohen Wiedererkennungswert im Vordergrund (goDentis, 2008g). In der ursprünglichen Form gab es einen Prospekt für Werbemaßnahmen, der 2008 durch das Organisationshandbuch ersetzt wurde. Dieses umfasst den Prospekt und gibt dem Zahnarzt die notwendigen Anleitungen, die es ihm ermöglichen, die Werbemaßnahmen umsetzen zu können (Bach, 2008, S. 1). Wenn sich ein Partnerzahnarzt für ein Angebot aus der goDentis-Kollektion von Werbeaktivitäten entscheidet, erhält er initial ein zusätzliches Marketingbudget von 500,00 €. Hiermit wird eine Startfinanzierung zum Aufbau des Markennetzwerkes gegeben. Klassische Marketingmaßnahmen, die einem Zahnarzt zur Verfügung stehen, sind unter anderem Flyer, Kugelschreiber, Zahnbürsten, Handtücher. Dies führte bei den Ärzten in der Anfangsphase oft zu einer zwiespältigen Wahrnehmung: Sie sahen sich selbst auf der einen und goDentis auf der anderen Seite; viele Ärzte verstanden sich in dieser Konstellation nicht als Teil des Systems. Dies führte dazu, dass teilweise sogar Geld dafür gefordert wurde, für goDentis zu werben. Aus diesem Grund ist diese monetäre Form der Unterstützung mittlerweile ausgelaufen (Bach, 2008, S. 1). Auf der *Netzwerkebene* soll der Gedanken- und Erfahrungsaustausch mit überregionalen Kollegen gefördert werden, die ebenfalls am System teilnehmen. Darüber hinaus sollen Netzwerkvorteile und Synergien konsequent genutzt werden (goDentis, 2008g). Die goDentis-Partner verzeichnen heute bereits je nach Einsatz der zur Verfügung gestellten Maßnahmen und Unterstützungen ein Umsatzplus zwischen 1.000 und 100.000 €. Das Umsatzplus hängt hierbei stark davon ab, wie aktiv der jeweilige Franchisenehmer sich im System engagiert (Bischoff, 2008, S. 10).

Zusammenfassend lässt sich sagen, dass die Leistungen, die goDentis seinen Partnern anbietet, insbesondere darauf zielen, die Zukunftssicherheit der Praxis zu erhöhen, Wettbewerbsvorteile am stetig wachsenden Dentalmarkt zu schaffen, die Praxis lokal besser zu profilieren, ein Netzwerk von starken Partner zu schaffen, mehr Privatpatienten und Selbstzahler anzuziehen und eine gewisse Unabhängigkeit von den gesundheitspolitischen Entwicklungen zu erreichen (goDentis, 2008c).

7.2.6 Perspektive der Patienten auf das System

Patienten können entsprechend dem, in den beiden vorangegangenen Kapiteln dargestellten, Leistungsspektrum von goDentis durch verschiedene Aspekte vom System profitieren. Hierbei stehen insbesondere die regelmäßig kontrollierten Qualitätsmerkmale des Systems im Vordergrund. Die Qualitätskompendien stellen insbesondere für die Zahnprophylaxe, aber auch für den Zahnersatz den Rahmen der Behandlung durch den Zahnarzt dar. Sie garantieren dem Patienten eine Form der Qualitätskontrolle, wie sie bei sonstigen niedergelassenen Ärzten nicht üblich ist. Darüber hinaus verpflichten sich goDentis-Zahnärzte, ausschließlich Implantate aus qualifizierten Laboren („Made in Germany") zu verwenden. Um die Behandlungsqualität auch langfristig zu gewährleisten, werden jährlich Patienten- und Mitarbeiterbefragungen bei allen goDentis-Zahnärzten und eine damit verbundene Qualitätszertifizierung durchgeführt. Ferner geben die Zahnärzte eine Ethikerklärung ab, die den Umgang mit den Patienten und deren Behandlung regelt (goDentis, 2008e).

Neben dem Aspekt der Behandlungsqualität bietet goDentis den Patienten die Möglichkeit, alle Leistungen aus einer Hand zu erhalten. Es ist ihnen möglich, mithilfe des privaten Zusatzversicherungstarifes Optident O1D als gesetzlich versicherter Patient das Leistungsangebot der GKV zu erweitern. Die Leistungserbringung ist nicht exklusiv mit dem Besuch eines goDentis-Zahnarztes verknüpft. Jedoch wird ein höherer Anteil vergütet, wenn das goDentis-Netzwerk genutzt wird. Auch die Abrechnung der angebotenen Leistungen passiert entgegen der üblichen privatärztlichen Praxis direkt zwischen dem Zahnarzt und der DKV (goDentis, 2008m).

Zusammenfassend erhalten Patienten durch goDentis und die DKV ein umfassendes medizinisches Angebot in Bezug auf Zahnprophylaxe, Parodontitis, Implantate und Zahnprovisorien. Wenn sie eines dieser Angebote wahrnehmen, können sie entgegen einer Behandlung durch einen nicht-goDentis-Zahnarzt sicher sein, dass sie entsprechend den (Qualitäts-) Vorgaben von goDentis behandelt werden. Darüber hinaus haben sie durch das Abschließen einer Zusatzversicherung die Möglichkeit, sich auch von Zuzahlungen zu den Behandlungen zu befreien.

7.2.7 GoDentis aus Sicht der Konkurrenten

Der Begriff Konkurrenz muss im Zusammenhang mit goDentis etwas weiter gefasst werden. Derzeit arbeitet kein anderes zahnärztliches Franchisesystem nach dem Prinzip von goDentis. Aus diesem Grund könnte behauptet werden, dass es derzeit keine direkte Konkurrenz gibt (Bach, 2008, S. 3).

Aus Sicht von goDentis verfolgen sowohl McZahn als auch MacDent ein anderes Geschäftsmodell; sie werden somit nicht als direkte Konkurrenten betrachtet. Konkurrenz ist eher vonseiten anderer Krankenversicherungen zu sehen, die ein vergleichbares Konzept anbieten könnten. Allerdings besitzt goDentis bereits einen strategischen Größenvorsprung. Die Kernproblematik, die mit weiteren vergleichbaren Systemen entstehen könnte, ist, dass die Exklusivität der Teilnahme am goDentis-System gefährdet werden könnte. Eine Kombination von goDentis mit zum Beispiel einem Allianz-Franchising wäre nicht vorstellbar (Bischoff, 2008, S. 7). Darüber hinaus könnten internationale Ketten in den deutschen Markt eindringen und somit zu Konkurrenten werden. Viele europäische Märkte sind deutlich liberaler als das deutsche Gesundheitswesen. Mit einer Liberalisierung des Systems könnten solche Ketten auch nach Deutschland kommen (Bach, 2008, S. 3).

Ein zentraler Unterschied zu Franchisesystemen wie McZahn ist, dass diese die Immobilie an den Zahnarzt vermieten. Ähnliche Verträge gibt es auch in Bezug auf die EDV, medizinische Geräte oder die Bestellung von Verbrauchsmaterialien. Aus diesen Gründen hat McZahn immer wieder juristische Probleme mit den jeweiligen Ärztekammern bekommen, da die ärztlichen Freiheiten hierdurch eingeschränkt wurden. Diese strengen Verpflichtungen machen McZahn eher zu einem mit McDonald's vergleichbaren Franchisesystem. Dies führte auch zu einem sehr starken Presseecho mit über 700 Artikeln in einer sehr frühen Phase des Systems. Allerdings wurde die enge Bindung der Partner von McZahn auch dahin gehend benutzt, um Zahnärzten die EDV abzustellen, wenn sie sich nicht systemkonform verhielten. Dies führte dazu, dass der reguläre Praxisbetrieb nicht aufrechterhalten werden konnte. Außerdem wurde die Zulieferung von Implantaten gestoppt, was dazu führte, dass Patienten längere Zeit mit Provisorien versorgt werden mussten. Durch diese Vorgänge hat sich die anfänglich positive Berichterstattung ins Negative verkehrt (Bischoff, 2008, S. 9–10). Im Gegensatz dazu fokussiert goDentis sein Konzept stärker auf eine Umsatzsteigerung der Partner denn auf die Investition in Hardware. Die Partner werden dabei unterstützt, sich auf die zukünftigen Entwicklungen und Herausforderungen im Gesundheitswesen vorzubereiten. Die DKV könnte zukünftig hierbei eine Rolle dahin gehend spielen, dass Versicherungstarife für die teilnehmenden Ärzte einen Bonus von zum Beispiel + 10 % für die erbrachten Leistungen garantieren (Bischoff, 2008, S. 10).

7.2.8 Kritische Aspekte und Limitierungen des Systems

Das goDentis-System unterliegt wie auch andere Akteure im Gesundheitswesen den in Kapitel 4 analysierten Charakteristika der Branche. Aus diesem Grund muss das System Limitierungen in Kauf nehmen, die gemeinsam mit den kritischen Aspekten des Systems im Folgenden skizziert werden.

Die einzige Möglichkeit für einen Zahnarzt, die Leistungen aus den Qualitätskompendien zu liquidieren und auf der goDentis-Internetseite als Partner erwähnt zu werden, ist die Teilnahme am System. Hierdurch kann eine Sanktionierung von Partnerzahnärzten geschehen, wenn diese nicht qualitäts- und systemkonform agieren (Bischoff, 2008, S. 2).

Das Konzept von goDentis arbeitet grundsätzlich gewinnorientiert und hat drei Ebenen, auf denen Einnahmen generiert werden sollen. Die erste Ebene ist eine Mindestrendite, die goDentis aus eigener Kraft erwirtschaften soll. Ziel ist es, mit goDentis Geld zu verdienen und eine Marge im einstelligen Prozentbereich zu erwirtschaften. Die zweite Ebene ist die Marke goDentis und das damit assoziierte Image, das aufgebaut werden und auch in andere Märkte ausstrahlen soll. Die dritte Ebene ist der Vertriebsansatz, der in Bezug auf die private Zusatzversicherung der DKV verfolgt wird. Hierbei sollen gesetzlich versicherte Patienten für den privaten Zusatztarif Optident gewonnen werden und außerdem die DKV durch die Marke goDentis an Attraktivität für weitere Kunden gewinnen. Die einzelnen Ziele, die mit goDentis verfolgt werden, werden konzernintern und konzernübergreifend im Rahmen von strategischen Renditen quantifiziert (Bischoff, 2008, S. 5).

Aus Sicht von goDentis hat Franchising als Kooperationsform keine systemimmanenten Nachteile. Vielmehr steht das System eher medizinspezifischen Problemen gegenüber. Während es in Deutschland ein in einem Krankenhaus angestellter Arzt gewohnt ist, dass für ihn organisatorische Dinge wie der Materialeinkauf übernommen werden, lässt sich der selbstständige niedergelassene Arzt nur begrenzt in einem System fixieren. Franchising stellt in diesem Zusammenhang einen Mittelweg dar. Die ursprüngliche Form von goDentis, die im Rahmen eines Pilotprojekts überprüft wurde, bestand noch aus unternehmenseigenen Filialen. Dieses starre System scheiterte und ein eher loseres Lizenzverfahren bot goDentis zu wenig Einflussmöglichkeiten auf die Partner (Bischoff, 2008, S. 9).

Eine der großen Gefahren für das System ist es, dass schlechte Presse über einen der Netzwerkpartner auf das Gesamtsystem ausstrahlt. Man könnte sich vorstellen, dass zum Beispiel die Stiftung Warentest einen Partner schlecht bewertet. Partner die die Qualitätsstandards des Systems nicht erfüllen, würden dann allerdings konsequent ausgeschlossen werden. Aufgrund der kurzen Laufzeit der Franchiseverträge wäre dies einfach umzusetzen (Bischoff, 2008, S. 9).

Das starke zahlenmäßige Wachstum war zu Beginn des Systems von großer Bedeutung. Die Problematik, die sich hieraus ergab, war, dass nicht alle Erwartungen der Zahnärzte erfüllt werden konnten. So kam es vor, dass Ankündigungen von goDentis nicht ausreichend schnell umgesetzt werden konnten und hierdurch bei einigen Partner Unzufriedenheit entstand (Bischoff, 2008, S. 9).

Es ist notwendig, einen Spagat zwischen einer Standardisierung des Systems und einer Konformität einerseits und der Behandlungsfreiheit der Zahnärzte im Rahmen ihrer Berufsordnung andererseits zu erreichen (Bach, 2008, S. 4).

Ein franchiseuntypischer Aspekt von goDentis ist, dass es sich bei den Partnern nicht um Praxisneugründungen, sondern um bereits etablierte Zahnärzte handelt. Das Franchisesystem muss somit ausreichend Flexibilität besitzen, um an diese Strukturen angepasst zu werden. In den Franchiseverträgen besteht derzeit auch keine Verpflichtung, die Marke zu 100 % zu übernehmen. Das Ziel ist vielmehr, wie beim „*Intel Inside*“-Logo der Intel Corporation ein Qualitätssiegel für Zahnärzte zu etablieren (Bach, 2008, S. 4).

Eines der großen Probleme, mit denen goDentis sich derzeit beschäftigt, ist, dass sich einige Zahnärzte noch nicht als Teil und Partner des goDentis-Systems verstehen. Dies ist allerdings die Ausgangsbasis für eine starke Marke goDentis. Hierbei müssen immer wieder einzelne Zahnärzte davon überzeugt werden, ein goDentis-Schild aufzustellen, da sie nach ihrer Argumentation keine Werbung für goDentis und die DKV machen wollen. Diese teilnehmenden Zahnärzte verstehen sich mithin noch nicht als Teil des System und können nicht nachvollziehen, dass sie mit einem goDentis-Schild letztlich auch Werbung in eigener Sache machen könnten (Job, 2008, S. 4).

Die Betreuung der Partnerzahnärzte wurde in den letzten Jahren deutlich intensiviert. Hierbei hat goDentis allerdings Grenzen erreicht. Ein Beispiel hierfür ist, dass darauf verzichtet wird, Stichproben von Patientenakten oder Implantaten zu begutachten. Bei dieser Form der Qualitätskontrolle besteht die Gefahr, dass nur die besten Ergebnisse gezeigt werden und die Ergebnisse der Untersuchung nicht aussagekräftig sind (Bischoff, 2008, S. 2).

Im ersten Schritt der Entwicklung des Systems wurde auf eine externe Zertifizierung der Qualität des Systems verzichtet, um ein schnelles Wachstum des Systems zu erreichen. Die Alternative, basierend auf einer etablierten Zertifizierung organisch zu wachsen, hätte deutlich länger gedauert (Bischoff, 2008, S. 2).

Die Nutzung von Dentallaboren ist eine Leistung, die den Partnern bereits heute angeboten wird. Jedoch sieht sich goDentis der Problematik gegenüber, dass sich in vielen Fällen Dentallabore bereits direkt beim Zahnarzt angesiedelt haben. Aus diesem Grund wird der Service bisher nur eingeschränkt genutzt (Bischoff, 2008, S. 6).

Eine weitere Grenze des Systems besteht darin, die Zulieferung zum Beispiel von Verbrauchsmaterialien oder Untersuchungsequipment strenger mit den Franchisenehmern zu regeln. Hierzu gibt es immer wieder rechtliche Bedenken, und eine Exklusivität, die vergleichbar mit anderen Franchisesystemen wäre, ist im medizinischen Bereich nicht durchsetzbar. Dies wäre überhaupt erst dann möglich, wenn die Marke goDentis tatsächlich eine solche Sogwirkung auf Patienten und somit indirekt auch auf andere Zahnärzte hätte, dass signifikant mehr Patienten in die jeweiligen Praxen kommen würden (Bischoff, 2008, S. 6).

Relativ limitiert sind außerdem die Möglichkeiten, einen zusätzlichen Ertrag aus der Empfehlung von Dienstleistern oder Zulieferern, zum Beispiel im Bereich von EDV oder Inventar, durch goDentis zu erwirtschaften. Dies hängt damit zusammen, dass Einkaufsvorteile auch an die teilnehmenden Partner weitergegeben werden sollen und zum Teil müssen (Bischoff, 2008 S. 6).

Die Verträge und auch die Preisgestaltung mit den Partnern sind zum Teil stark limitiert. Restriktivere Bestimmungen und Verträge könnten zum Teil zu mehr Systemvorteilen auf beiden Seiten führen (Bischoff, 2008, S. 8).

Der Markt für Franchisesysteme in Deutschland ist limitiert, und sobald dieser gesättigt ist, können nur schwer weitere Unternehmen hinzukommen (Bischoff, 2008, S. 8).

Aufgrund der Individualität der Partner lassen sich nicht immer alle Facetten des Systems übertragen. Es ist zum Beispiel nicht möglich, einen Zahnarzt, der seine Praxis in einem blauen Haus hat, zu zwingen, alles an das goDentis-Grün anzupassen. Manche Ärzte haben bereits selbst in ihrer Region eine eigene Marke beziehungsweise ein eigenes Logo etabliert. Auch Aspekte wie die Öffnungszeiten der Praxen lassen sich systemweit nur eingeschränkt homogenisieren. Aus diesen Gründen wird derzeit bei goDentis intensiv an dem Thema Cobranding gearbeitet, da sich die Spanne an Partnerpraxen von eher kleinen, ländlich geprägten bis hin zu über 800 qm großen Praxen mit mehreren Zahnärzten erstreckt (Bach, 2008, S. 4).

Die gezielte Steuerung der Partner ist gesetzlich verboten. Auch ist goDentis gesetzlich darin limitiert, für einen bestimmten Zahnarzt zu werben. Es ist allerdings kein juristisches Problem, die Marke goDentis zu bewerben. Insbesondere in gesetzlichen Zonen, die nicht eindeutig geregelt sind, verhält sich goDentis konservativ, um das System und die Partner keinen Risiken auszusetzen. Negative Presse über einen Partner hätte in diesem Zusammenhang auch immer negative Auswirkungen auf das Gesamtsystem (Bach, 2008, S. 4–5).

In diesem Zusammenhang ist festzustellen, dass die medizinisch-fachliche Qualitätssicherung schwierig ist. Andere zahnärztliche Franchisesysteme versuchen, diese Form der Qualitätssicherung durch die Überprüfung einzelner medizinischer Fälle zu gewährleisten. Die Gefahr hierbei ist jedoch, dass die vorgestellten Fälle vorselektiert werden. Auch die Möglichkeit der fachlichen Kontrolle der Ärzte wird als schwierig eingeschätzt, da aufgrund der persönlichen Betroffenheit der Ärzte die Objektivität einer solchen Kontrolle eingeschränkt wäre. Auch dass Franchisenehmer andere Franchisenehmer kontrollieren, lässt sich aus diesem Grund nur eingeschränkt umsetzen (Job, 2008, S. 3). Allgemein besteht im deutschen Gesundheitswesen eine Divergenz zwischen dem vom Arzt gegebenen Qualitätsversprechen und den Möglichkeiten der Kontrolle seiner angebotenen Leistung. Dieser Umstand resultiert aus den eingeschränkten Zugriffsmöglichkeiten auf die erbrachte medizinische Leistung von außen (Bach, 2008, S. 2).

7.3 Zwischenfazit: Zahnärztliches Franchising mit goDentis

Franchising ist aus Sicht von goDentis – das zeigen die hier vorgestellten Ergebnisse der Interviews und die Dokumentenauswertung im Rahmen der Einzelfallstudie – eine geeignete Möglichkeit, eine Marke zu etablieren, ohne zu hohe Investitionen in Form von Kapital oder Know-how tätigen zu müssen. Vor allem die schnelle Flächendurchdringung konnte mittels Franchisings realisiert werden (Bischoff, 2008, S. 7). Im Aufbau des Systems wurde immer wieder auf franchisingspezifisches Know-how zurückgegriffen und festgestellt, dass die Aspekte und Probleme aus anderen Branchen zum Teil auch im Gesundheitswesen auftreten (Bischoff, 2008, S. 7). Das System ist modular aufgebaut, da sich der Franchisegeber selbst verpflichtet hat, Kompendien für die Franchisenehmer zu entwickeln. Beschleunigt wird die Umsetzung und das Wachstum durch die DKV (Bischoff, 2008, S. 8).

Mit der Nutzung von Franchising im deutschen Gesundheitswesen hatte goDentis bisher keine generellen Probleme. Es konnten allerdings Unterschiede zwischen der Zahn- und der Humanmedizin in Bezug auf die Bereitschaft, an einem solchen System teilzunehmen, festgestellt werden. In der bisherigen Entwicklung des Systems gab es jedoch noch keinen dokumentierten Fall, bei dem ein Zahnarzt aufgrund der restriktiven Umsetzung des Systems nicht bei goDentis teilgenommen hätte. Auch ist kein Fall bekannt, dass ein Zahnarzt nicht mit goDentis kooperieren wollte, weil es sich um ein Franchisesystem handelt (Bischoff, 2008, S. 8).

Die medizinische Unabhängigkeit und Entscheidungsfreiheit des Arztes wird durch den Franchisevertrag nicht beeinträchtigt. Allerdings finden Behandlungsleitlinien, wie sie auch in den USA eingesetzt werden, im System Anwendung. Abweichungen von diesen Vorgaben müssen vom Arzt begründet werden, wenngleich seine Freiberuflichkeit hierbei gewahrt bleibt (Bischoff, 2008, S. 10). Das ärztliche Berufsrecht schränkt die Freiheitsgrade der Akteure im Gesundheitswesen stark ein. Aus diesem Grund lassen sich einige Aspekte des klassischen Dienstleitungsfranchisings im Gesundheitswesen, wie bereits in Teil B analysiert, nicht umsetzen (Bach, 2008, S. 2). Modelle, bei denen ein Zahnarzt bei einem anderen Zahnarzt angestellt wird und ein sicheres Gehalt bekommt, sind in Deutschland nicht sehr verbreitet. Es ist allerdings möglich, dass sich dies in den nächsten fünf bis zehn Jahren durch ein Umdenken bei den Zahnärzten ändert. Heutzutage strebt allerdings noch die Mehrzahl der Zahnmedizinstudenten eine spätere Selbstständigkeit an (Bach, 2008, S. 2). Derzeit sind die Franchisenehmer von goDentis überwiegend bereits niedergelassene Zahnärzte, die eine Kassenzulassung haben und ihre Praxis seit mehreren Jahren führen (Bach, 2008, S 3). Das Franchisingsystem wird im vorliegenden Fall somit nicht zur Unternehmensneugründung genutzt, sondern vielmehr von bereits am Markt etablierten Praxen übernommen.

Um einem Zahnarzt den Nutzen eines Systems wie dem von goDentis zu kommunizieren, muss man sich vom klassischen Franchisegedanken lösen. Stattdessen geht es darum zu untersuchen, welche Elemente dem Arzt einen tatsächlichen Mehrwert bringen. Hierfür muss das System als Ganzes und nicht nur einzelne Aspekte betrachtet werden (Bach, 2008, S. 2–3). Viele der auftretenden Probleme der Zahnärzte sind weniger medizin- als dienstleistungsspezifisch. Dieser Befund bezieht sich insbesondere auf zufriedene (Stamm-)Patienten, die für den Zahnarzt wertvoller sind als neue Patienten, die nur einmal in seine Praxis kommen (Bach, 2008, S. 3).

Ein Novum im Gesundheitswesen ist, dass eine Krankenkasse durch die Nutzung von Franchising zu einem Leistungsanbieter wird. Dieser Gedanke folgt dem Gerüst von amerikanischen HMOs (Ellwood Jr., 2005, S. 16), die zum Teil im Besitz von großen Versicherungskonzernen sind und direkt in den (medizinischen) Kontakt mit den Patienten treten. Die DKV wird somit zu einem doppelten Gate-Keeper, indem sie nicht nur die Finanz-, sondern teilweise auch die Patientenströme beeinflussen und kontrollieren kann.

8 Quantitative Untersuchung der zahnärztlichen Franchisenehmer

Im vorangegangenen Kapitel wurde im Rahmen der Fallstudie detailliert der Frage nachgegangen, wie zahnärztliche Franchisesysteme aufgebaut sind. Hierbei lag der Fokus auf der Darstellung der konkreten Implikationen insbesondere für die zahnärztlichen Franchisenehmer. Diese Überlegungen bilden die Basis für die sich nun anschließende qualitative Untersuchung der zahnärztlichen Franchisenehmer.

8.1 Identifikation der Untersuchungsmethodik

Auf der Basis der Vorüberlegungen zu dieser Untersuchung wurde ein konfirmatorischer Forschungsansatz gewählt. Das Forschungsmodell setzt sich aus einer abhängigen Variable, drei Mediatorvariablen und drei unabhängigen Variablen zusammen. Die selektierten Variablen sind in der Praxis nicht direkt messbar und werden somit als latente Variablen[92] betrachtet. Um die einzelnen Variablen dennoch zu analysieren, werden ihnen direkt messbare Indikatoren zugeordnet. Diese Zuordnung versteht man als Operationalisierung der latenten Variablen.

Latente Konstrukte können prinzipiell durch reflektive oder formative Indikatoren operationalisiert werden (Homburg, 1995, S. 64–65; Bollen & Lennox, 1991, S. 305–306). Die Gesamtheit der Indikatoren und Konstrukte ergibt das Messmodell (Backhaus, Erichson, Plinke & Weiber, 2006, S. 341). Bei einem formativen Messmodell wird von der Annahme ausgegangen, dass die Indikatoren der Grund für das Konstrukt sind (Homburg & Giering, 1998, S. 115; Fornell & Bookstein, 1982, S. 441). Demgegenüber steht ein reflektives Messmodell, bei dem die Indikatoren das Ergebnis des Konstrukts sind (Homburg & Giering, 1998, S. 115; MacCallum & Brown, 1993, S. 533).

Abbildung 13: Darstellung eines reflektiven und eines formativen Messmodells

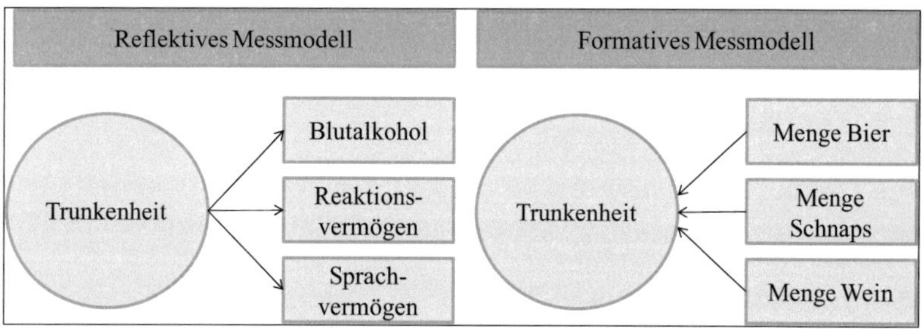

Quelle: eigene Darstellung in Anlehnung an Chin (1998a, S. ix).

Zur Verdeutlichung der Zusammenhänge verwendet Chin (1998a) folgendes Beispiel: Das Konstrukt „Trunkenheit“ kann bei einer untersuchten Person durch die Indikatoren „Blutalkohol“, „Fahruntüchtigkeit“ oder „schlechtes Abschneiden beim Kopfrechnen“ ausgedrückt werden. Die Indikatoren sind Folgen der Trunkenheit und somit als reflektive Konstrukte zu verstehen. Demgegenüber kann Trunkenheit jedoch auch als forma-

[92] Latente Variablen werden in der Forschung auch häufig als Konstrukte bezeichnet und im Folgenden synonym verwendet (Bollen, 2002, S. 607; Homburg & Baumgartner, 1998, S. 347).

tives Konstrukt beschrieben werden, indem die konsumierte Menge an „Wein“, „Bier“ und „sonstigen alkoholischen Getränken“ gemessen wird. Die Art und die Menge der konsumierten Getränke verursacht somit die Trunkenheit. Die Bedingungen für ein formatives Konstrukt sind somit erfüllt (Chin, 1998a, S. ix). Abbildung 13 stellt diese Beziehung noch einmal grafisch dar.

Wie aus der Abbildung 13 ersichtlich wird, gibt die Pfeilrichtung die Kausalität zwischen den Indikatoren und dem Konstrukt an. Hierbei ist die richtige Bestimmung der Kausalität der einzelnen Konstrukte von höchster Bedeutung. Das formative Messmodell definiert sich durch die Gesamtheit seiner Indikatoren. Diese müssen hierfür nicht hochgradig korreliert sein (Rossiter, 2002, S. 307–308). Wenn man einzelne gering korrelierte Indikatoren löscht, wird jedoch der Inhalt des Konstrukts verändert (zum Beispiel Bollen & Lennox, 1991, S. 308; Hulland, 1999, S. 196; Bagozzi, 1992, S. 333). Reflektive Messmodelle stellen sich im Vergleich hierzu anders dar, da die Indikatoren austauschbare Messungen der latenten Variable sind (Bollen & Lennox, 1991, S. 308). Das bedeutet, dass sie hochgradig korrelieren beziehungsweise Indikatoren, die nur eine geringe Korrelation aufweisen, aufgrund mangelnder Güte eliminiert werden können.

Zur Untersuchung von latenten Variablen haben sich in der empirischen Forschung sogenannte Strukturgleichungsmodelle etabliert.[93] Diese zeichnen sich dadurch aus, dass sie aus zwei Gleichungssystemen bestehen: dem *Messmodell* und somit der Summe aller Konstrukte und Indikatoren sowie dem *Strukturmodell*, das die vermuteten Zusammenhänge zwischen den Konstrukten darstellt.[94]

In der Gesamtheit der statistischen Auswertungsmethoden sind die Strukturgleichungsmodelle ein Ansatz der zweiten Generation multivariater Verfahren (Schmelter, Mauer & Brettel, 2007, S. 3). Sie zeichnen sich durch eine größere Flexibilität im Vergleich zu den Verfahren der ersten Generation aus (Hänlein & Kaplan, 2004, S. 283). Die erste Generation wurde bereits in den 1970er Jahren entwickelt und umfasst beispielsweise die multiple Regressions-, die multiple Diskriminanz-, die Faktoren-, die Varianz- sowie die Kovarianzanalyse (Fassott, 2005, S. 21; Fornell, 1987, S. 411–412). Verfahren der ersten Generation weisen in ihrer Gesamtheit jeweils mindestens eine der vier folgenden Restriktionen auf (Fornell, 1982, S. 2–8):

[93] Analog zum Begriff Strukturgleichungsmodell werden auch die Begriffe „Kausalmodelle“ oder „Kausalanalyse“ verwendet (Homburg & Hildebrand, 1998, S. 271; Homburg & Baumgartner, 1998, S. 17).

[94] Für eine grafische Darstellung siehe Abbildung 14.

- überwiegende Analyse von beobachtbaren Variablen
- vorherrschende Annahme, dass die Variablen keine Messfehler enthalten
- meist einfache Modellstrukturen mit einer oder zwei Variablen
- teilweise Begrenzung auf explorative Analysen (Fornell, 1987, S. 409)

In der Forschung zum Franchising wurden in der Vergangenheit beide Generationen der multivariaten Verfahren verwendet, um Studien zum Thema auszuwerten. Für die vorliegende Studie ist jedoch die erste Generation aufgrund ihrer Limitierung für die Auswertung der Ergebnisse nicht geeignet: So ist – neben anderen untersuchten Variablen – zum Beispiel das Konstrukt „Gesamtzufriedenheit“ nicht direkt beobachtbar oder direkt durch eine oder zwei Variablen messbar.

Strukturgleichungsmodelle hingegen ermöglichen die zeitgleiche Schätzung sowohl des Mess- als auch des Strukturmodells (Fornell, 1982, S. 2–8). Darüber hinaus werden in diesen Modellen Messfehler berücksichtigt, verschiedene Gewichte beziehungsweise Ladungen der Indikatoren auf die latenten Variablen ermöglicht und es werden a priori formulierte theoretische Annahmen getestet[95] (Fornell, 1987, S. 411). Aus diesen Gründen wird diese Art der Strukturgleichungsmodelle in der vorliegenden Arbeit genutzt.

In Strukturgleichungsmodellen werden latente Variablen, die der Erklärung einer anderen latenten Variable dienen, als exogene Variablen bezeichnet. Demgegenüber werden latente Variablen, die durch andere latente Variablen erklärt werden, als endogene Variablen bezeichnet (Bollen, 1989, S. 12). Abbildung 14 zeigt eine vereinfachte schematische Darstellung von drei latenten Konstrukten. Zwei der Konstrukte sind exogen und eines ist endogen. Die latenten Variablen haben jeweils zwei reflektive Indikatoren.

Abbildung 14 illustriert im Inneren das Strukturmodell. Dabei wird die latente endogene Variable η_1 durch die zwei latenten exogenen Variablen ξ_1 und ξ_2 sowie die Residualgröße ς_1 - unter der Annahme von fehlerbehafteten Messungen - erklärt. Die Intensität der Beziehung wird durch die Pfadkoeffizienten γ_{11} und γ_{12} angegeben (Götz & Liehr-Gobbers, 2004, S. 717).

Im Äußeren zeigt Abbildung 14 das Messmodell. Dieses ist so angelegt, dass die latenten exogenen Variablen ξ_1 und ξ_2 durch die Indikatoren $x_1,\ldots, x_4$ gemessen werden. Jedem der Indikatoren $x_1,\ldots, x_4$ ist ein Messfehler mit der Residualgröße $\delta_1,\ldots, \delta_4$ zuge-

[95] Für eine ausführliche Diskussion der Vor- und Nachteile von Analysetechniken der ersten und zweiten Generation siehe Hänlein & Kaplan (2004, S. 284–285).

ordnet. Die Regressionskoeffizienten $\pi_1,\ldots, \pi_4$ geben die Stärke der Beziehung zwischen den latenten exogenen Variablen ξ_1 und ξ_2 und den dazugehörigen Indikatoren $x_1,\ldots, x_4$ an. Die latente endogene Variable η_1 wiederum wird durch die Indikatoren y_1 und y_2 erläutert. Auch die Indikatoren y_1 und y_2 enthalten Messfehler, die durch die Residualgrößen ε_1 und ε_2 ausgedrückt werden. Die Stärke der Beziehung zwischen den latenten endogenen Variablen η_1 und den Indikatoren y_1 und y_2 wird durch die Regressionskoeffizienten λ_{y1} und λ_{y2} angegeben (Hildebrand, 1998, S. 96; Ringle, 2004, S. 9–10).

Abbildung 14: Schematische Darstellung von drei latenten Konstrukten mit jeweils zwei reflektiven Indikatoren

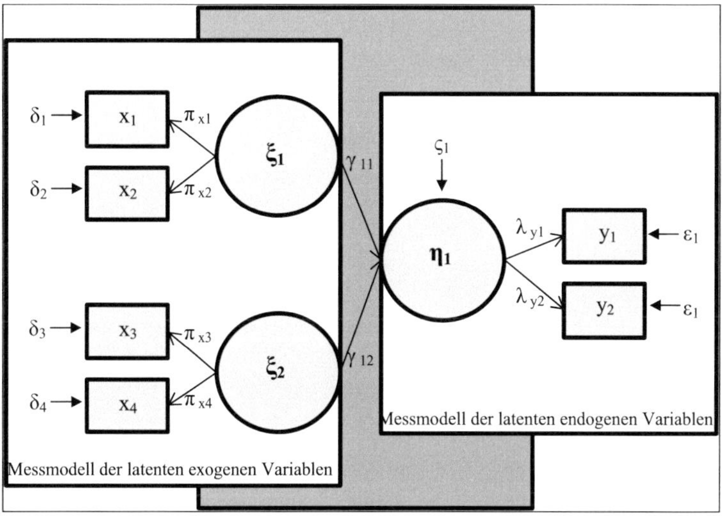

Quelle: eigene Darstellung in Anlehnung an Ringle, 2004, S. 9; Homburg & Hildebrand, 1998, S. 19.

Generell werden Schätzungen von Strukturgleichungsmodellen mithilfe des statistisches Verfahrens der multiplen Regressionsanalyse durchgeführt (Ringle, 2004, S. 10). Nichtsdestotrotz gibt es zwei verschiedene Verfahren für das gesamte Strukturgleichungssystem, die sich in der Zielsetzung und auch hinsichtlich des einsetzbaren Messmodells unterscheiden[96].

[96] Unter anderem Hildebrand, 1998, S. 95. Nach einer Untersuchung von Backhaus, K. & Büschken, 1998, S. 165 werden 81 % der kausalanalytischen Analysen mit LISREL, 15 % mit PLS und 5 % mit EQS durchgeführt.

1. Der *kovarianzbasierte* Ansatz: Dieser Ansatz geht zurück auf Jöreskog und wird vor allem unter Zuhilfenahme der statistischen Softwareprogramme LISREL (Linear Structural Relationships) und AMOS (Analysis of Moment Structures) verwendet (Hildebrand & Görz, 1999, S. 18–24). Bei diesem Ansatz werden nur reflektive Indikatoren berücksichtigt. Ferner wird mit einer Maximum-Likelihood-Schätzung auf die Minimierung des Abstands zwischen der theoretischen und der empirischen Kovarianzmatrix abgezielt (Bollen, 1989, S. 107–109). Um die Beziehungen zwischen den reflektiven Indikatoren und den Konstrukten zu bestimmen, werden Faktoranalysen durchgeführt (Rigdon, 1998, S. 253–254; Hoyle, 1995, S. 3).

2. Der *varianzbasierte* Ansatz: Dieser Ansatz wurde in den 1960er und 1970er Jahren von Wold (1966a) entwickelt und ist bekannt unter dem Namen PLS (Partial Least Squares) (neben weiteren Publikationen siehe Wold, 1966a; Wold, 1966b und im Folgenden insbesondere Wold, 1982). Zur Auswertung bietet sich beispielsweise das Programm SmartPLS an (Ringle, 2004, S. 29). Bei PLS können neben reflektiven auch formative Indikatoren in die Betrachtung des Messmodells einbezogen werden und es wird eine Reihe von Kleinste-Quadrat-Schätzungen durchgeführt (Chin & Todd, 1995, S. 237–239). Hierdurch fokussiert dieser Ansatz auf die Minimierung der Residualvarianz sowohl im inneren als auch im äußeren Modell (Fornell & Bookstein, 1982, S. 443).

Da PLS sowohl reflektive als auch formative Indikatoren zur Beschreibung latenter Variablen verwenden kann, können analog auch drei verschiedene Beziehungsmodi untersucht werden, die in Abbildung 15 zusammenfassend dargestellt werden (Bollen & Lennox, 1991, S. 306; Fornell & Bookstein, 1982, S. 441–442; Chin, 1998b, S. 304–308).

1. *Modus A* nimmt ausschließlich reflektive Messmodelle zur Bestimmung der latenten Variablen an;

2. *Modus B* legt ausschließlich formative Messmodelle zur Bestimmung der latenten Variablen zugrunde;

3. *Modus C* ist eine Kombination der ersten beiden Modi, da für latente exogene Variablen formative Messmodelle und für latente endogene Variablen sowohl reflektive als auch wahlweise formative Messmodelle gemeinsam in einem Strukturgleichungsmodell Anwendung finden.

Abbildung 15: Darstellung der drei Varianten für Messmodelle latenter Variablen

Modell A	Modell B	Modell C
Reflektive Messmodelle zur Bestimmung der latenten Variablen	Reflektive Messmodelle zur Bestimmung der latenten Variablen	Formatives Messmodelle zur Bestimmung der latenten exogenen Variable und reflektive Messmodelle zu Bestimmung der latenten endogenen Variablen

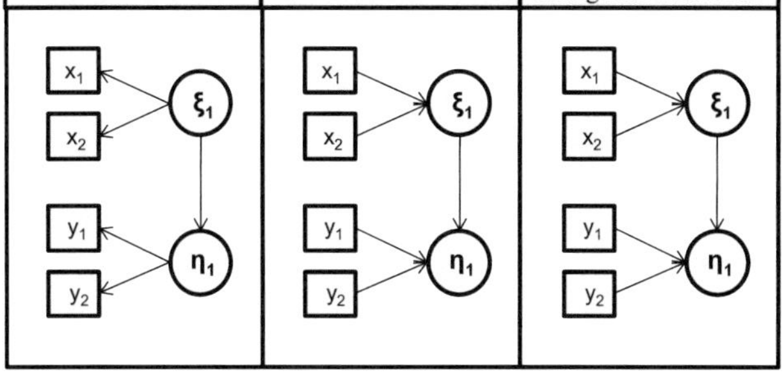

Quelle: Eigene Darstellung in Anlehnung an Fornell und Bookstein (1982, S. 441).

Die Modelle A und B unterscheiden sich in ihren Prinzipien grundsätzlich. Im Modell A wird die Minimierung der Residualwerte im äußeren Messmodell verfolgt, wohingegen im Modell B die Residualwerte des inneren Modells minimiert werden. Die Kombination der genannten Modi (Modell C) besteht aus einer latenten endogenen Variable aus reflektiven Indikatoren und den latenten exogenen Variablen, die sowohl formativ als auch reflektiv sein können. Dies muss allerdings für jedes Messmodell einheitlich festgelegt werden. Die jeweiligen Modi sind an definierte Bedingungen geknüpft (Fornell & Bookstein, 1982, S. 442–448). Ob ein Messmodell reflektiv oder formativ ist, sollte basierend auf inhaltlichen Überlegungen und den Beziehungen zwischen latenten und manifesten Variablen bestimmt werden (Fornell & Cha, 1994, S. 61).

Unabhängig von der Wahl des Modus für PLS ist die unmittelbare Bestimmung der Modellparameter nicht möglich, da die latenten Konstrukte unbekannt sind. Aus diesem Grund bietet das PLS-Modell für die latenten Variablen Schätzwerte. Diese werden definiert als standardisierte Linearkombinationen der gewichteten Mittelwerte der zugehörigen, im Rahmen der empirischen Erhebung gewonnenen Indikatoren (Lohmöller, 1989, S. 30). Im ersten Schritt ermittelt PLS in einem iterativen Verfahren die Gewichte der einzelnen Indikatoren (Lohmöller, 1989, S. 28–29). Diese Gewichte geben an, wie stark die einzelnen Indikatoren an der Bildung der latenten Variablen beteiligt sind. Basierend auf diesen Schätzwerten können Schätzungen für die latenten Variablen bestimmt werden (Fornell & Cha, 1994, S. 62–65).

Das iterative Verfahren zur Bestimmung der Gewichte dient dazu, die Korrelation zwischen den latenten Variablen, die im Modell mit Pfeilen verbunden sind, zu maximieren. Liegt ein reflektives Messmodell vor, werden die latenten Variablen faktoranalytisch über die dazugehörigen Indikatoren bestimmt. In diesem Fall entsprechen die Gewichte den Kovarianzen zwischen den Indikatoren und den latenten Variablen. Bei formativen Beziehungen werden die multiplen Regressionskoeffizienten zwischen den Indikatoren und den latenten Variablen als Gewichte verwendet (Lohmöller, 1989, S. 2–3).

Im Vergleich zum kovarianzbasierten Ansatz ist der PLS-Algorithmus zur Schätzung der Modellparameter vielschichtiger (Hänlein & Kaplan, 2004, S. 291). Im ersten Prozessschritt wird die latente Variable iterativ geschätzt. Dieser Prozess wird beendet, sobald der zu schätzende Parameter in zwei nachfolgenden Iterationsschritten unterhalb einer definierten Konvergenzgrenze liegt. Im zweiten Schritt werden die Parameter des Struktur- und Messmodells mithilfe von Kleinste-Quadrat-Schätzungen abgeleitet (Theis, 1995).

Die simultane Optimierung der Regressionskoeffizienten des inneren Modells und der Gewichte und Ladungen des äußeren Modells ist in kovarianzbasierten Modellen für den Fall von formativen Konstrukten nicht möglich. Hierfür muss eine einzelne Indexvariable aus den aggregierten formativen Indikatoren gebildet werden, da diese sonst bei kovarianzbasierten Ansätzen nur indirekt berücksichtigt werden können (Fassott, 2005, S. 25). Hierfür wird entweder ein Gleichgewicht zwischen den Indikatoren unterstellt oder alternativ die Gewichtung mit einer separaten Faktorenanalyse vorgenommen. Die zweite Alternative hebt jedoch den allgemeinen Vorteil von Strukturgleichungsmodellen auf, da das Mess- und Strukturmodell dann nicht mehr gemeinsam geschätzt wird (Barclay, Thompson & Higgins, 1995, S. 301).

Im Vergleich zwischen Kovarianzanalysen und dem PLS-Ansatz zeigt sich, dass bei komplexen Modellen und einem geringen Informationsgrad Kovarianzanalysen eine Vielzahl von Voraussetzungen verlangen. Diese sind in der Praxis teilweise schwer herzustellen (Chin & Newsted, 1999, S. 314). Exemplarisch für die hohen Anforderungen für eine valide Schätzung der Modellparameter ist ein großer Stichprobenumfang: Ein Stichprobenumfang von mindestens 200 Fällen wird in der Literatur empfohlen (Fornell

& Bookstein, 1982, S. 289; Jöreskog & Sörbom, 1989). Ferner ist der kovarianzbasierte Ansatz auf eine vergleichsweise geringe Anzahl an Variablen und Konstrukten in Bezug auf die Konvergenz beschränkt. Es wird außerdem davon ausgegangen, dass den einzelnen Indikatoren eine Normalverteilung zugrunde liegt (Dijkstra, 1983, S. 76).

Das PLS-Verfahren hat an eben diesen Stellen systemimmanente Vorteile. Das Verfahren konvergiert auch bei relativ komplexen Modellen vergleichsweise schnell und benötigt nur eine geringe Stichprobengröße (Fornell & Bookstein, 1982, S. 450). Diese richtet sich nach der umfangreichsten Regressionsgleichung des Modells. Damit bezieht sie sich entweder auf die größte Anzahl formativer Indikatoren einer latenten Variable oder auf die größte Anzahl latenter Variablen, die auf die endogene Variable des Modells wirken (Chin, 1998b, S. 311). Die Anzahl an zu schätzenden Parametern multipliziert mit fünf bis zehn stellt dabei eine Richtlinie für die benötigte Fallzahl dar (Barclay et al., 1995, S. 292). Im weiteren Vergleich von PLS mit kovarianzbasierten Verfahren ist zu erkennen, dass, basierend auf dem iterativen Schätzprozess, beim PLS-Verfahren keine Annahmen über die Verteilung getroffen werden (Fornell & Bookstein, 1982, S. 443; Chin, 1998b, S. 295). Anders als kovarianzbasierte Ansätze verfügt PLS jedoch über keine konsistenten Schätzer. Diese werden allerdings als „consistent at large" betrachtet (Lohmöller, 1989, S. 213–215). Somit nähern sich die Schätzer bei ansteigender Anzahl an Indikatoren je Konstrukt und bei steigendem Stichprobenumfang den wahren Parameterwerten an (Chin, 1998b, S. 329; Chin & Newsted, 1999, S. 328–329).

Trotz der Gemeinsamkeiten und Unterschiede der beiden Verfahren werden diese nicht als konkurrierend angesehen. Vielmehr gilt es, abhängig von den Anforderungen der empirischen Erhebung, die passende Analysemethode zu wählen (Lohmöller, 1989, S. 213).

Für die vorliegende Untersuchung wurde basierend auf der Analyse der zwei Verfahren PLS ausgewählt. Diese Wahl liegt insbesondere darin begründet, dass PLS in der Lage ist, formative Beziehungen innerhalb des Modells darzustellen, und die erwartete Stichprobe der Untersuchung bei unter 200 Fällen liegt

8.2 Bestimmung und Entwicklung des Erhebungsinstruments

Um die Einschätzung der zahnärztlichen Franchisenehmer in Bezug auf ihre Gesamtzufriedenheit mit dem System zu erfahren, bieten sich grundsätzlich, eine schriftliche Befragung mithilfe von Fragebögen, eine mündliche Befragung oder die Analyse von Dokumenten an (Hujer & Cremer, 1978, S. 39). Im Gegensatz zur Einzelfallstudie, bei der ein vorselektierter Franchisegeber untersucht wurde, liegen auf der Ebene der zahnärztlichen Franchisenehmer keine öffentlich verfügbaren Informationen vor. Aus diesem Grund schied die Analyse von Dokumenten für diese Untersuchung aus. Die mündliche Befragung der zahnärztlichen Franchisenehmer schied aus zweierlei Gründen aus. Erstens ist eine solche kaum dafür geeignet, retrospektiv Detailinformationen abzufragen, und zweitens hätte sie sich nicht anonymisiert durchführen lassen. Da mit der Untersuchung jedoch auch vertrauliche Daten beziehungsweise Einschätzungen der Franchisenehmer abgefragt wurden, hätten die Antworten verzerrt werden können. Darüber hinaus sind persönliche Interviews mit hohem zeitlichen und finanziellen Aufwand verbunden (Häder, 2006, S. 248). Analog zu bereits durchgeführten Studien über Franchisenehmer wurde für die vorliegende Untersuchung aus diesen Gründen ein standardisierter Fragebogen verwendet.[97]

Bei der Entwicklung des Fragebogens wurden die gebräuchlichen formalen Regeln der Fragebogengenerierung beachtet (Bortz & Döring, 2006, S. 253–259; Atteslander, 2000, S. 147–148). Mit dem Fragebogen sollte erstens der Ist-Status der zahnärztlichen Franchisenehmer in Deutschland erhoben werden und zweitens die Grundlagen für die Beantwortung der zugrunde liegenden explorativen Fragestellung geschaffen werden. Bei der Entwicklung des Fragebogens und der Auswahl der interessierenden Aspekte wurde sich an drei verschiedenen Quellen orientiert. Im ersten Schritt wurde eine intensive Literaturrecherche in den relevanten Themenfeldern durchgeführt. Im nächsten Schritt wurden bestehende Studien, insbesondere solche mit dem Fokus auf Franchisenehmer, identifiziert und ausgewertet. Im dritten Schritt wurden die in der durchgeführten Einzelfallstudie analysierten gesundheitsspezifische Aspekte in den Fragebogen mit einbezogen. Ziel war es, die für die Untersuchung relevanten Aspekte zu betrachten und eine höchstmögliche Verallgemeinerbarkeit der Befunde zu ermöglichen.

Der verwendete sechsseitige Fragebogen besteht aus mehreren inhaltlichen Blöcken, die sich in zehn Einzelteile untergliedern. Das personalisierte Anschreiben zum Fragebogen enthielt eine kurze Einführung in die Thematik sowie einen Hinweis auf die Verwendung der erhobenen Daten.[98] Außerdem wurde explizit auf die garantierte Anonymität der Befragten eingegangen. Interessierten Befragten wurde darüber hinaus angeboten, dass sie einen Teil der Ergebnisse nach Beendigung der Umfrage unter Benutzung eines

---

[97] Vgl. hierzu das Kapitel 3.1.

[98] Das vollständige Anschreiben findet sich im Anhang 8.

Passworts online abrufen können. Die erste Seite umfasste eine kurze Anleitung zum Ausfüllen des Fragebogens und die Erläuterung der verwendeten Skalen. Die inhaltliche und thematische Gliederung der (meist geschlossenen) Fragen sollte das Ausfüllen des Fragbogens erleichtern. Im Rahmen des Pretests (n = 4) wurden noch einige ausgewählte Fragen im Detail an die Anforderungen des Untersuchungsobjekts angepasst, um den Fragebogen verständlicher zu gestalten und somit eine höhere Rücklaufquote zu ermöglichen.

Die inhaltlichen Teile des Fragebogens waren untergliedert[99] in:

Part I: Systemleistungen

Part II: Kommunikation

Part III: Vertrauen

Part IV: Kosten

Part V: Vorteile für den Zahnarzt

Part VI: Vorteile für den Patienten

Part VII: Zukünftige Erwartungen

Part VIII: Gesamtzufriedenheit

Part IX: Intention, weiterhin im Franchisesystem zu bleiben

Part X: Allgemeine Fragen

Die einzelnen Items wurden durch die Franchisenehmer anhand einer Likert-ähnlichen Skala von 1 (= stimme vollständig zu) bis 5 (stimme nicht zu) bewertet (Bortz & Döring, 2006, S. 222–224). Die Operationalisierung der Variablen wurde basierend auf bereits erfolgreich durchgeführten Studien aufgebaut. Hierzu zählen die Untersuchungen von Chiou et al., 2004), Domann & Ehrmann, 2007), Morrison, 1997), Kaufmann & Stanworth, 1995). Die Auswahl und die konkrete Operationalisierung der Variablen wird im folgenden Kapitel detaillierter erläutert.

[99] Nach Bortz & Döring (2006) werden die psychometrischen Eigenschaften des Fragebogens (Gütekriterien) nicht durch die Abfolge der Fragen beeinflusst (S. 256).

8.3 Konzeptioneller Bezugsrahmen und Hypothesen

Im Rahmen der Darstellung des übergeordneten Bezugsrahmens[100] wurde bereits erwähnt, dass der quantitativ-empirische Teil der Arbeit auf einem Datensatz basiert, der mithilfe einer systematischen Fragebogenerhebung generiert wurde. Das Untersuchungsobjekt waren sämtliche zahnärztlichen Franchisenehmer im deutschen Gesundheitswesen. Bei der Erhebung handelt es sich um eine Querschnittsanalyse[101]. Bei dieser Form der Analyse steht die Identifizierung und Erklärung von Gemeinsamkeiten und Unterschieden bei den Untersuchungsobjekten im Vordergrund. Die hierfür benötigten Daten werden zum gleichen Zeitpunkt beziehungsweise in einer sehr eng begrenzten Zeitspanne erhoben und anschließend komparativ-statistisch ausgewertet (Daumenlang, 1999, S. 309–310; Stier, 1999, S. 226).

Die Untersuchung wurde als großzahlige schriftliche Befragung mithilfe eines standardisierten Fragebogens durchgeführt. Die Fragebögen wurden postalisch versendet und es bestand, je nach Präferenz des Franchisenehmers, die Möglichkeit den Fragbogen online auszufüllen oder ihn per beiliegenden Antwortumschlag anonym zurückzusenden.

Abbildung 16: Erkenntnisorientierter Bezugsrahmen

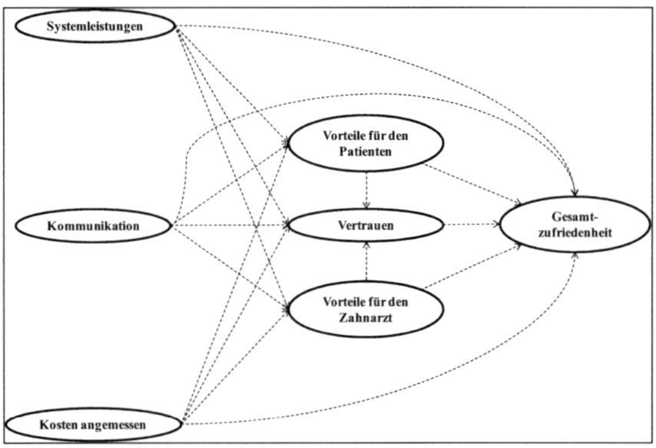

Quelle: eigene Darstellung (2009).

---

[100] Vgl. hierzu Kapitel 3.4.

[101] Eine Querschnittsanalyse (auch: cross-sectional analysis) ist im Gegensatz zu einer Längsschnittanalyse (auch: longitudinal analysis) die Erhebung und Analyse eines Ist-Zustandes. Es werden Querschnittsdaten zu einem bestimmten Zeitpunkt bei verschiedenen Untersuchungsobjekten erhoben, die eine oder mehrere Variablen messen. Somit werden im Vergleich zu Längsschnittanalysen keinerlei In formationen zur zeitlichen Veränderung der erhobenen Variablen gewonnen (Stier, 1999, S. 226; Daumenlang, 1999, S. 309). Für die vorliegende Untersuchung ist die Wahl einer Querschnittsanalyse angebracht, da das Phänomen *Franchising im Gesundheitswesen* erst seit vergleichsweise kurzer Zeit existiert und Bewertungen sowie Einschätzungen über derzeitige und zukünftige Entwicklungen abgefragt werden.

Der Bezugsrahmen der Arbeit wird in Abbildung 16 dargestellt. Um die Operationalisierung der Variablen und die Hypothesen darstellen zu können, muss zuerst zwischen den drei unabhängigen Variablen, den drei Mediatorvariablen und der abhängigen Variable unterschieden werden. Im folgenden Abschnitt werden diese dargestellt und spezifische – also über die im Rahmen der Fallstudie angedeuteten hinausgehenden – Hypothesen entwickelt.

Sonstige Daten und allgemeine Fragen

Neben den bereits dargestellten Variablen werden überdies noch weitere Elemente im Rahmen der Studie abgefragt, die allerdings keinen direkten Einfluss auf das oben beschriebene Variablenmodell haben. Es wurden franchisespezifische, arztpraxisspezifische wie auch personenspezifische Daten erhoben. Wie sich im Rahmen der Fallstudie ergeben hat, befinden sich Elemente der Franchisesysteme noch in der Entwicklung.[102] Hieraus abgeleitet wurden auch die zukünftigen Erwartungen der Franchisenehmer in Bezug auf ihr jeweiliges System abgefragt.

Die zahnärztlichen Franchisenehmer sind aufgrund ihrer Teilnahme an den jeweiligen Systemen bereits intensiv mit der Thematik des Franchisings im Gesundheitswesen in Berührung gekommen. Aus diesem Grund wurde abgefragt, wie sie verschiedene medizinische Bereiche bezüglich ihrer Franchiseeignung einschätzen würden. Darüber hinaus wurde erfragt, wie viele andere Franchisesysteme sie kennen, wie sie auf ihr jeweiliges Franchisesystem aufmerksam geworden sind und was sie vor ihrer Teilnahme am System gemacht haben. Außerdem wurde erhoben, wann die Zahnärzte dem System beigetreten sind und wie lang die Laufzeit der Franchiseverträge ist. Zu den praxisspezifischen Aspekten, die abgefragt wurden, zählen der Umsatz der Praxis, die Anzahl an Zahnärzten in der Praxis, die Anzahl an Mitarbeitern in der Praxis und die geografische Lage der Praxis. Überdies wurde arztspezifisch noch das Alter, die Anzahl an praktizierten Jahren und das Geschlecht erhoben. Um zu analysieren, welche Erwartungen die Zahnärzte mit dem System verbinden, wurde abgefragt, wie ihre Erwartungen in Bezug auf Patientenzahlen, Umsatz, Gewinn und Kosten sind, die mit dem jeweiligen Franchisesystem assoziiert werden. Ferner wurde gefragt, welche Elemente zukünftige Systemhandbücher stärker berücksichtigen sollen.

[102] Vgl hierzu Kapitel 7.2.3

Neben der abhängigen latenten Variable Gesamtzufriedenheit wurde außerdem die Intention der Franchisenehmer abgefragt, weiterhin im Franchisesystem zu bleiben. Wie bereits Chiou et al. (2004) nachgewiesen haben, besteht in einer Beziehung zwischen Franchisegeber und Franchisenehmer ein starker Zusammenhang zwischen der Gesamtzufriedenheit und der Intention der Franchisenehmer, sich langfristig im System zu engagieren. Aus diesem Grund wurde dieses Konstrukt analog erhoben. Dies geschah nicht, um das Konstrukt im Rahmen einer Hypothesenprüfung in das Modell zu integrieren, sondern vielmehr, um zu untersuchen, inwieweit die Franchisenehmer ihrer Teilnahme an dem jeweiligen Franchisesystem eine langfristige Perspektive einräumen. Hierfür wurde neben den von Chiou et al. (2004) verwendeten Elementen weitere Aspekte abgefragt. Diese Erweiterung war notwendig, da überprüft werden sollte, ob sich die zahnärztlichen Franchisenehmer tatsächlich über alternative Franchisesysteme bewusst sind oder ob sie bisher nur ihr eigenes System wahrgenommen haben. Hierzu wurde in den Bereich der allgemeinen Fragen die Kontrollfrage aufgenommen, wie viele andere Franchisesysteme die Zahnärzte kennen. Die anderen Fragen testen gezielt positive Mund-zu-Mund-Propaganda zwischen den Zahnärzten, die tatsächliche Intention der Zahnärzte, weiterhin am System teilzunehmen, die bewusste Entscheidung der Franchisenehmer für ihr Franchisesystem und ob die Franchisenehmer ihre Beitrittsentscheidung mit ihrem heutigen Wissen erneut treffen würden.

Sämtliche Items, die aus englischsprachigen Studien übernommen wurden, wurden von einem Muttersprachler ins Deutsche übersetzt und von einem zweiten Muttersprachler zurückübersetzt, um die Qualität der ersten Übersetzung zu bestätigen. Im Folgenden werden nun die Variablen detailliert dargestellt, operationalisiert und die jeweiligen Hypothesen abgeleitet, die die Basis für die Fragebogenerhebung bildeten.

8.3.1 Systemleistungen

Es gibt mindestens zwei verschiedene Arten der Zufriedenheit (Jones & Suh, 2000; Garbarino & Johnson, 1999). Bei der ersten Art handelt es sich um die sogenannte Merkmalszufriedenheit (*attribute satisfaction*). Diese bezieht sich auf die wahrgenommene Zufriedenheit mit einem Merkmal oder einer Serviceleistung eines Anbieters. Ebenso verhält es sich in einem Franchisesystem, in dem der Franchisegeber dem Franchisenehmer verschiedene Arten der Unterstützung wie Weiterbildungsmaßnahmen und Handbücher zur Verfügung stellen muss. Aus diesem Grund wurde die Zufriedenheit mit den Systemleistungen in einem separaten Teil (Part I) des Fragebogens erhoben. Die zweite untersuchte Art von Zufriedenheit ist die Gesamtzufriedenheit (*overall satisfaction*) oder kumulative Zufriedenheit, die sich aus der Summierung der Erfahrungen aus vergangenen Geschäftsbeziehungen ergibt (Parasuraman, Zeithaml & Berry, 1994). In Olivers (1999) Loyalitätsframework ist Gesamtzufriedenheit als affektive Reaktion auf eine positive Vertragserfüllung definiert. Zusammenfassend kann die Gesamtzufriedenheit eines Franchisenehmers somit als affektives Konstrukt bezeichnet werden, wohingegen die Zufriedenheit mit den Systemleistungen ein kognitives Konstrukt ist. Basierend auf dem kognitiven-affektiven-konativen Framework von Oliver (1999) und Oliver, Rust & Varki (1997) beginnt die herkömmliche Struktur der persönlichen Einstellung mit kognitivem Glauben (wahrgenommene Systemleistungen), gefolgt von affektiven Reaktionen (Gesamtzufriedenheit), gefolgt von konativen Reaktionen (Intention, weiterhin im Franchisesystem zu bleiben). Aus diesem Grund wird die Hypothese aufgestellt, dass die Zufriedenheit mit den Systemleistungen die Gesamtzufriedenheit beeinflusst (Garbarino & Johnson, 1999; Jones & Suh, 2000; Stein, 1996).

> *H1a: Die Zufriedenheit mit den Systemleistungen beeinflusst die Gesamtzufriedenheit des Franchisenehmers.*

Die Zufriedenheit der Franchisenehmer könnte auch das wahrgenommene Vertrauen beeinflussen, welches sie ihren Franchisegebern entgegenbringen. Der Franchisenehmer muss sowohl das explizite als auch das implizite Handeln des Franchisegebers entschlüsseln, um schrittweise Vertrauen aufzubauen (Doney & Cannon, 1997). Zu den expliziten oder offensichtlich vertrauensfördernden Maßnahmen zählt die Beurteilung des direkten Kontakts mit dem Franchisegeber (Duncan & Moriarty, 1998; Singh & Sirdeshmukh, 2000). Folglich wird der Franchisenehmer, wenn er die Systemleistungen und somit die Unterstützung durch den Franchisegeber positiv bewertet, gleichzeitig großes Vertrauen zu seinem Franchisegeber haben. Hieraus wird abgeleitet:

> *H1b: Die Zufriedenheit mit den Systemleistungen beeinflusst das Vertrauen, das der Franchisenehmer dem Franchisegeber entgegenbringt.*

Die vom Franchisegeber angebotenen Leistungen unterscheiden sich je nach dessen Aufgaben und können sehr vielfältig sein (Stein, 1996, S. 99). Aus diesem Grund scheint es sinnvoll, die Vielfalt dahin gehend zu reduzieren, dass man einzelne Leistungsbündel der Franchisegeber definiert. Legt man der Unterteilung Plausibilitätsüberlegungen zugrunde, ist eine Unterscheidung zwischen Existenzaufbau- beziehungsweise Existenzsicherungsleistungen (*Leistungsbündel eins*) und Betriebsführungshilfen (*Leis-*

tungsbündel zwei) zielführend (Stein, 1996, S. 99). Zum ersten Bündel gehören Aspekte wie die Einführungsschulung, Versicherungs- und Finanzdienstleistungen sowie die Systemweiterentwicklung. Zum zweiten Leistungsbündel gehören unter anderem die Systemhandbücher, laufende Schulungen und Informationen, Werbung und die Betreuung vor Ort.

Wie im Rahmen der Fallstudie ausführlich erläutert, sind für die Franchisenehmer insbesondere die Vorteile für den Patienten wie auch die eigenen Vorteile die zentralen Entscheidungsgründe, sich einem Franchisesystem anzuschließen. Damit in einem Franchisesystem diese Vorteile zur Geltung kommen können, ist es notwendig, dass die Systemleistungen durch den Franchisegeber entsprechend ausgestaltet werden. Aus diesem Grund wird angenommen, dass sich die Systemleistung sowohl auf die Vorteile für den Patienten als auch auf die Vorteile für den Zahnarzt auswirkt.

H1c: Die Zufriedenheit mit den Systemleistungen beeinflusst die Vorteile für den Patienten in einem Franchisesystem.

H1d: Die Zufriedenheit mit den Systemleistungen beeinflusst positiv die Vorteile für den Zahnarzt in einem Franchisesystem.

In der vorliegenden Studie über Franchising im zahnärztlichen Bereich sind hierbei zwei Aspekte relevant. Erstens gilt es zu untersuchen, welche Elemente des klassischen Business Format Franchisings den Franchisenehmern tatsächlich angeboten und welche Leistungen hiervon in Anspruch genommen werden. Hierfür wurden die von Stein, 1996) entwickelten Elemente verwendet. Zweitens gilt es zu untersuchen, wie zufrieden die Franchisenehmer mit den angebotenen Systemleistungen sind. Diese Form der Zufriedenheit wurde basierend auf Westbrook, 1980) und seiner Darstellung der transaktionsspezifischen Zufriedenheit operationalisiert. Es handelt sich bei der Variable um ein formatives Konstrukt, da die abgefragten Elemente die zentralen Bestandteile der Systemleistungen sind.

8.3.2 Qualität der Kommunikation

Duncan & Moriarty, 1998) definieren Kommunikation als Aktivität, die Individuen miteinander verbindet und eine Beziehung zwischen ihnen herstellt. Franchisegeber verwenden hierfür oft unterschiedliche Methoden wie Newsletter, E-Mails, Besuche vor Ort oder überregionale Treffen, um mit den Franchisenehmern in Kontakt zu bleiben (Mubleman, 1996, S. 20). Kommunikation kann allgemein in formale oder informelle

Kommunikation unterteilt werden. Für reibungslose Kommunikation ist die Qualität wichtiger als die bloße Quantität beziehungsweise die Intensität der Kommunikation (Anderson & Narus, 1984). Damit Kommunikation als effektive wahrgenommen wird, sollte sie wechselseitig gestaltet werden. Die Franchisegeber sollten die Kommunikation mit ihren Franchisenehmern aktiv suchen und jederzeit die Kommunikationskanäle offen halten, um gegenseitiges Verständnis und Vertrauen aufzubauen (Kane, 2001). Aus diesem Grund ist für Franchisegeber Kommunikation eine wichtige Methode, die es ermöglicht, eine erfolgreiche Beziehung zu ihren Franchisenehmern zu unterhalten. Die tatsächliche Tragweite von effektiver Kommunikation geht jedoch noch darüber hinaus, da Kommunikation die Basis für jegliche Formen sozialer Beziehungen ist (Schramm, 1973). Die Beziehung zwischen Kommunikation und Vertrauen wurde bereits in einigen Studien hervorgehoben (Anderson & Narus, 1990; Bialaszewski & Giallourakis, 1985). Anderson & Narus, 1986) betonen, dass sinnvolle Kommunikation zwischen Firmen in einer Partnerschaft eine notwendige Bedingung für Vertrauen ist. Darüber hinaus behaupten Duncan & Moriarty (1998), dass Vertrauen ein Produkt von Kommunikation ist. Wie Morgan & Hunt (1994) definieren, ist Vertrauen der Glaube daran, dass man sich auf den Geschäftspartner verlassen kann und dieser seiner Rollenverantwortung in einem treuhänderischen Sinne nachgeht. Es beruht auf einem kalkulierten Prozess, der auf den Fähigkeiten des Gegenübers basiert, seine Zusagen einzuhalten (Doney & Cannon, 1997). Das Lösen von Konflikten und das Abgleichen von Vorstellungen und Erwartungen der Geschäftspartner können durch aktive, wechselseitige Kommunikation gefördert werden (Morgan & Hunt, 1994). Aus diesem Grund wird angenommen:

H2a: Erfolgreiche Kommunikation in einem Franchisesystem hat einen positiven Einfluss auf das Vertrauen des Franchisenehmers in das System.

Überdies wird in der durchgeführten Studie angenommen, dass Kommunikation einen Einfluss auf die Gesamtzufriedenheit der Franchisenehmer hat. Wie Mohr, Fisher & Nevin (1999) herausgefunden haben, lässt sich Kommunikation durch die Frequenz der Interaktionen, die Vertrauenswürdigkeit der zur Verfügung gestellten Informationen, die Fokussierung auf gemeinsame Ziele und die Intensität der wechselseitigen Kommunikation charakterisieren. Studien im Bereich der Organisationstheorie haben darüber hinaus gezeigt, dass es einen positiven Zusammenhang zwischen der Zufriedenheit der Mitarbeiter und der Intensität der Kommunikation mit den Vorgesetzten gibt (Jensen, 1988). Analog hierzu berichteten bereits Churchill, Ford & Walker (1976), dass die Häufigkeit der Kommunikation zwischen Vertriebsleitern und Vertriebsangestellten positiv mit der Zufriedenheit der Vertriebsangestellten, mit dem Gehalt der Vertriebsangestellten und der Zufriedenheit ihrer Kunden korreliert. Unternehmen nutzen im Allgemeinen sowohl formelle als auch informelle Kommunikationskanäle (Mondy & Premeaux, 1997; Anderson & Narus, 1984). Formelle Kanäle werden genutzt, um Anweisungen und allgemeine Informationen zu verteilen. Effektive formelle Kommunikation ist ein kritischer Aspekt für die Arbeitszufriedenheit und die Vermeidung von Konflikten. Martin (1979) fand heraus, dass Arbeitszufriedenheit eine Mediatorvariable für die Verbindung zwischen formeller Kommunikation und der Intention der Mitarbeiter, im Unternehmen zu bleiben, ist. Darüber hinaus fanden DiFonzo und Bordia (2000) heraus, dass formelle Kommunikation die negativen Effekte von Gerüchten reduziert und dadurch die Arbeitszufriedenheit steigert. Informelle Kommunikationskanäle hingegen bieten eine Möglichkeit, formelle Kanäle in einem Unternehmen zu umgehen. Diese Form der Kommunikation kann dazu beitragen, persönliche Beziehungen, gegenseitiges Vertrauen und die Zufriedenheit mit der Geschäftsbeziehung zu erhöhen (Sharma, 1979; Downs & Hazen, 1977). Folglich kann effektive Kommunikation zwischen dem Franchisegeber und dem Franchisenehmer die Gesamtzufriedenheit der Franchisenehmer erhöhen.

H2b: Erfolgreiche Kommunikation hat einen positiven Einfluss auf die Gesamtzufriedenheit der Franchisenehmer mit dem System.

Ferner wird in der durchgeführten Studie angenommen, dass Kommunikation einen Effekt auf das Engagement der Franchisenehmer hat. Kommunikation ist unerlässlich, um Prioritäten abzugleichen, gemeinsame Aktivitäten zu koordinieren und die jeweiligen Ziele zu erreichen (Mohr & Nevin, 1990). Regelmäßige Kommunikation kann tatsächlich die laufenden Kosten eines Unternehmens reduzieren (Cannon & Homburg, 2001). Untersuchungen von Lasswell (1948) haben bereits ergeben, dass die Art und Weise, wie Vorgesetzte mit ihren Untergebenen kommunizieren, einen positiven Effekt auf die Arbeitsergebnisse hat. Wenn sich Franchisegeber die Zeit nehmen, Informationen zu teilen, wechselseitige Kommunikation zu unterstützen, Feedback zu geben und selbst einzufordern, wird sich die Effizienz und die Effektivität der Koordination im System spürbar verbessern. Hierdurch hätten Franchisenehmer auch einen wirtschaftlichen Anreiz, langfristig im System zu bleiben. Darüber hinaus wird hierdurch eine Partnerschaft etabliert, in der sich die Franchisenehmer wertgeschätzt und gewürdigt fühlen. Zusätzlich wird auch das Engagement und die Zusammenarbeit im Franchisesystem gestärkt (Mohr et al., 1999). Aus diesem Grund wird folgende Hypothese aufgestellt:

H2c: Erfolgreiche Kommunikation hat einen positiven Einfluss auf die Vorteile für den Zahnarzt in einem Franchisesystem.

Da die Kommunikationsstrategien eine wichtige Rolle spielen und darüber hinaus den Patienten berücksichtigen (Job, 2008, S. 1), kann zudem die Hypothese aufgestellt werden, dass:

H2d: Erfolgreiche Kommunikation hat einen positiven Einfluss auf die Vorteile für den Patienten in einem Franchisesystem.

Die für Kommunikation verwendeten Indikatoren basieren auf Anderson und Narus (1990) und Duncan und Moriarty (1998). Sie wird operationalisiert als *wechselseitiger Austausch*, der *Nutzen beim Lösen von Problemen* und die *Schnelligkeit beim Reagieren auf Anfragen* seitens des Franchisenehmers. Hieraus abgeleitet ergibt sich, dass es sich bei der Kommunikation um ein formatives Konstrukt handelt. Die Operationalisierung wurde analog zu Chiou et al. (2004) in den Fragebogen im Part II integriert.

8.3.3 Angemessenheit der Kosten

Die Angemessenheit der Kosten in Bezug auf die angebotenen Leistungen bezeichnet Parment (2008) im Rahmen seiner Studie zum Thema Franchising als „[...] overriding goal in developing distribution channels" (S. 3). Einen ähnlichen Befund ergibt sich aus der Analyse der Einzelfallstudie von goDentis. Im Rahmen der Fallstudie sind ist der Nutzen des Systems insbesondere vor dem Hintergrund der damit verbunden Kosten von größer Wichtigkeit (Job, 2008, S. 4). Auch hält Bach (2008) fest, einige Zahnärzte die von goDentis sich nicht als Teil des Franchisesytems sehen und z.B. Geld für das Aufstellen eines goDentis Schild verlangen (S. 1). Diese Situation birgt die Gefahr, dass solche Franchisenehmer die Kosten, die sie für die Teilnahme am System haben als nicht angemessen empfinden und aus diesem Grund unzufrieden mit dem System sind. Aus diesem Grund wird folgende Hypothese aufgestellt:

H3a: Die Angemessenheit der Kosten hat einen positiven Einfluss auf die Gesamtzufriedenheit der Franchisenehmer mit dem System

Nach einer Umstellungsphase der Franchisegebühren von goDentis gelten seit Januar 2008 einheitliche fixe Gebühren für die Teilnahme am System von 299 € pro Monat.

Diese Vereinheitlichung war notwendig geworden, da die Franchisenehmer sich untereinander austauschen und unterschiedliche Preisstrukturen das Vertrauen zum Franchisegeber beeinflussen würden (Job, 2008, S. 2-3). Hieraus leitet sich die folgende Hypothese ab:

> *H3b: Die Angemessenheit der Kosten hat einen positiven Einfluss auf das Vertrauen des Franchisenehmers in das System*

Ein Teil der zahnärztlichen Franchisenehmer profitieren bereits heute schon in Bezug auf ihren Umsatz durch die von goDentis angebotenen Leistungen. Einzelne Franchisenehmer konnten Steigerungen von 1.000 € bis zu 100.000 € Umsatz pro Jahr erzielen (Bischoff, 2008, S. 10). Hieraus ergibt sich, dass die Wahrnehmung der Angemessenheit der Kosten einen direkten Einfluss auf die Vorteile für den Zahnarzt hat.

> *H3c: Die Angemessenheit der Kosten hat einen positiven Einfluss auf die Vor teile für den Zahnarzt in einem Franchisesystem*

Da goDentis sowohl Zahnärzte als auch Patienten als ihre direkten Kunden versteht (Job, 2008, S. 1), gilt die Aussage aus Hypothese 3c analog auch für die Vorteile für den Patienten.

> *H3d: Die Angemessenheit der Kosten hat einen positiven Einfluss auf die Vor teile für den Patienten in einem Franchisesystem*

Das latente Konstrukt wurde operationalisiert durch die konkreten fragen, ob die Einstiegsgebühr angemessen war und ob die laufenden Franchisegebühren im Vergleich zu den Leistungen angemessen sind. Darüber hinaus wurde gefragt, ob der Zahnarzt vertraglich gebunden ist z.B. medizinisches Equipment, Verbrauchsmaterialien oder Ausstattungsgegenstände vom Franchisegeber abzunehmen. Das vierte Item, welches in Bezug auf die Angemessenheit der Kosten abgefragt wurde war, ob der Zahnarzt durch die Teilnahme am System einen Teil seiner Selbstständigkeit aufgegeben hat.

8.3.4 Vorteile für den Zahnarzt

Die Eigenschaften und die Qualität eines Produktes oder einer Dienstleistung gelten als die wichtigsten Faktoren, welche die Kundenzufriedenheit und die Kundenloyalität beeinflussen (Bagozzi, 1992; Bitner, 1990; Carver & Scheier, 1990). Ähnlich verhält es sich mit den kompetitiven Systemvorteilen, die ein Franchisesystem bietet. Hat ein Franchisesystem klar erkennbare Vorteile gegenüber den Kooperationsalternativen, so ist dies ein zentraler Grund für einen Franchisenehmer, an dem System teilzunehmen und langfristig im System zu bleiben. Strategische Vorteile können zum Beispiel ein starker Markenname des Systems, Skalenvorteile oder effiziente Strukturen im Franchisesystem sein (Falbe & Welsh, 1998). Diese Vorteile erhöhen die Wahrscheinlichkeit, dass ein Franchisenehmer im Markt erfolgreich sein kann. Hierauf basierend wird angenommen, dass die Vorteile, die das jeweilige Franchisesystem den Zahnärzten bietet, einen direkten Einfluss auf die Gesamtzufriedenheit und das Vertrauen der Franchisenehmer haben.

H4a: Die Vorteile für den Zahnarzt beeinflussen positiv die Gesamtzufriedenheit der Franchisenehmer mit dem System.

H4b: Die Vorteile für den Zahnarzt beeinflussen positiv das Vertrauen des Franchisenehmers in das System.

Die Vorteile für den Zahnarzt wurden durch neun Fragen operationalisiert. Diese beziehen sich auf Aspekte wie Patientenzahl, Gewinn, Kosten und das unternehmerische Risiko. Überdies wurden der Einfluss des Markennamens des Franchisesystems und der Aufwand für einen möglichen Wechsel des Franchisegebers abgefragt, um das formative Konstrukt abzubilden.

8.3.5 Vorteile für den Patienten

Im Rahmen der Fallstudie konnte erläutert werden, dass sich durch die Teilnahme der Zahnärzte an einem der Franchisesysteme auch für die Patienten diverse Vorteile ergeben können. Zu diesen zählen, dass sich der Patient vorab besser über angebotene Leistungen informieren kann, dass er durch das Franchisesystem mehr Leistungen angeboten bekommt, dass er durch die Teilnahme des Arztes Geld sparen kann und dass er eine bessere medizinische Versorgung erhält. Aus diesem formativen Konstrukt wurden analog zu den Vorteilen für den Zahnarzt die beiden Hypothesen abgeleitet, dass die Vorteile für den Patienten einen Einfluss auf die Gesamtzufriedenheit und auf das Vertrauen der Franchisenehmer haben. Die Hypothesen folgen auch der Darstellung der medizinischen Besonderheiten im einleitenden Kapitel.

H5a: Die Vorteile für den Patienten beeinflussen positiv die Gesamtzufriedenheit der Franchisenehmer mit dem System.

H5b: Die Vorteile für den Patienten beeinflussen positiv das Vertrauen des Franchisenehmers in das System.

8.3.6 Vertrauen des Franchisegebers

Morgan und Hunt (1994) haben herausgefunden, dass Vertrauen der Mediator zwischen bewertungsbezogenen und ergebnisbezogenen Konstrukten ist. Vertrauen ist insbesondere für stark vernetzte Kundenbeziehungen wichtig (Garbarino & Johnson, 1999). Einer der Gründe, warum ein Geschäftspartner willens ist, sich für eine Geschäftsbeziehung zu engagieren, ist die Überzeugung, dass eine kontinuierliche Fortführung dieser Kooperation wichtig ist (Morgan & Hunt, 1994). Allerdings birgt das Engagement in einer Austauschbeziehung auch immer die Gefahr von Schwachstellen und Anfälligkeit für beide Geschäftspartner. Somit werden sich Interessenten gezielt vertrauenswürdige Geschäftspartner suchen. Vertrauen ist somit der Schlüssel, um Geschäftsbeziehungen Kontinuität zu verleihen (Doney & Cannon, 1997; Ganesan, 1994). Anders gesagt: Eine Geschäftsbeziehung, die von Vertrauen gekennzeichnet ist, wird von den Geschäftspartnern höher wertgeschätzt werden. Aus diesem Grund wären sie auch bereit, sich stärker für die Kooperation zu engagieren (Chaudhuri & Holbrook, 2001). Im Gegensatz hierzu ist Widerstand gegen eine Kooperation dann zu erwarten, wenn einer der Partner sich gegen Veränderungen wehrt (Pritchard, Havitz & Howard, 1999).

Wie Kirmani und Rao (2000) konstatieren, können Moral-Hazard-Probleme nicht vollständig ex post gelöst werden, wenn Verstöße gegen Qualitätsversprechen im System nicht einfach aufgedeckt werden können. Die Geschäftsbeziehungen in einem Franchisesystem können sehr komplex und sehr konfliktbehaftet sein. Oftmals können Systembestandteile und Dienstleistungen des Franchisegebers nicht objektiv von den Franchisenehmern bewertet werden. Folglich müssen Franchisenehmer ihrem Franchisegeber einen gewissen Grad an Vertrauen entgegenbringen, um seine Arbeit vollständig anerkennen zu können. Diese Anerkennung könnte die Gesamtzufriedenheit mit dem Franchisesystem beeinflussen. Ferner haben Singh und Sirdeshmukh (2000) festgestellt, dass der Vertrauensvorschuss, den Kunden einer Firma entgegenbringen, einen direkten Einfluss auf ihre Zufriedenheit nach einem getätigten Kauf hat. Hieraus kann man schlussfolgern, dass das kumulierte Vertrauen, welches ein Franchisenehmer seinem Franchisegeber entgegenbringt, auch die Gesamtzufriedenheit des Franchisenehmers beeinflusst. Anderson und Narus (1990) haben darüber hinaus erkannt, dass das Vertrauen eines Händlers gegenüber dem Hersteller die Kooperation verbessert und die Anzahl an Konflikten reduzieren kann. Weniger Konflikte und eine intensivere Kooperation können wiederum für eine höhere Gesamtzufriedenheit sorgen. Zusammenfassend und analog zu Chiou et al. (2004) wird angenommen, dass das Vertrauen der Zahnärzte zu ihrem Franchisegeber die Gesamtzufriedenheit positiv beeinflusst.

H6: Das Vertrauen des Zahnarztes in das System beeinflusst positiv die Gesamtzufriedenheit der Franchisenehmer mit dem System.

Vertrauen wird in der vorliegenden Studie durch vier Elemente abgefragt. Diese sind das Vertrauen darauf, dass der Franchisegeber sich entsprechend den Vereinbarungen verhält, in die Glaubwürdigkeit der zur Verfügung gestellten Informationen, darauf, dass die Bedürfnisse des Franchisenehmers berücksichtigt werden, und in das verantwortungsvolle Verhalten des Franchisegebers. Diese Elemente wurden in Anlehnung an Garbarino & Johnson, 1999) und Morgan & Hunt, 1994) entwickelt und analog zu Chiou et al. (2004) im Part III des Fragebogens umgesetzt.

8.3.7 Gesamtzufriedenheit des Franchisenehmers mit dem System

Durch Untersuchungen im Bereich der Kundenzufriedenheit wurde herausgefunden, dass zufriedene Kunden viel eher ein Produkt oder eine Dienstleistung erneut kaufen, es Dritten weiterempfehlen und speziellen Angeboten von Wettbewerbern widerstehen (Bolton & Lemon, 1999; Bolton , 1998; Zeithaml, Berry & Parasuraman, 1996; Anderson & Sullivan, 1993; Cronin & Taylor, 1992). Darüber hinaus haben Untersuchungen anhand des Amerikanischen Kundenzufriedenheitsindexes (*America Customer Satisfaction Index*) eine quantitativ-empirische Bestätigung für den positiven Zusammenhang zwischen Kundenzufriedenheit und Kundenloyalität geliefert (Fornell, Johnson, Anderson, Cha & Bryant, 1996). Die Untersuchungen von Morrison (1997) ergeben, dass die Franchisenehmerzufriedenheit ein integraler Bestandteil bei der Erhaltung der Franchisebeziehung und Bedingung für das Engagement des Franchisenehmers ist.

Die Gesamtzufriedenheit wurde durch drei Items abgefragt. Die Operationalisierung des reflektiven Konstrukts basiert auf Oliver (1980) und umfasst die Bereiche Zufriedenheit mit der eigenen Entscheidung, die Überzeugung, die richtige Entscheidung getroffen zu haben, und die Zufriedenheit mit der Geschäftsbeziehung. Diese wurden in Part VIII des Fragebogens in Anlehnung an Chiou et al. (2004) umgesetzt.

8.4 Identifikation des Untersuchungsobjektes und Datenerhebungsprozess

Die vorliegende Untersuchung zielt auf die Zufriedenheit und die Bewertung des wahrgenommenen Nutzens der zahnärztlichen Franchisenehmer ab. Eine genaue Definition der Grundgesamtheit und eine systematische Durchführung der Datenerhebung sind für die Zielerreichung unerlässlich.

Die *Grundgesamtheit* der Untersuchung sind sämtliche zahnmedizinischen Franchisenehmer im deutschen Gesundheitswesen. Damit sind alle zum Erhebungszeitpunkt im deutschen Gesundheitswesen aktiv tätigen zahnärztlichen Franchisesysteme einbegriffen. Zu ihnen gehören:

- goDentis – Gesellschaft für Innovation in der Zahnheilkunde mbH, Köln
- TruDent Zahnärztliche Behandlungskonzepte AG, Eckernförde
- McZahn AG, Willich[103]
- Dr-Z GmbH, Düsseldorf

Der Fragebogen wurde an jeden Zahnarzt geschickt, dessen Adresse im Internet auf der Seite des jeweiligen Franchisegebers publiziert wurde. Die *Auswahlgesamtheit* entspricht somit annähernd der *Grundgesamtheit* und betrug 439 Franchisenehmer (Stand 15.05.2008). Lediglich die Franchisenehmer, deren Adresse nicht auf der jeweiligen Internetseite publiziert wurde, konnten nicht angeschrieben werden. Diese unterschiedliche Behandlung der Adressen der Franchisenehmer vonseiten der Franchisegeber kann entweder als Sanktion verstanden werden (Bischoff, 2008, S. 2) oder der Franchisenehmer ist gerade erst dem System beigetreten beziehungsweise befindet sich gerade im Beitrittsprozess (Bach, 2008). Es gilt somit für die Untersuchung zu beachten, dass Franchisenehmer, deren Adresse aus Sanktionierungsgründen nicht auf der Internetseite zu finden waren, nicht in die Untersuchung mit aufgenommen werden konnten. Es liegt jedoch die Vermutung nah, dass das hieraus resultierende Verzerrungspotenzial eher gering ist, da erstens ein Verstoß der Franchisenehmer gegen den Franchisevertrag vorliegen muss, um eine solche Sanktionierung zu rechtfertigen, und zweitens die kurze Ver-

[103] Die McZahn AG hat zum 01.10.2008 einen Insolvenzantrag gestellt und steht Zahnärzten nicht mehr als Franchisesystem zur Verfügung. Aus der vorliegenden Untersuchung ist es aufgrund der garantierten Anonymität der Befragten nicht möglich, die Antworten von McZahn-Franchisenehmern herauszufiltern. Da zum Zeitpunkt der Erhebung das System jedoch noch aktiv war und darüber hinaus lediglich sechs Franchisenehmer angeschrieben wurden, ist nicht von einer gravierenden Beeinträchtigung der Ergebnisse auszugehen.

tragslaufzeit des zahlenmäßig größten Franchisesystems goDentis dazu führt, dass solche Franchisenehmer schnell aus dem System ausscheiden. Im Fall der gerade beigetretenen Zahnärzte wären die Aussagen in Bezug auf die Zufriedenheit mit dem System aufgrund der kurzen Zugehörigkeit nur eingeschränkt nutzbar. Unter Berücksichtigung der §§ 27 und 28 MBO-Ä ist darüber hinaus anzumerken, dass Ärzte nur im Sinne von Patienteninformation werben beziehungsweise sich in medizinische Verzeichnisse eintragen lassen dürfen. Aufgrund der strengen Reglementierung kann hieraus abgeleitet werden, dass Zahnärzte die Chance, die ihnen durch das Verzeichnis der Franchisegeber geboten wird, nutzen, um Patienten auf sich aufmerksam zu machen und zu informieren. Der Selektionsmechanismus der angeschriebenen Zahnärzte erscheint somit zielführend.

Datenerhebung

Nach der Definition der Grundgesamtheit und der Selektion der Auswahlgesamtheit wird im nächsten Schritt der Datenerhebungsprozess, wie er grafisch in Abbildung 17 dargestellt wird, vorgestellt.

Abbildung 17: Datenerhebungsprozess

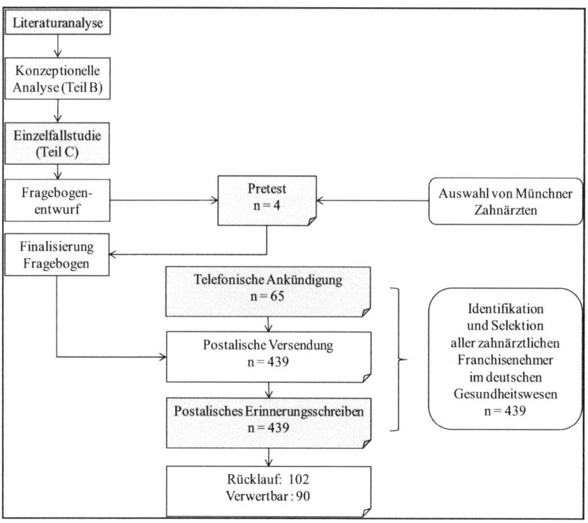

Quelle: eigene Darstellung (2009).

Die Fragebogenerhebung erfolgte im Zeitraum vom 21.05.2008 bis zum 13.06.2008. Es wurden sämtliche Franchisenehmer angeschrieben, deren Kontaktdaten über das Internet verfügbar waren. Diese Daten wurden in einer Tabelle zusammengetragen und entsprechend der relevanten Daten, wie Titel, Name und Adresse, sortiert. Das über einen Serienbrief verfasste, personalisierte Anschreiben umfasste eine kurze Beschreibung der Studie, den Appell zur Teilnahme, die Zusicherung der Anonymität, die Information über die Verwendung der Antworten und eine persönliche Unterschrift des Verfassers. Auf dem Deckblatt[104] wurde das Logo der European Business School, Oestrich-Winkel verwendet, um anzuzeigen, dass es sich bei der Umfrage um eine wissenschaftliche Arbeit handelt. Hiermit sollte Vertrauen zur Umfrage geschaffen werden und somit die Rücklaufquote erhöht werden (Bortz & Döring, 2006, S. 257). Wie der Pretest ergab, wurde die Möglichkeit, Teile der Ergebnisse der Untersuchung einsehen zu können, von den befragten Zahnärzten als größter Motivator zur Teilnahme an der Befragung angesehen. Aus diesem Grund wurde im Anschreiben die Möglichkeit aufgezeigt, Teilergebnisse der Befragung circa 3 Wochen nach Beendigung der Umfrage im Internet abrufen zu können. Für diesen Zweck wurde die gleiche Webseite verwendet, auf der auch der Fragebogen zur Beantwortung optional online angeboten wurde.

Der mit einer Briefmarke[105] versehene DIN-C4-Briefumschlag umfasste neben dem personalisierten Anschreiben den sechsseitigen Fragebogen und ein Antwortkuvert. Parallel zur Versendung wurde der Fragebogen per Telefon bei 14,8 % der Zahnärzte[106] angekündigt.

Nach zehn Tagen erhielten alle Befragten erneut ein Schreiben. Um die garantierte Anonymität der Befragten nicht zu gefährden, wurde jedem Teilnehmer für die Beantwortung des Fragebogens gedankt und noch einmal explizit auf die Wichtigkeit der Untersuchung hingewiesen. Darüber hinaus wurden alle Teilnehmer erneut auf die Möglichkeit hingewiesen, den Fragebogen online auszufüllen. Für den Fall, dass ein Teilnehmer den Fragebogen verloren hatte, wurde angeboten, dass ein weiteres Exemplar telefonisch oder per E-Mail angefordert werden könnte. Die zweite Erhebungswelle wurde wie die erste telefonisch begleitet.

---

[104] Das Deckblatt befindet sich im Anhang 9.

[105] Zum Effekt der Verwendung von Briefmarken im Vergleich zu Postwurfsendungen beziehungsweise Freimachvermerken siehe Wieken (1974).

[106] Es stellte sich als schwierig heraus, die Zahnärzte im laufenden Praxisbetrieb telefonisch zu erreichen. Aus diesem Grund konnten lediglich 65 der 439 Zahnärzte aus Gründen der personellen und zeitlichen Ressourcen erreicht werden. Von den angerufenen Zahnärzten konnten jedoch alle mittelbar oder nachrichtlich über einen Mitarbeiter informiert werden.

Keiner der versendeten Briefe kam ungeöffnet zurück. Es kann somit davon ausgegangen werden, dass alle angeschriebenen Ärzte auch tatsächlich unter der angegebenen Adresse erreichbar waren. Die Rücklaufquote am Stichtag (13.06.2008) betrug 102 Antworten (23,3 %), diese setzten sich aus 92 postalischen und 11 online versendeten Antworten zusammen. Bei den postalischen Antworten konnten zwei Antworten nicht verwendet werden, da die Fragebögen nicht ausgefüllt waren, jedoch wurde vonseiten der Teilnehmer eine Begründung dafür abgegeben. In dem einen Fall lag der Grund hierfür darin, dass der Zahnarzt dem System erst vor wenigen Tagen beigetreten war. In dem anderen Fall war sich der Zahnarzt nicht darüber bewusst, dass er an einem Franchisesystem (im Allgemeinen) teilnimmt. Vielmehr versteht er sich als 100%ig selbstständiger Arzt. Da der Zahnarzt seinen Namen und seine Adresse zu seinem Feedback angegeben hatte, konnte eine Recherche durchgeführt werden, die zeigte, dass er ein regulärer Vertragspartner von goDentis ist. Von den 11 online zugesendeten Antworten konnte aufgrund von frühzeitig unterbrochenen, abgebrochenen und leeren Antworten lediglich ein Fragebogen verwendet werden. Zwei der postalischen Antworten konnten aufgrund einer Häufung von nicht ausgefüllten Feldern darüber hinaus nicht verwendet werden. Hieraus ergibt sich eine Netto-Rücklaufquote von 90 Antworten oder 20,5 %. Dies stellt eine solide Basis für die folgende Analyse dar und ist vergleichbar mit ähnlichen Untersuchungen von Franchisenehmern (neben anderen Chiou et al., 2004, S. 25; Sul & Khan, 2006, S. 435; Grünhagen & Dorsch, 2003, S. 371).

8.5 Deskriptive Analyse des Untersuchungsgegenstandes

Die vorliegende Arbeit ist die erste Studie zum Thema Franchising im deutschen Gesundheitswesen. Aus diesem Grund erscheint es sinnvoll, der deskriptiven Statistik ausreichend Platz einzuräumen, um alle relevanten Ergebnisse darstellen zu können. Entsprechend der Struktur des Fragebogens unterteilt sich die Analyse in die Bereiche Systemleistungen, Kommunikation, Vertrauen, Kosten, Vorteile für den Zahnarzt, Vorteile für den Patienten, zukünftige Erwartungen, Gesamtzufriedenheit und die Intention, weiterhin im Franchisesystem zu bleiben.

8.5.1 Merkmale der Stichprobe und Repräsentativität

Jeder Zahnarzt, der in einer Partnerpraxis tätig ist, muss dem Franchisevertrag zustimmen und diesen unterschreiben (Bischoff, 2008, S. 1). Deshalb wurde nicht jede Zahnarztpraxis, sondern jeder Behandler persönlich angeschrieben. Jeder Zahnarzt (*Personenebene*) und nicht jede Praxis (*Organisationsebene*) ist somit Franchisenehmer im System. Dass die Stichprobe nicht, wie in Tabelle 6 dargestellt, auf die einzelnen Systeme gleichmäßig verteilt ist, ist zu vernachlässigen, da im Rahmen der Untersuchung nicht zwischen den einzelnen Systemen differenziert werden soll. Vielmehr soll die Ist-Situation aller zahnärztlichen Franchisenehmer dargestellt und die Hypothesen überprüft werden.

Tabelle 6: Befragte zahnärztliche Franchisenehmer

	Zahnärzte	in %	Praxen	Ärzte/Praxis
goDentis	386	88,1%	318	1,2
TruDent	38	8,7%	29	1,3
McZahn	6	1,4%	6	1,0
Dr-Z	4	0,9%	4	1,0
goDentis+TruDent	4	0,9%	2	2,0
Summe	438	100,0%	359	1,2

Quelle: eigene Berechnung (2009).[107]

Arzt- und praxisspezifische Merkmale

Zu den arztspezifischen Merkmalen gehören das Alter, die Anzahl der bereits praktizierten Jahre als Indikator für die Erfahrung der Zahnärzte, die Geschlechterverteilung, die Dauer der Systemzugehörigkeit und die Information, was sie vor ihrem Systembeitritt getan haben.

Alter

Das Durchschnittsalter der Zahnärzte beträgt 47,8 Jahre bei einer Varianz von 68,4. Die Standardabweichung beträgt ± 8,27 Jahre. Der jüngste teilnehmende Zahnarzt ist 29, der älteste 67 Jahre alt und somit kurz vor der am 01.01.1999 in Kraft getretenen gesetzlichen Altersgrenze für praktizierende Zahnärzte. Sowohl der Median als auch der Modus liegen bei 48 Jahren. Abbildung 18 zeigt die Altersverteilung noch einmal grafisch.

Es ist erkennbar, dass sich die Gruppe der Franchisenehmer aus allen Altersklassen zusammensetzt. Es ist darüber hinaus keine erkennbare Clusterbildung zum Beispiel im Bereich der sehr jungen oder der eher älteren Zahnärzte vorhanden.

---

[107] TruDent eheml. MacDent

Abbildung 18: Altersverteilung der Zahnärzte (n = 90)

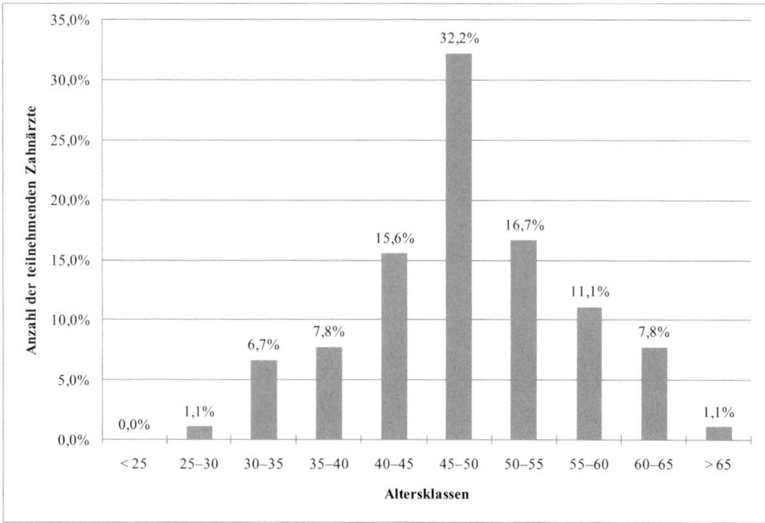

Quelle: eigene Berechnung (2009).

Erfahrung

Die Erfahrung eines Zahnarztes lässt sich nicht direkt messen. Aus diesem Grund wurde im Rahmen des Fragebogens der Zeitpunkt abgefragt, seit dem die Zahnärzte praktizieren. Dieser korreliert stark ($r = 0{,}903$, $p < 0{,}000$) mit dem Alter der Zahnärzte. Durchschnittlich haben die teilnehmenden Zahnärzte mit 28,9 Jahren begonnen zu arbeiten und haben bereits 19 Jahre (min. = 2 Jahre; max. = 44 Jahre) Berufserfahrung. Die Standardabweichung beträgt analog zum Alter ± 8,53 Jahre. Auch hier lässt sich wie beim Alter der zahnärztlichen Franchisenehmer keine Clusterbildung erkennen.

Geschlechterverteilung

Abbildung 19 stellt die Geschlechterverteilung der Stichprobe und der statistischen Erhebung der KZBV aus dem Jahr 2005 dar. Der Anteil der weiblichen Zahnärzte unterscheidet sich hierbei deutlich. Laut KZVB (2008) waren im Jahr 2005 rund 35,0 % der Zahnärzte weiblich, hingegen sind lediglich 14,4 % der zahnärztlichen Franchisenehmer weiblich.

Es ist sogar davon auszugehen, dass der heutige Frauenanteil bei den Zahnärzten allgemein noch über dem Wert von 2005 liegt, da der Anteil an weiblichen Zahnmedizinstudenten derzeit über 60 % liegt (KZBV, 2008, S. 160). Somit ist die reale Lücke zwischen dem Frauenanteil der Franchisenehmer und aller Zahnärzte in Deutschland sogar noch größer. Zahnärztinnen scheinen somit bei den Franchisenehmern unterrepräsentiert zu sein.

Abbildung 19: Geschlechterverteilung (n = 90)

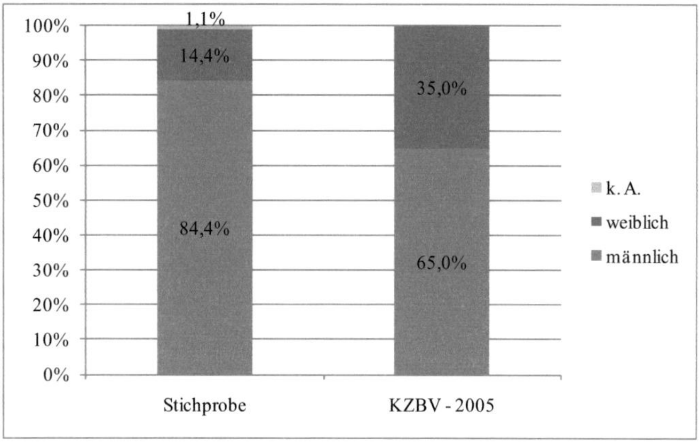

Quelle: eigene Berechnung (2009).

Beitritt zum Franchisesystem

Im Rahmen des Fragebogens wurde darüber hinaus erhoben, wie lange die Franchisenehmer bereits am System teilnehmen. Dieser Parameter kann als Indikator dafür gewertet werden, wie viel Erfahrungen die Franchisenehmer bereits innerhalb ihres jeweiligen Systems sammeln konnten.

Durchschnittlich nehmen die Franchisenehmer bereits seit 26,1 Monaten an einem der vier Franchisesysteme teil. Der jüngste Beitritt zu einem der Franchisesystem war vor einem Monat, der Teilnehmer, der am längsten zu einem Franchisesystem gehört, trat vor über neun Jahren und sechs Monaten bei (damals noch eines der Franchisepilotprojekte). Die hohe Streuung um den Mittelwert ($\sigma = 468{,}55$; SD = ± 21,65) deutet an, dass es sowohl Franchisenehmer gibt, die bereits seit den jeweiligen Pilotprojekten in den Systemen sind, als auch solche, die erst in jüngster Vergangenheit in die Systeme eingetreten sind. Der Modus beträgt 36 Monate und der Median 24 Monate. Beachtet man, dass das GKV-WSG gut 16 Monate vor der Erhebung in Kraft getreten ist, lässt sich erkennen, dass es bereits zuvor erste Franchisesysteme im zahnärztlichen Bereich gab.

Somit scheint der regulatorische Rahmen bereits vor der Gesetzesnovelle ausreichend flexibel gewesen zu sein, um diese Kooperationsform zu ermöglichen.

In dem Fragebogen wurden primär die persönlichen Einschätzungen der zahnärztlichen Franchisenehmer abgefragt. Aus diesem Grund erscheint es nicht sinnvoll, eine Mindestteilnahmedauer als Qualitätskriterium zu definieren, da sich die Franchisenehmer bereits nach absolvierter Einführungsschulung ein Bild über die einzelnen Elemente und Serviceleistungen der Franchisesysteme machen konnten. Darüber hinaus gab es lediglich acht Antworten von Franchisenehmern, die weniger als sechs Monate am jeweiligen System partizipiert hatten ($n_{<6Monate}$ = 6,5 % aller Antworten).

Tätigkeit vor Eintritt ins Franchisesystem

Franchising gilt typischerweise als Möglichkeit der Unternehmensgründung (Michael & Combs, 2008, S. 73–74). Aus diesem Grund wurde abgefragt, was die Zahnärzte vor ihrer Teilnahme an den jeweiligen Franchisesystemen gemacht haben. Dabei gaben – bis auf eine Ausnahme – alle Befragten an, vorher niedergelassener Arzt gewesen zu sein. Die Möglichkeit, direkt nach dem Studium den Weg in die Selbstständigkeit zu gehen, wurde von keinem der Befragten in Anspruch genommen. Darüber hinaus befand sich unter den Befragten niemand, der aus einem Angestelltenverhältnis heraus in eines der Franchisesysteme eingestiegen ist.

Neben den dargestellten arztspezifischen Merkmalen wurden ebenso auch praxisspezifische Merkmale im Rahmen der Studie erhoben, die im Folgenden dargestellt werden.

Praxisspezifische Merkmale

Die praxisspezifischen Merkmale stellen die jeweiligen Praxen in den Fokus der Analyse. Hierbei wird der Praxisumsatz der zahnärztlichen Franchisenehmer, der Umsatz pro Arzt, die Anzahl der Praxisinhaber, die Anzahl an Mitarbeitern pro Praxis und die geografische Lage der Praxen analysiert.

Bei der Darstellung der Daten muss jedoch festgehalten werden, dass, wie bereits in Kapitel 8.4 erwähnt, der Fragebogen an jeden zahnärztlicher Franchisenehmer versendet wurde, auch wenn mehrere Zahnärzte in einer Praxis tätig waren. Diese Versendungsart wurde gewählt, da mit der Studie insbesondere die Wahrnehmung der einzelnen Zahnärzte und nicht eine quasihomogene Praxismeinung abgefragt werden sollte. Es besteht somit die latente Gefahr, dass Praxen mit mehreren Ärzten stärker als Einzelpraxen berücksichtigt wurden. Nichtsdestotrotz lassen sich aus den Daten Tendenzen ablesen, welche praxisspezifischen Merkmale zahnärztliche Franchisenehmer aufweisen.

Praxisumsatz in 2007

Bei der Analyse des Praxisumsatzes muss berücksichtigt werden, dass es sich bei den Angaben um eine Schätzung durch die Zahnärzte handelt. Aus diesem Grund sind die Angaben als ungefähre Angaben zu verstehen. Um in diesem Gebiet detailliertere Angaben machen zu können, hätte die Abfrage des Umsatzes nach den verschiedenen Erlösarten der GKV und PKV unterteilt werden und entsprechend verifiziert werden müssen. Hintergrund der Fragestellung war, die Zahnarztpraxen dahin gehend zu untersuchen, ob tendenziell eher kleinere, mittlere oder große Arztpraxen an einem Franchisesystem teilnehmen.

Die Zahnärzte haben angegeben, einen durchschnittlichen Umsatz von 671.111 € im Jahr 2007 gehabt zu haben. Diese Frage wurde jedoch nur von 70 % der Studienteilnehmer beantwortet (n_{Umsatz} = 63). Die Streuung hierbei ist allerdings mit ± 503.126 € recht hoch und die Angaben liegen zwischen 50.000 € und 3.000.000 €, wobei der Median bei 500.000 € liegt. Im Vergleich hierzu liegt der durchschnittliche Umsatz pro Zahnarztpraxis in Deutschland im Jahr 2006 bei 409.709 € (KZBV, 2008, S. 108). Da diese Werte allein noch keine große Aussagekraft besitzen, wird im folgenden Schritt der Praxisumsatz auf die Zahl der in der Praxis aktiv tätigen Ärzte umgerechnet.

Arztumsatz in 2007

Der durchschnittliche Umsatz pro Arzt liegt bei den Franchisenehmern bei 371.935 €. Die Standardabweichung beträgt ± 187.417 €, die Angaben liegen zwischen 50.000 € bei einem in Teilzeit tätigen Zahnarzt und 950.000 €. Der Median des Umsatzes pro Arzt liegt bei 312.500 €.

Diese Werte können mit dem Wert für alle Zahnärzte in Deutschland verglichen werden, den die KZBV (2008) mit 336.841 € für das Jahr 2006 angibt (S. 104). Betrachtet man die Entwicklung der Praxisumsätze in den letzten zehn Jahren (durchschnittlicher Umsatzrückgang = – 0,33 % pro Jahr; nicht kaufkraftbereinigt), ist davon auszugehen, dass die Umsätze 2007 im Durchschnitt nicht wesentlich von den Werten aus dem Jahr 2006 abweichen.

Aus dem Vergleich ergibt sich ein Delta von + 35.094 € oder + 10,42 %, die die zahnärztlichen Franchisenehmer mehr verdienen als ein normal niedergelassener Zahnarzt. Aus diesen Daten sind jedoch keine Rückschlüsse möglich, inwieweit dieser erhöhte Umsatz durch die Teilnahme an einem der Franchisesysteme bedingt ist oder ob es sich hierbei lediglich, wie in dieser Untersuchung angenommen, um ein Merkmal der zahnärztlichen Franchisenehmer handelt.

Um die Umsätze pro Zahnarzt grafisch darstellen zu können, empfiehlt es sich, die einzelnen Werte in Klassen zu unterteilen. Hierbei wird analog zur Klassifizierung der KZBV (2008) eine Unterteilung in 50.000€-Schritten vorgenommen. Wie in Abbildung 20 dargestellt, lässt sich aus der Verteilung nicht erkennen, dass lediglich große, mittlere oder nur kleine Arztpraxen an einem der Franchisesysteme teilnehmen. Es findet sich eine breite Verteilung auf nahezu alle Größenklassen der KZBV.

Abbildung 20: Umsatz pro Zahnarzt (n = 63)

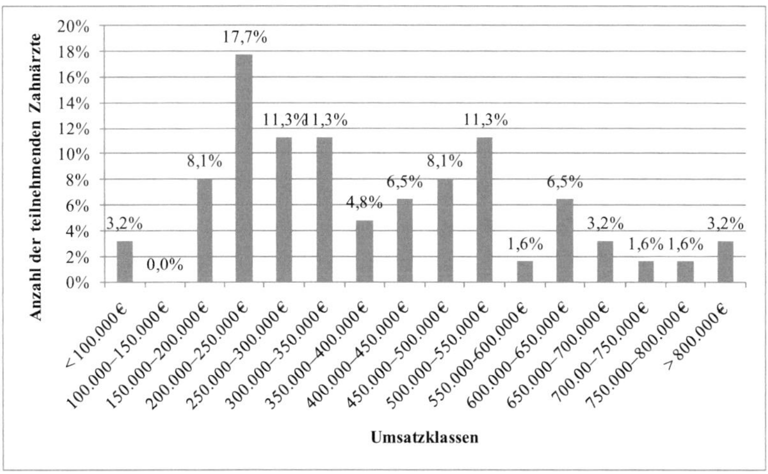

Quelle: eigene Berechnung (2009).

Anzahl der Praxisinhaber

Die Zahl der Praxisinhaber ist ein weiterer Indikator für die Größe der teilnehmenden Praxen. Wie bereits im Rahmen der Fallstudie beschrieben, müssen sämtliche Ärzte einer Arztpraxis den Franchisevertrag unterschreiben. Aus diesem Grund ist es von Interesse zu untersuchen, ob tendenziell eher Einzelpraxen oder Gemeinschaftspraxen an einem der Franchisesysteme teilnehmen.

Durchschnittlich variieren die Werte mit ± 1,11 vom Durchschnitt von 1,95 Ärzten pro Praxis, wobei das Minimum bei einem Arzt und das Maximum bei fünf Ärzten pro Praxis liegt. Sowohl der Median als auch der Modus liegt bei zwei Ärzten pro Praxis.

Wie Abbildung 21 zeigt, sind in fast 57,8 % der Praxen zwei oder mehr Zahnärzte tätig. Lediglich 40 % der zahnärztlichen Franchisenehmer arbeiten in einer Einzelpraxis. Diese Werte sind insbesondere im Vergleich zu den Werten der KZBV aus dem Jahr 2006 interessant, da sich eine gänzlich andere Struktur im Vergleich zum bundesdeutschen Durchschnitt ergibt. In Deutschland sind Einzelpraxen mit 81,1 % die vorherrschende Form von Zahnarztpraxen. In 16,2 % der Fälle gibt es zwei Zahnärzte in der Praxis und mehr als zwei Zahnärzte finden sich in 2,7 % aller Zahnarztpraxen. Hier ist, wie in Abbildung 21 dargestellt, ein Trend bei den Franchisenehmern zu erkennen, dass sowohl Einzelpraxen als auch Gemeinschaftspraxen mit zwei oder mehr Ärzten an einem der Franchisesysteme teilnehmen, dass jedoch tendenziell mehr als ein Zahnarzt in der Praxis tätig ist.

Abbildung 21: Zahnärzte je Praxis (n = 90)

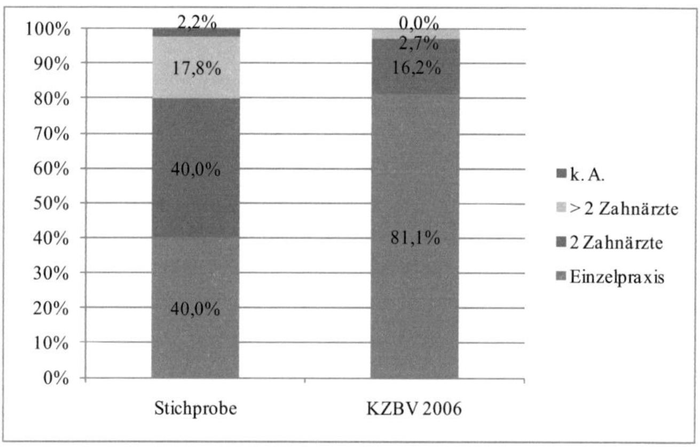

Quelle: eigene Berechnung (2009).

Mitarbeiter je Praxis

Die Anzahl der Mitarbeiter pro Zahnarztpraxis ist, analog zur Anzahl der Ärzte je Praxis, ein Indikator für die Größe der teilnehmenden Praxen. Im Rahmen der Studie wurde sowohl die Anzahl der in Vollzeit arbeitenden als auch die Anzahl der Teilzeitmitarbeiter abgefragt. Um eine mit den Werten der KZBV annähernd vergleichbare Mitarbeiteranzahl zu bekommen, wurde die Anzahl der Teilzeitmitarbeiter mit 0,5 gewichtet und die Ergebnisse wurden aufsummiert. Somit ergibt sich ein gewichteter Durchschnitt von 6,6 Mitarbeitern pro Praxis ($Ø_{Vollzeit}$ = 5,1; $Ø_{Teilzeit}$ = 3,0) mit einer Standardabweichung von ± 5,4 ($\sigma_{Vollzeit}$ = 4,9; $\sigma_{Teilzeit}$ = 2,5). Die Extremwerte liegen bei 2 beziehungsweise 34 Mitarbeitern bei einer überdurchschnittlich großen Gemeinschaftspraxis mit drei Ärzten. Sowohl der Median als auch der Modus liegen bei fünf Mitarbeitern je Praxis. Im Vergleich hierzu liegt die durchschnittliche Anzahl an Beschäftigten im Jahr 2006 bei 5,1 für ganz Deutschland und somit 1,5 Mitarbeiter unter dem Wert für die zahnärztlichen Franchisenehmer.

Wo ist die Praxis angesiedelt

Die Frage, wo die Praxis angesiedelt ist, unterteilt sich in zwei Teilfragen. Im ersten Teil soll dargestellt werden, wo die Praxen im geografischen Sinne zwischen innerstädtischen, städtischen, Stadtrand- und ländlichen Lagen einzuordnen sind. Darüber hinaus wurde erhoben, in welchem Bundesland sich die jeweilige Praxis befindet, um eine generelle regionale Einordnung der Praxen zu ermöglichen.

Wie Tabelle 7 zeigt, befindet sich die überwiegende Zahl der Praxen in städtischen beziehungsweise innerstädtischen Lagen. Jedoch sind auch 22,2 % in eher ländlichen Strukturen angesiedelt. Zahnärztliche Franchisenehmer lassen sich somit nicht nur in städtischen Ballungszentren, sondern auch in ländlichen Regionen finden.

Tabelle 7: Geografische Lage der Praxen

	n	%
Innerstädtisch	31	34,4%
Städtisch	31	34,4%
Stadtrand	10	11,1%
Ländlich	20	22,2%

Quelle: eigene Berechnung (2009).

Im zweiten Teil wurde untersucht, in welchen Bundesländern sich die Praxen befinden. Hierbei lässt sich feststellen, dass sich 93,3 % der zahnärztlichen Franchisenehmer in den alten und lediglich 5,6 % in den neuen Bundesländern befinden. Im bundesdeutschen Durchschnitt aller Zahnärzte hingegen sind es 83,3 % in West- und 17,7 % in Ostdeutschland (KZBV, 2008, S. 162–163). Zahnarztpraxen in Westdeutschland sind somit unter den Franchisenehmern etwas stärker repräsentiert als Praxen in Ostdeutschland. Die meisten Franchisenehmer finden sich in Nordrhein-Westfalen, wie in Abbildung 22 dargestellt; dies lässt sich dadurch erklären, dass drei der vier Franchisesysteme ihren Hauptsitz in diesem Bundesland haben.

Abbildung 22: Franchisenehmer je Bundesland (n = 89)

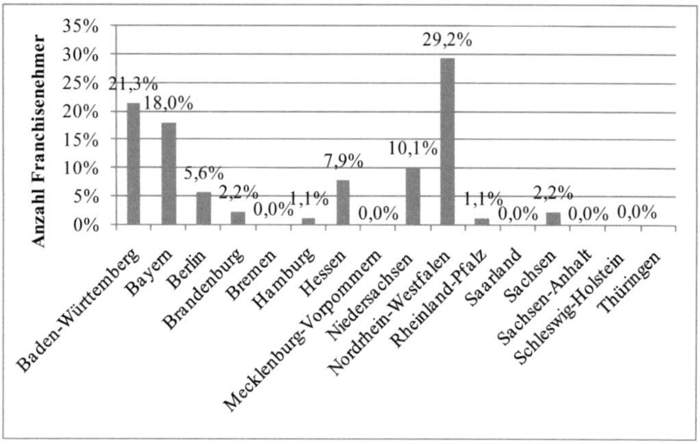

Quelle: eigene Berechnung (2009).

8.5.2 Allgemeine Aspekte

Neben den für das Modell benötigten latenten Variablen wurden im Rahmen des Fragebogens auch allgemeine Aspekte abgefragt, die den Zweck der bloßen Charakterisierung der Stichprobe übersteigen. Zu den allgemeinen Aspekten des Fragebogens zählt die Frage, wie viele andere zahnärztliche Franchisesysteme den Zahnärzten bekannt sind. Ferner wurde abgefragt, wie die Zahnärzte auf ihr Franchisesystem aufmerksam geworden sind, wie lang die Laufzeit der Franchiseverträge ist und wie sie die Intensität der vertraglichen Bindung zu ihren Franchisegebern einschätzen.

Anzahl der zusätzlich bekannten zahnärztlichen Franchisesysteme

Durchschnittlich kannten die Zahnärzte 2,03 andere Systeme (σ = 1,53; Median = 2; Modus = 2). Allerdings zeigt Abbildung 23, dass der Maximalwert bei acht Systemen (Min. = 0) liegt. Hieran lässt sich erkennen, dass diese Frage von einigen Zahnärzten falsch verstanden wurde. Es ist an dieser Stelle aus den Ergebnissen nicht abzulesen, ob einige der Zahnärzte eventuell die Anzahl an bekannten anderen zahnärztlichen Franchisenehmern anstatt der Zahl an bekannten zahnärztlichen Franchisesystemen angegeben haben. Außerdem wäre auch vorstellbar, dass einige Zahnärzte nicht nur explizit zahnärztliche Franchisesysteme[108] aufgezählt haben, sondern alle Franchisesysteme, die sie kennen. Entfernt man jedoch aus den Berechnungen alle Antworten, die eine Anzahl von fünf oder mehr nennen, erhält man einen bereinigten Durchschnittswert von 1,80 (σ = 1,18), wobei Median und Modus unverändert bleiben.

Abbildung 23: Anzahl bekannter Franchisesysteme (n = 90)

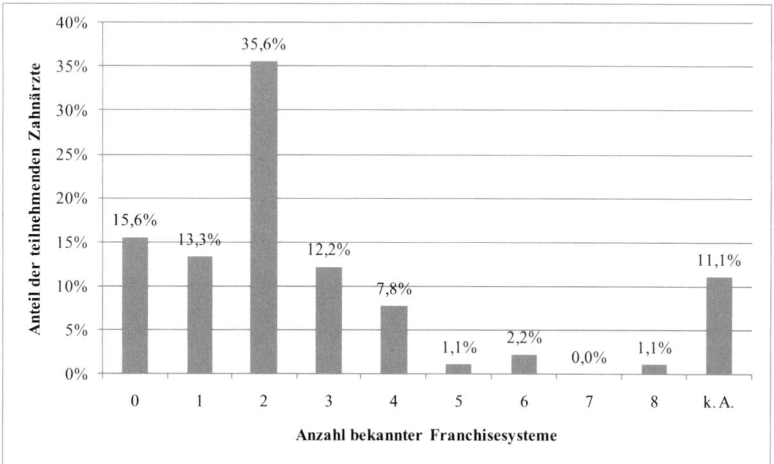

Quelle: eigene Berechnung (2009).

Die Frage nach anderen bekannten zahnärztlichen Franchisesystemen war außerdem eine Kontrollvariable dafür, ob die Zahnärzte sich alternativer Franchisesysteme bewusst sind und somit eine bewusste Entscheidung für oder gegen eines der Systeme getroffen haben.

Wie sind Sie auf Ihr System aufmerksam geworden?

Wie in Abbildung 24 dargestellt, ist das stärkste Werbemedium für die Franchisesysteme die *Presse* (25,6 %). Betrachtet man aber die folgenden Punkte *direkt durch Franchisegeber* (20,9 %) und *Werbung des Franchisegebers* (12,8 %) auf Platz zwei und drei, ist es insbesondere diese direkte Ansprache ($\sum$ 33,7 %) von potenziellen Fran-

[108] Eine überprüfende Recherche nach weiteren zahnärztlichen Franchisesystemen, die nicht in der Studie berücksichtigt wurden, hat keine weiteren Systeme hervorgebracht.

chisenehmern, durch die sie auf die entsprechenden Franchisesysteme aufmerksam gemacht werden.

Abbildung 24: Wie wurden Sie auf das System aufmerksam? (n = 86)

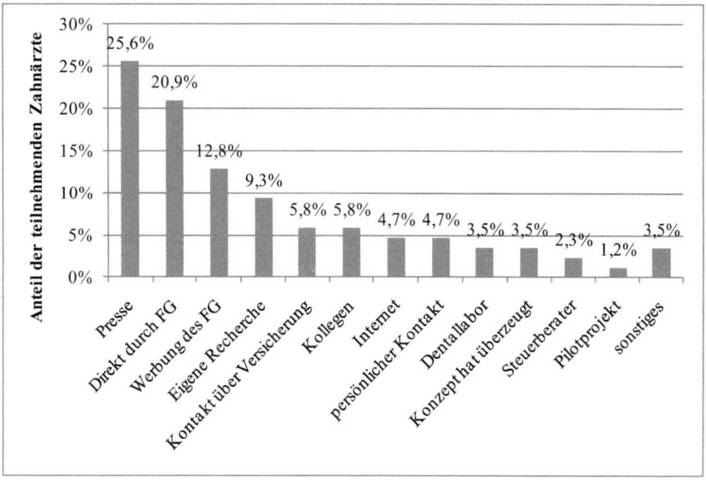

Quelle: eigene Berechnung (2009).

Franchise-Vertragslaufzeit und Verbindungsintensität

Die Laufzeit der Franchiseverträge beträgt durchschnittlich 19,6 Monate (σ = 12,98; Median = 12; Modus = 12). Die kürzeste Vertragslaufzeit beträgt lediglich 6 Monate, wohingegen die längsten Verträge bis zu 60 Monate laufen. Durch die vergleichsweise kurze Vertragslaufzeit von durchschnittlich lediglich etwas mehr 1,5 Jahren wird deutlich, dass die Verbindung zwischen Franchisegeber und Zahnarzt eher kurzfristiger Natur ist. Langfristige Verträge sind bei zahnärztlichen Franchisesystemen eher die Ausnahme.

Ein ähnliches Bild zeigt sich bei der Vertragsintensität der Franchiseverträge. Diese wird in Tabelle 8 dargestellt und bestätigt die lose Interpretation der Franchiseverträge durch die Franchisenehmer. Hiernach besteht kaum eine vertragliche Bindung, zum Beispiel medizinisches Equipment, Verbrauchsmaterialien oder Ausstattungsgegenstände vom Franchisegeber abzunehmen (Ø = 4,33; σ = 1,257; Median = 5; Modus = 5). Damit wird jedoch nicht nur angezeigt, dass es eine lose Verbindung zwischen Franchisegeber und Zahnarzt gibt, sondern auch, dass Einkaufsvorteile nur eingeschränkt im Rahmen des Franchisevertrags weitergegeben werden. Stark wird durch die Zahnärzte auch die Frage verneint, ob sie durch die Teilnahme am Franchisesystem einen Teil ihrer Selbstständigkeit aufgegeben haben (Ø = 4,61; σ = 0,817; Median = 5; Modus = 5). Auf der einen Seite decken sich diese Zahlen mit der Tatsache, dass Franchisenehmer allgemein juristisch selbstständige Unternehmer sind und nur wirtschaftlich von ihrem Franchisegeber abhängen. Auf der anderen Seite wird darin zum Ausdruck gebracht, dass sich die Zahnärzte in keiner Weise durch die Franchiseverträge in der Ausübung ihrer ärztlichen Tätigkeit eingeschränkt sehen.

Tabelle 8: Verbindungsintensität

	n	Ø	σ	Median	Modus
Vertagliche Bindung	88	4,33	1,257	5	5
Aufgabe der Selbstständigkeit	90	4,61	0,817	5	5

Quelle: eigene Berechnung (2009).

Es lässt sich zusammenfassend konstatieren, dass bereits im Bereich der allgemeinen Aspekte, die im Rahmen des Fragebogens abgefragt wurden, einige Besonderheiten des zahnärztlichen Franchisings verzeichnet werden konnten. Im nächsten Kapitel wird explizit auf die Systemleistungen eingegangen, die in den Systemen angeboten werden.

8.5.3 Systemleistungen eines zahnärztlichen Franchisesystems

Die analysierten Systemleistungen wurden unterteilt in zwei voneinander getrennte Bereiche. Der erste Teil befasst sich mit der Analyse der Bestandteile der jeweiligen Franchisesysteme. Hierbei wurden die typischen Bestandteile eines Franchisesystems abgefragt und von den Zahnärzten bewertet. Ziel war es, auf der einen Seite die Systemleistungen zu extrahieren, die tatsächlich angeboten werden. Auf der anderen Seite sollte die Zufriedenheit der Franchisenehmer mit den von den Franchisegebern angebotenen Leistungen bewertet werden. Der zweite Teil der Analyse bezog sich explizit auf die Systemhandbücher. Da das Systemhandbuch das zentrale Element eines Franchisesystems zum Übertragen des Wissens vom Franchisegeber zum Franchisenehmer darstellt, wurde hierauf ein besonderer Schwerpunkt gelegt. Es wurde neben den Bestandteilen des Systemhandbuchs auch abgefragt, inwieweit der Inhalt der Handbücher bekannt ist und ob sich die Zahnärzte an die Weisungen aus dem Handbuch halten.

Systembestandteile

Basierend auf der Einzelfallstudie über den größten zahnmedizinischen Franchisegeber und der theoretischen Analyse wurde eine Liste mit franchisetypischen und medizinspezifischen Systemleistungen erstellt und den Zahnärzten präsentiert. Tabelle 9 zeigt eine

Übersicht über die abgefragten Items. Zusätzlich zu der Bewertungsskala von 1 (*stimme vollständig zu*) bis 5 (*stimme nicht zu*), die im restlichen Fragebogen verwendet wurde, gab es die Möglichkeit, mit n. a. (*nicht angeboten*) und n. b. (*nicht beansprucht*) zu antworten. Als Qualitätsindikator für die Antworten wurde berechnet, wie viele der Zahnärzte mit n. a. oder n. b. geantwortet haben. Darüber hinaus wurde berechnet, wie viel Prozent der Antworten, bezogen auf die Grundgesamtheit, gültig sind.

Tabelle 9: Systembestandteile der zahnärztlichen Franchisesysteme (n = 90)

	vom FG offeriert	**Anteil von N**
Einführungsschulung	97,8%	19,9%
laufende Informationen	97,8%	20,1%
laufende Schulung	94,6%	16,7%
Betreuung vor Ort	94,6%	18,7%
überregionale Werbung	91,3%	18,3%
Systemweiterentwicklung	84,8%	15,1%
Marktbeobachtung	83,7%	16,0%
lokale Werbung	81,5%	15,1%
Versicherungen	*55,4%*	*7,8%*
Betriebsvergleiche	*53,3%*	*7,8%*
Einkaufsrabatte	*47,8%*	*6,4%*
Hilfe bei Personalauswahl	*43,5%*	*5,5%*
Finanzierungshilfe	*39,1%*	*3,4%*
Finanzierungsberatung	*37,0%*	*3,9%*
Buchführung	*35,9%*	*3,7%*
Gebäudemanagement	*31,5%*	*3,4%*

Quelle: eigene Berechnung (2009).

In Tabelle 9 sind die Systemleistungen in zwei Gruppen unterteilt. Die ersten acht Systemleistungen sind mit > 15 % repräsentativ für die Auswahlgesamtheit, während die anderen Systemleistungen mit Werten < 10 % der Auswahlgesamtheit als nicht repräsentativ anzusehen sind.[109] Aus diesem Grund werden im Folgenden nur die ersten acht Systemleistungen genauer analysiert. Hierzu zählen die *Einführungsschulung*, *laufende Informationen*, *laufende Schulung*, *Betreuung vor Ort*, *überregionale Werbung*, *Systemweiterentwicklung*, *Marktbeobachtung* und die *lokale Werbung*.

Betrachtet man erneut die von Stein (1996) entwickelten Leistungsbündel, so ergeben sich einige Überschneidungen mit der vorliegenden Untersuchung. Im Vergleich zu an-

[109] Der Themenkomplex der Systemleistungen war der einzige Bestandteil des Fragebogens, der zum Teil unvollständig ausgefüllt wurde. Dies ist darauf zurückzuführen, dass auch Systemelemente abgefragt wurden, die Bestandteil nur eines der vier Franchisesysteme sind. Für die Untersuchung wurde eine Mindestantwortzahl von 44 vorausgesetzt, was einer Rücklaufquote von 10 % (44 Antworten von 439 angeschriebenen zahnärztlichen Franchisenehmern) entspricht, um Rückschlüsse auf die Auswahlgesamtheit zuzulassen.

deren dienstleistungsorientierten Franchisesystemen wird nur ein Teil der typischen Franchiseleistungen von den zahnärztlichen Franchisegebern angeboten. Auffallend ist, dass insbesondere Einkaufsvorteile bisher nicht in allen Franchisesystemen angeboten werden. Auf der anderen Seite ist es unter Bezug auf den regulatorischen Rahmen im Gesundheitswesen zu erklären, dass alle Systemleistungen, die zu weit in die Autonomie der Zahnärzte eingreifen, nur eingeschränkt Bestandteil der Systeme sind. Hierzu zählen insbesondere die Aspekte der Finanzierung und des Gebäudemanagements.

Die Antworten n. a. und n. b. wurden für die Berechnung des Mittelwerts und der Standardabweichung nicht berücksichtigt, da sie die Ergebnisse verzerren würden. Tabelle 10 stellt die Ergebnisse für die Zufriedenheit der Franchisenehmer mit der Einführungsschulung, den laufenden Informationen, der laufenden Schulung, der Betreuung vor Ort, der überregionalen Werbung, der Systemweiterentwicklung, der Marktbeobachtung und der lokalen Werbung dar. Nicht ausgefüllte Antworten (k. A.) wurden in der Abbildung nicht berücksichtigt, um die Darstellung übersichtlicher zu gestalten.

Die Einführungsschulung bekommt mit einem Mittelwert von 2,1 die beste Bewertung durch die zahnärztlichen Franchisenehmer, wohingegen die lokale Werbung mit einem Mittelwert von 3,7 bewertet wird. Auch die Betreuung vor Ort, die Systemweiterentwicklung, die Marktentwicklung und die überregionale Werbung pendeln sich im neutralen Bereich ein. Etwas höher ist die Zufriedenheit der Franchisenehmer mit den laufenden Informationen und den laufenden Schulungen, die die Franchisegeber anbieten.

Tabelle 10: Zufriedenheit mit den Systembestandteilen

	Ø	σ	Median	Modus
Einführungsschulung	2,08	0,892	2	2
laufende Informationen	2,69	0,902	3	3
laufende Schulung	2,78	1,003	3	3
Betreuung vor Ort	3,38	1,140	3	3
überregionale Werbung	3,21	1,122	3	3
Systemweiterentwicklung	3,17	1,223	4	3
Marktbeobachtung	3,23	1,106	3	3
lokale Werbung	3,67	1,141	4	5

Quelle: eigene Berechnung (2009).

Systemhandbücher

Die Systemhandbücher sind als ein zentraler Bestandteil der Systemleistungen zu sehen und wurden aus diesem Grund im Rahmen der Systemleistungen gesondert untersucht.

Um die Zufriedenheit mit den Systemhandbüchern abzufragen, wurde analysiert, ob die Franchisenehmer den Inhalt der Handbücher kennen, der Inhalt hilfreich ist und ob sie sich an den Inhalt halten.

Auch bei den Systemhandbüchern gibt es eine Teilung in zwei Gruppen. Es fällt auf, dass die überwiegende Zahl der Systemhandbücher sowohl medizinische als auch organisatorische Inhalte bietet. Trotz des existierenden Verbots jeglicher Einflussnahme auf die medizinische Unabhängigkeit (§§ 30–32 MBO-Ä) geben 95,6 % der Befragten an, dass medizinische Aspekte Bestandteil ihrer Systemhandbücher sind. Diese Elemente sind nach Bischoff (2008) eher im Sinne von medizinischen Leitlinien zu verstehen, wie sie bereits seit Jahren im stationären Bereich eingesetzt werden (S. 9). Somit lassen sie dem Arzt ausreichend Freiraum und gefährden nicht die Therapiefreiheit. Ein weiterer Bereich, der in 86,7 % der Systemhandbücher behandelt wird, ist der organisatorische Bereich. Hierbei handelt es sich um Hilfestellungen im Bereich der Aufbau- und Ablauforganisation der Praxis. Wie bereits in Bezug auf die Systembestandteile erläutert, werden kaufmännische Aspekte in lediglich 24,4 % der Systemhandbücher thematisiert und treten damit eher in den Hintergrund.

Neben dem reinen Inhalt der Systemhandbücher wurden weitere Items der Systemhandbücher erhoben, die in Tabelle 11 dargestellt werden. Hierbei fällt auf, dass die Handbücher von den Ärzten tendenziell als hilfreich empfunden werden (Ø = 2,07; σ = 0,992) und sie sich an die Anweisungen aus den Systemhandbüchern halten (Ø = 2,24; σ = 0,983). Dies ist ein interessanter Befund, da nicht davon ausgegangen werden konnte, dass sich die Zahnärzte tatsächlich an die Anweisungen der jeweiligen Franchisegeber halten, da – historisch begründet – die Behandlungsfreiheit durch Ärzte und Politik stark geschützt wird.

Tabelle 11: Zufriedenheit mit den Systemhandbüchern

	n	Ø	σ	Median	Modus
Inhalt ist bekannt	**89**	1,97	0,898	2	2
Handbücher sind hilfreich	**88**	2,07	0,992	2	2
Einweisung in Handbücher	**88**	2,80	1,374	3	1
Halte mich an die Handbücher	**88**	2,24	0,983	2	2

Quelle: eigene Berechnung (2009).

8.5.4 Kommunikation in zahnärztlichen Franchisesystemen

Zum Thema der Kommunikation zwischen Franchisegebern und -nehmern wurden drei verschiedene Items abgefragt: Es wurde gefragt, ob der Franchisegeber auf wechselseitige Kommunikation Wert legt, ob die vom Franchisegeber zur Verfügung gestellten Informationen hilfreich sind und ob der Franchisegeber unverzüglich auf Fragen und Vorschläge reagiert. Die Ergebnisse sind in Tabelle 12 dargestellt.

Die Bedeutung der Kommunikation im Zusammenspiel von Franchisegeber und -nehmer wurde bereits in Kapitel 5 erläutert. Wie man aus der Analyse der einzelnen abgefragten Elemente in Tabelle 12 erkennen kann, wird von den Franchisegebern auf wechselseitige Kommunikation (Ø = 2,64; σ = 1,145) und auf die Vorschläge der Franchisenehmer (Ø = 2,75; σ = 1,308) Wert gelegt. Insbesondere beim Nutzen, den die zur Verfügung gestellten Informationen beim Lösen von täglichen Problemen liefern, sehen die zahnärztlichen Franchisenehmer jedoch noch Verbesserungspotenzial. Vor dem Hintergrund der sich ständig verändernden Rahmenbedingungen im deutschen Gesundheitssystem könnte das zentralisierte Screening von Veränderungen noch verbessert werden, um den Nutzen der Informationen des Franchisegebers zu erhöhen (Ø = 3,18; σ = 1,147).

Tabelle 12: Zufriedenheit mit der Kommunikation

	n	Ø	σ	Median	Modus
Wechselseitige Kommunikation	**90**	2,64	1,145	3	2
Infos vom FG sind hilfreich	**90**	3,18	1,147	3	3
Auf Vorschläge wird reagiert	**72**	2,75	1,308	3	2

Quelle: eigene Berechnung (2009).

8.5.5 Vertrauen in zahnärztliche Franchisesysteme

Das Vertrauen der Franchisenehmer in ihren Franchisegeber wurde anhand von vier Items abgefragt. Eng verknüpft wurde in diesem Themenbereich das Vertrauen der Franchisenehmer mit den existierenden Vereinbarungen zu ihren Franchisegebern. Hierzu zählen die Fragen, ob die Franchisenehmer darauf vertrauen, dass sich der Franchisegeber an die Vereinbarungen des Franchisevertrags hält, ob die vom Franchisegeber zur Verfügung gestellten Informationen glaubwürdig sind, ob der Franchisegeber die Bedürfnisse der Franchisenehmer vor wichtigen Entscheidungen berücksichtigt und ob sich der Franchisegeber verantwortungsvoll und gemäß seiner Zusagen verhält.

Die Franchisenehmer vertrauen in hohem Maße darauf, dass ihre Vertragspartner sich an die Vereinbarungen aus den Verträgen halten (Ø = 2,07; σ = 0,958), und sie halten die zur Verfügung gestellten Informationen für glaub- beziehungsweise vertrauenswürdig (Ø = 2,18; σ = 0,936). Insgesamt wird das Verhalten der Franchisenehmer somit als verantwortungsvoll bewertet (Ø = 2,07; σ = 0,958), wenngleich auch in diesem Bereich noch Verbesserungspotenzial aufseiten der Franchisegeber besteht. Analog zur Berücksichtigung von Vorschlägen allgemein sehen die Franchisenehmer, wie in Tabelle 13 dargestellt, darüber hinaus noch Potenzial zur stärkeren Berücksichtigung ihrer Bedürfnisse bei wichtigen Entscheidungen (Ø = 3,34; σ = 1,119). Die untersuchten Franchisesysteme befinden sich in einem permanenten Weiterentwicklungsprozess. Um diesen Prozess erfolgreich fortsetzen zu können, ist es für die Franchisegeber von Bedeutung, das Feedback, welches sie von ihren Franchisenehmern bekommen, umzusetzen, sofern hieraus Vorteile für das gesamte System entstehen. Durch die Rückmeldung an die Franchisenehmer, dass ihre Vorschläge berücksichtigt wurden, lässt sich wiederum Vertrauen für zukünftige Veränderungen schaffen (Pritchard et al., 1999, S. 333).

Tabelle 13: Vertrauen in den Franchisegeber und die Vereinbarungen

	n	Ø	σ	Median	Modus
Vertrauen in die Vereinbarungen	**90**	2,07	0,958	2	2
Glaubwürdigkeit der Informationen	**89**	2,18	0,936	2	2
Berücksichtigung der FN-Bedürfnisse	**87**	3,34	1,119	3	4
Verantwortliches Verhalten des FG	**90**	2,77	1,071	3	3

Quelle: eigene Berechnung (2009).

8.5.6 Gebührenstruktur in zahnärztlichen Franchisesystemen

Der Bereich der Gebühren- und Kostenstruktur der zahnärztlichen Franchisesysteme gliedert sich analog zu typischen Business-Format-Franchisesystemen in die Einstiegsgebühr und die variablen beziehungsweise fixen laufenden Kosten. Darüber hinaus wurden mit der Frage nach der Intensität der Verbindung und der mit dem System verbundenen Aufgabe der eigenen Selbstständigkeit auch indirekte Kosten abgefragt.

Einstiegsgebühr

Hinsichtlich der Einstiegsgebühren gilt es anzumerken, dass fünf der Zahnärzte, die angegeben haben, eine Einstiegsgebühr entrichtet zu haben, bei der Höhe die monatliche

Pauschale von goDentis in Höhe von 300 € angegeben haben. Hier liegt die Vermutung nahe, dass diese Zahnärzte die erste monatliche Pauschale fälschlicherweise als Einstiegsgebühr interpretiert haben, obwohl es sich in der Realität um die fixe monatliche Gebühr gehandelt hat. Eine Bereinigung des Datensatzes um diese Fälle war aufgrund von Plausibilitätsüberlegungen notwendig, um interpretierbare Ergebnisse erzielen zu können.

Lediglich 31,1 % der untersuchten Franchisenehmer zahlten eine Einstiegsgebühr. Diese hat im Durchschnitt 9.555 € betragen (σ = 9.639 €). Auffällig ist hierbei die weite Streuung beziehungsweise die große Spannweite der Angaben, die von einem Minimum von 950 € bis zu einem Maximum von 41.000 € reichen (Median = 6.000 €, Modus = 6.000 €). Hierbei gilt es zu beachten, dass die vier Systeme sich in der Ausgestaltung ihrer Gebührenstruktur stark unterscheiden. Während bei McZahn die Aufnahmegebühr sich an den vorhandenen Behandlungsstühlen bemisst, existiert bei goDentis zum jetzigen Zeitpunkt keine Aufnahmegebühr. Zu Beginn des Systems gab es noch eine Einstiegsgebühr in Höhe von 3.000 €, die jedoch 2007 abgeschafft wurde. Diese Gebühr war an die Abnahme von medizinischem Equipment gekoppelt und ist somit als indirekte Einstiegsgebühr zu verstehen. Der Fakt, dass der überwiegende Teil der Franchisenehmer keine Einstiegsgebühr entrichtet hat, führt dazu, dass die in der Forschung beschriebenen *self-selecting mechanisms* von Franchisesystemen hier nicht vollumfänglich zur Geltung kommen können. Durch die Zahlung einer Einstiegsgebühr soll eine Vorselektion unter den potenziellen Franchisenehmern geschehen, um die Kandidaten auszuwählen, die ein tatsächliches Interesse daran haben, sich in das System einzubringen, und nicht daran, das System auszunutzen. Zahnärzten wird es durch die (weitgehend) fehlende Einstiegsgebühr einfach gemacht, an dem System zu partizipieren, Wissen und Know-how zu erwerben und aus dem System wieder auszuscheiden, da sie keine Anfangsinvestition getätigt haben, die sich über die Zeit amortisieren muss. Auf der anderen Seite wird es für die Franchisegeber jedoch einfacher, anfängliche Widerstände der Zahnärzte zu überwinden und schnell eine größere Anzahl an Teilnehmern für ihr System zu gewinnen. Hierdurch kann rasch eine kritische Größe des Systems erreicht werden, die benötigt wird, um Skalen- und Verbundvorteile an die einzelnen Franchisenehmer weiterreichen zu können.

Variable laufende Gebühren

Auch bei den variablen (umsatzabhängigen) Gebühren zeigt sich eine ähnliche Situation wie bei der Einstiegsgebühr. Nur ein geringer Anteil (8,9 %) der Zahnärzte zahlt überhaupt eine variable Gebühr. Durchschnittlich beträgt diese 14,4 %; sie startet bei 3 % und beläuft sich auf maximal 24 % des Umsatzes (Modus = 20 %; Median = 20 %).

In der Struktur und vor allem in der Häufigkeit von variablen laufenden Gebühren ist ein weiterer Unterschied zwischen dienstleistungsorientierten Franchisesystemen und Franchising im zahnärztlichen Bereich zu erkennen. Der Grund für umsatzabhängige Gebühren ist, dass hierdurch Anreize für beide Seiten geschaffen werden: Die Franchisenehmer sind daran interessiert, ihren Umsatz, die Franchisegeber daran, die Gebühren zu maximieren. Aufgrund der Gebührenstruktur und des fixen Abrechnungsbudgets der Zahnärzte ist eine Umsatzausweitung durch die Teilnahme an einem Franchisesystem nur eingeschränkt umzusetzen. Dies bestätigen auch die empirischen Ergebnisse aus der Einzelfallstudie, wonach durch die Teilnahme an goDentis sowohl Umsatz als auch Gewinn der Zahnärzte nicht flächendeckend gesteigert werden konnten. Analog zur Einstiegsgebühr ist der weitgehende Verzicht auf variable laufende Gebühren als Versuch zu sehen, den Zahnärzten den Beitritt zum System zu erleichtern, indem eher fixe Gebührenstrukturen im System verankert wurden.

Fixe laufende Gebühren

Der überwiegende Teil der Franchisenehmer (91,1 %) zahlt eine fixe Franchisegebühr. Diese beträgt durchschnittlich 309 € im Monat (σ = 133 €). Die niedrigste laufende Gebühr beträgt 100 €, die maximale monatliche Gebühr 750 € (Median = 250 €; Modus = 250 €).

Diese Ergebnisse bieten nur wenig Raum für Interpretationen, da bei diesem Parameter das goDentis-Franchisesystem aufgrund der Anzahl an Franchisenehmern die Ergebnisse dominiert. Die fixe laufende Gebühr bei goDentis beträgt 300 € im Monat und wird von allen goDentis-Franchisenehmern entrichtet. Der Betrag von 300 € pro Franchisenehmer bestätigt jedoch die Aussagen aus dem im Rahmen der Einzelfallstudie geführten Interviews mit Bischoff (2008), dass mit dem System mittelfristig eine schwarze Null erwirtschaftet werden kann (S. 5). Aus der Teilnehmerzahl von 386 Zahnärzten und einer monatlichen Gebühr von 300 € lässt sich, bei Vernachlässigung sonstiger Einnahmen, ein monatlicher Umsatz von circa 115.800 € durch Franchisegebühren erwirtschaften. Für Zahnärzte bedeutet die Gebühr von 300 € pro Monat jedoch eine nur marginale Belastung. Die Durchschnittskosten einer Zahnarztpraxis im Jahr 2006 in Deutschland betrugen 284.202 € pro Jahr und somit 23.684 € pro Monat. Im Verhältnis zu den Gesamtkosten machen die fixen Franchisegebühren somit nur einen sehr geringen Anteil (~ 1,31%) aus.

Bewertung der direkten und indirekten Kosten

Neben der Erhebung der absoluten Höhen der Einstiegsgebühr sowie der laufenden variablen und fixen Gebühren wurden im Rahmen des Fragebogens zwei weitere Fragen zum Thema der direkten und indirekten Kosten gestellt. Hierbei ging es darum, von den zahnärztlichen Franchisenehmern zu erfahren, wie ihre persönliche Einschätzung zur Angemessenheit der Gebühren ist und wie stark sie die vertragliche Bindung zu ihrem Franchisegeber empfinden. Um die Bindungsintensität abzufragen, wurde untersucht, ob die Zahnärzte vertraglich gebunden sind, zum Beispiel medizinisches Equipment, Verbrauchsmaterialien oder Ausstattungsgegenstände vom Franchisegeber abzunehmen. Darüber hinaus wurde untersucht, ob die Zahnärzte einen Teil ihrer Selbstständigkeit durch die Teilnahme am System aufgegeben haben.

Die Ergebnisse sind in Tabelle 14 zusammengestellt und zeigen im Vergleich zu der oben aufgezeigten Relation der Kosten im Vergleich zu den Gesamtkosten von zahnärztlichen Praxen ein überraschendes Bild. Sowohl die Einstiegsgebühr (Ø = 3,33; σ = 1,493; Median = 3; Modus = 5) als auch die laufende Gebühr (Ø = 3,59; σ = 1,280; Median = 4; Modus = 5) wurde tendenziell als neutral bis negativ empfunden. Median und Modus zeigen jedoch eindeutig, dass die Zahnärzte die gebotenen Leistungen als nicht adäquat für die geleisteten Gebühren empfinden. Aus der Untersuchung lässt sich nicht direkt ableiten, ob dies an der Höhe der Gebühren oder an den angebotenen Leistungen liegt. Da die Franchisegebühren jedoch, wie oben dargelegt, eher einen kleinen Teil der Praxiskosten ausmachen, lässt sich von einer latenten Unzufriedenheit mit den angebotenen Leistungen ausgehen.

Ein ebenso interessantes Bild zeichnet sich bei der Bindungsintensität der Beziehung von Franchisenehmern und -gebern ab. Sowohl die Stärke der vertraglichen Bindung (Ø = 4,33; σ = 1,257; Median = 5; Modus = 5) als auch die Aufgabe der eigenen Selbstständigkeit (Ø = 4,61; σ = 0,817; Median = 5; Modus = 5) wurde durch die Zahnärzte als sehr gering eingestuft. Aufgrund des gesetzlichen Rahmens, in dem Ärzte tätig werden können, ist es keine Überraschung, dass durch die Verträge mit den Ärzten eine eher schwache Bindung festgelegt wird, um die ärztliche Unabhängigkeit nicht zu beeinflussen. Dennoch ist es eher franchisinguntypisch, dass zum Beispiel die Abnahme von medizinischem Equipment oder Verbrauchsmitteln in den Verträgen nicht vorgesehen ist. Einkaufsvorteile werden somit aufgrund der rechtlichen Rahmenbedingungen nur eingeschränkt an die Zahnärzte weitergegeben. Wenig überraschend ist ebenfalls, dass die Zahnärzte nicht den Eindruck haben, einen Teil ihrer Selbstständigkeit durch das System aufgegeben zu haben. Zum einen kann dies ebenso durch die rechtlichen Rahmenbedingungen erklärt werden, zum anderen sind Franchisesysteme allgemein so gestaltet, dass die Franchisenehmer innerhalb der Systemgrenzen gewisse Freiheiten haben. Dennoch bestätigen die Ergebnisse die Antworten auf die zuvor gestellte Frage nach der vertraglichen Bindung.

Tabelle 14: Bewertung der direkten und indirekten Kosten

	n	Ø	σ	Median	Modus
Einstiegsgebühr angemessen	42	3,33	1,493	3	5
laufende Gebühr angemessen	90	3,59	1,280	4	5
Starke vertragliche Bindung	*88*	*4,33*	*1,257*	*5*	*5*
Aufgabe der Selbstständigkeit	*88*	*4,61*	*0,817*	*5*	*5*

Quelle: eigene Berechnung (2009).

Zusammenfassend bleibt festzuhalten, dass zahnärztliche Franchisesysteme sich dadurch auszeichnen, dass sie in den meisten Fällen auf eine Einstiegsgebühr verzichten, eher fixe monatliche Gebühren haben und eine tendenziell lose (vertragliche) Verbindung zwischen Franchisegeber und -nehmer existiert.

8.5.7 Vorteile für den Zahnarzt in zahnärztlichen Franchisesystemen

Für die Studie wurden die Vorteile für Zahnärzte in zwei Teile gegliedert. Im ersten Teil wurden fünf Items erhoben, die eher qualitative Vorteile für die teilnehmenden Zahnärzte beschreiben, wohingegen im zweiten Teil nach eher quantitativen Vorteilen gefragt wurde.

Das erste abgefragte Item beschäftigt sich mit der Frage, ob die Patienten weiterhin kommen würden, wenn der Zahnarzt das System verlassen würde. Hierbei handelt es sich um ein latentes Konstrukt mit einer umgekehrt codierten Skala. Eins steht für einen schwachen Vorteil und fünf steht für einen starken Vorteil für die teilnehmenden Zahnärzte. Wie in Tabelle 15 dargestellt, erwarten die Zahnärzte auch nach einem Ausstieg aus dem System, dass ihre Patienten weiterhin zu ihnen kommen würden (Ø = 1,62; σ = 0,990; Median = 1; Modus = 1). Hieraus lassen sich verschiedene Dinge ablesen. Zum einen besteht bei der angebotenen Vertrauensdienstleistung[110] eine starke Bindung zwischen Patient und Zahnarzt. Zum anderen vermögen es die Franchisesysteme nach der Einschätzung der Zahnärzte nicht, eine ausreichende Kundenbindung aufzubauen, um Patienten unabhängig vom Zahnarzt an eine (Franchise-)Marke zu binden. Indirekt bestätigen sie damit, dass es im zahnärztlichen Bereich bisher keine Marke gibt, die den Patienten dauerhaft an einen Zahnarzt bindet oder eben dazu führt, dass Patienten ihren Zahnarzt wechseln, sobald dieser nicht mehr Repräsentant dieser Marke ist.

Die Antworten auf die Frage, ob ein Ausstieg aus dem System oder der Wechsel zu einem anderen System schwierig wäre, bestätigen die Ergebnisse zur Bindungsintensität zwischen Franchisegeber und Franchisenehmer aus dem vorangegangenen Kapitel. Auch hier wird durch die Zahnärzte die eher schwache Bindung im System herausgestellt (Ø = 4,34; σ = 1,087; Median = 5; Modus = 5), indem sie angeben, dass ein Ausstieg beziehungsweise Wechsel des Systems einfach umzusetzen wäre.

Etwas anders stellt sich das Bild beim Einfluss von schlechter Presse über das System auf die Zahnarztpraxis dar (Ø = 2,83; σ = 1,343; Median = 3; Modus = 3). Die Zahnärzte sehen durchaus Folgen für ihre eigene Praxis, wenn schlecht über das Franchisesystem berichtet wird. Somit lässt sich ableiten, dass die Marke des Systems zwar bisher nur eine eingeschränkte Wirkung auf die Bindung von Patienten hat, aber nach Einschätzung der Zahnärzte die Praxis insgesamt durchaus beeinflusst. Dies lässt sich durch die Angaben der Zahnärzte bestätigen, wonach Patienten durch den Markennamen auf die Zahnarztpraxis aufmerksam geworden sind (Ø = 3,48; σ = 1,235; Median = 4; Modus = 4). Insgesamt profitieren Zahnärzte nach eigener Einschätzung somit zusammenfassend nur eingeschränkt vom starken Markennamen des Franchisesystems (Ø = 3,60; σ = 1,207; Median = 4; Modus = 5).

Im zweiten, quantitativ orientierten Teil wurde gefragt, ob die Zahnärzte ihre Patientenzahlen (Ø = 3,68; σ = 1,389; Median = 4; Modus = 5), ihren Umsatz (Ø = 3,81; σ = 1,289; Median = 4; Modus = 5) und ihren Gewinn (Ø = 3,82; σ = 1,286; Median = 4; Modus = 5) steigern konnten und ob sie ihr unternehmerisches Risiko reduzieren konnten (Ø = 4,35; σ = 1,012; Median = 5; Modus = 5). Ohne dass in diesem Teil nach absoluten Veränderungen der betriebswirtschaftlichen Daten der Zahnärzte gefragt wurde,

[110] Vgl. Kapitel 4.3

zeigt sich jedoch ein recht einheitliches Bild. Hierbei haben die Zahnärzte angegeben, dass die abgefragten Parameter – wenn überhaupt – nur eingeschränkt gesteigert werden konnten. Hieraus lässt sich nicht ableiten, dass die Systeme keinen Einfluss auf die erfolgsabhängigen Parameter der Zahnarztpraxen haben. Dennoch wird ersichtlich, dass die Franchisesysteme insbesondere bei den Faktoren, die für den Zahnarzt einen monetären Erfolg bedeuten, besser werden müssen, um einen einfachen, messbaren Vorteil für die Zahnärzte aus dem System heraus zu generieren.

Tabelle 15: Vorteile für den Zahnarzt

	n	Ø	σ	Median	Modus
Patienten würden weiter kommen	90	1,62	0,990	1	1
Ausstieg wäre schwierig	89	4,34	1,087	5	5
Schlechte Presse betrifft Praxis	90	2,83	1,343	3	3
Profit von Markennamen	90	3,60	1,207	4	5
Patienten werden aufmerksamn durch Sys.	89	3,48	1,235	4	4
Patientenzahl gestiegen	90	3,68	1,389	4	5
Umsatz gestiegen	90	3,81	1,289	4	5
Gewinn gestiegen	90	3,82	1,286	4	5
Risiko reduziert	89	4,35	1,012	5	5

Quelle: eigene Berechnung (2009).

Zusammenfassend scheinen Vorteile für den Zahnarzt durchaus vorhanden zu sein, sie sind aber ausbaufähig. Insbesondere im Bereich der messbaren quantitativen Parameter sollte durch ein Franchisesystem ein klar erkennbarer Mehrwert für die Zahnärzte geschaffen werden, so wie es in anderen Franchisesystemen üblich ist.

8.5.8 Vorteile für den Patienten in zahnärztlichen Franchisesystemen

Aufgrund der Besonderheiten der medizinischen Dienstleistungen kommt den Vorteilen für den Patienten in einem Franchisesystem eine gewichtige Rolle zu. Besonders positiv bewerten die Zahnärzte, dass sich die Patienten im Vorfeld besser informieren können und Informationen für sie transparenter werden (Ø = 2,74; σ = 1,259; Median = 3; Modus = 2). Außerdem bewerten sie es als positiv, dass Patienten Geld sparen können, wenn der Zahnarzt an einem Franchisesystem teilnimmt (Ø = 2,94; σ = 1,385; Median = 3; Modus = 2). In der Vergangenheit hat insbesondere McZahn damit geworben, kostenlosen Zahnersatz auch für gesetzlich Krankenversicherte anbieten zu können, da der Zahnersatz in Labors in China angefertigt wird. Auch goDentis bietet über die Muttergesellschaft DKV private Zusatzversicherungen an, mit denen die Patienten zum Beispiel professionelle Zahnreinigungen oder Zahnersatz kostenlos beziehungsweise zuzahlungsbefreit erhalten. Hieraus entstehen dem Patienten Kostenvorteile, die jedoch an gewisse Bedingungen geknüpft sind (Versicherung, Wartezeiten bei Zahnersatz etc.).

Wie in Tabelle 16 dargestellt, fallen die Aussagen der Zahnärzte zu den Fragen neutral aus, ob der Patient mehr Leistungen erhalten kann (Ø = 3,28; σ = 1,454; Median = 3; Modus = 5) beziehungsweise eine bessere medizinische Versorgung erhält (Ø = 3,00; σ = 1,565; Median = 3; Modus = 5). Hierbei ist anzumerken, dass insbesondere im Bereich der GKV ein bindender Leistungskatalog existiert, der nicht uneingeschränkt erweitert werden kann. Alle Leistungen, die außerhalb des Kataloges erbracht werden, werden nicht von der gesetzlichen Krankenversicherung getragen. Erweiterungen des Leistungsangebotes gehen somit auf Kosten der Patienten und müssen von diesen selber bezahlt werden.

Die Wahrnehmung der Zahnärzte in Bezug auf eine Verbesserung der medizinischen Versorgung ist auch als eher neutral zu bezeichnen. Neben den gesetzlich vorgeschriebenen Schulungen und Weiterbildungen für Zahnärzte scheinen bisher in den Franchisesystemen keine flächendeckenden Weiterbildungs- und Qualitätsverpflichtungen etabliert worden zu sein. Hierdurch wäre es möglich gewesen, den Patienten eine kommunizierbare bessere Versorgung anbieten zu können.

Tabelle 16: Vorteile für den Patienten

	n	Ø	σ	Median	Modus
Patient kann sich besser informieren	90	2,74	1,259	3	2
Mehr Leistungen für Patienten	90	3,28	1,454	3	5
Patient kann Geld sparen	90	2,94	1,385	3	2
Bessere medizinische Versorgung	90	3,00	1,565	3	5

Quelle: eigene Berechnung (2009).

Zusammenfassend kann festgestellt werden, dass im Bereich der Vorteile für die Patienten eine hohe Streuung der Ergebnisse vorliegt, die ein Indikator dafür ist, dass in der Wahrnehmung einiger Zahnärzte klare Vorteile für den Patienten entstehen, wohingegen andere Zahnärzte diese Vorteile nicht erkennen.

8.5.9 Zukünftige Erwartungen der zahnärztlichen Franchisenehmer

Wie bereits erwähnt sind die Franchisesysteme im zahnärztlichen Bereich zum Teil noch recht jung beziehungsweise die Zahnärzte erst vor Kurzem den einzelnen Systemen beigetreten. Aus diesem Grund ist davon auszugehen, dass noch nicht alle Franchisenehmer vollumfänglich von den avisierten Vorteilen profitieren. Aus diesem Grund wurden analog zu den monetären Vorteilen für den Zahnarzt die Erwartungen der Zahnärzte in Bezug auf zukünftige Systemhandbücher, die Patientenzahl, den Umsatz, den Gewinn und das Risiko abgefragt.

Die Erwartungen der zahnärztlichen Franchisenehmer wurden in zwei Schritten abgefragt. Im ersten Schritt wurden explizit die Erwartungen in Bezug auf zukünftige Systemhandbücher erhoben. Hierfür wurden dieselben Elemente herangezogen, die bereits zum Thema *Inhalt der Systemhandbücher* am Anfang des Fragebogens abgefragt wurden. Wie Abbildung 25 darstellt, zählen hierzu die Erwartungen hinsichtlich konkreter medizinischer, organisatorischer und kaufmännischer Handlungsempfehlungen. Wie dargestellt konzentrieren sich bisherige Systemhandbücher primär auf medizinische und organisatorische Aspekte. Die Zahnärzte (51,1%) erwarten jedoch zukünftig auch eine stärkere Unterstützung bei kaufmännischen Fragestellungen.

Abbildung 25: Derzeitige und erwünschte Bestandteile der Systemhandbücher (n = 90)

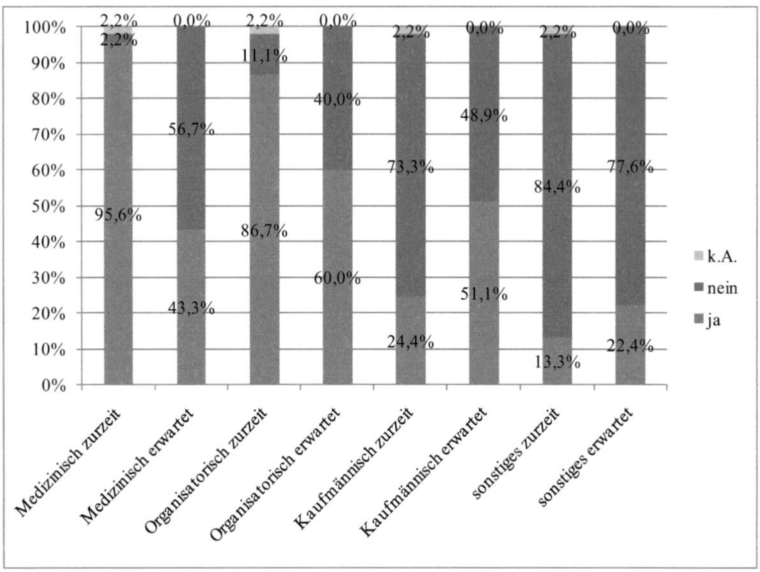

Quelle: eigene Berechnung (2009).

Im zweiten Schritt wurden, wie in Tabelle 17 dargestellt, die Erwartungen der Franchisenehmer erhoben, die analog bereits im Bereich der Vorteile für den Zahnarzt abgefragt wurden. Interessant ist der Befund, dass die Zahnärzte hohe Erwartungen an das jeweilige Franchisesystem haben. So wird eine Steigerung sowohl der Patientenzahl (Ø = 2,11; σ = 1,152; Median = 2; Modus = 2) als auch des Umsatzes (Ø = 2,18; σ = 1,202; Median = 2; Modus = 2) als auch des Gewinns (Ø = 2,29; σ = 1,283; Median = 2; Modus = 1) erwartet. Skeptischer sind die Erwartungen der Zahnärzte in Bezug auf mögliche Senkungen der eigenen Kosten (Ø = 3,86; σ = 1,147; Median = 4; Modus = 5). Die hohen Erwartungen können, wie eingangs erwähnt, darin begründet sein, dass die Systeme sich zurzeit noch im Aufbau beziehungsweise in einer Weiterentwicklungsphase befinden. Andererseits spiegeln die Ergebnisse auch wider, welchen Mehrwert sich die Zahnärzte wünschen und im Vergleich zum jetzigen Stand als noch nicht erreicht erachten.

Tabelle 17: Erwartungen der zahnärztlichen Franchisenehmer

	n	Ø	σ	Median	Modus
Steigerung Patientenzahl	89	2,11	1,152	2	2
Steigerung Umsatz	89	2,18	1,202	2	2
Steigerung Gewinn	90	2,29	1,283	2	1
Senkung Kosten	90	3,86	1,147	4	5

Quelle: eigene Berechnung (2009).

Zusammenfassend lässt sich feststellen, dass die zahnärztlichen Franchisenehmer eine stärkere Unterstützung durch die Franchisegeber fordern, insbesondere in Bezug auf organisatorische und kaufmännische Aspekte. Diese könnte im Rahmen der Erweiterungen der bestehenden Systemhandbücher realisiert werden. Erwartungsgemäß würde sich diese Unterstützung in messbaren Einheiten wie der Patientenzahl, dem Umsatz beziehungsweise Gewinn oder den Kosten niederschlagen.

8.5.10 Gesamtzufriedenheit der zahnärztlichen Franchisenehmer

Die Gesamtzufriedenheit stellt die endogene latente Variable der Untersuchung dar und soll an dieser Stelle kurz deskriptiv analysiert werden. Es wurde gefragt, ob die Zahnärzte froh über die Entscheidung sind, an einem Franchisesystem teilgenommen zu haben (Ø = 3,14; σ = 1,294; Median = 3; Modus = 3), ob sie davon überzeugt sind, die richtige Entscheidung getroffen zu haben (Ø = 3,07; σ = 1,347; Median = 3; Modus = 3), und ob sie mit den Geschäftsbeziehungen zu ihrem Franchisegeber insgesamt zufrieden sind (Ø = 3,22; σ = 1,270; Median = 3; Modus = 4). Die Ergebnisse werden in Tabelle 18 dargestellt und zeigen ein recht einheitliches Bild. Einerseits liegen die Mittelwerte alle um den Wert drei, andererseits gibt es eine starke Streuung der Ergebnisse.

Diese Streuung zeigt, dass einige Franchisenehmer tatsächlich mit ihrem Franchisesystem zufrieden sind, während andere sehr unzufrieden sind. Welche Faktoren den größten Einfluss auf die Zufriedenheit beziehungsweise Unzufriedenheit ausüben, wird im Rahmen der Hypothesenprüfung im Kapitel 8.9 analysiert.

Tabelle 18: Gesamtzufriedenheit der zahnärztlichen Franchisenehmer

	n	Ø	σ	Median	Modus
Froh über die Entscheidung	90	3,14	1,294	3	3
Richtige Entscheidung	90	3,07	1,347	3	3
Zufriedenheit mit Geschäftsbeziehungen	90	3,22	1,270	3	4

Quelle: eigene Berechnung (2009).

8.5.11 Intention, weiterhin im Franchisesystem zu bleiben

Abschließend für die deskriptive Statistik wird in Tabelle 19 die Intention der Zahnärzte dargestellt, weiterhin in ihrem Franchisesystem zu bleiben. Hierfür wurden vier Items abgefragt. Im Vergleich zur Gesamtzufriedenheit sind die Ergebnisse weniger homogen. Vielmehr wird die Frage, ob die Zahnärzte ihr System anderen Kollegen empfehlen (Ø = 3,34; σ = 1,400; Median = 4; Modus = 4), ebenso wie die Frage, ob sie die Entscheidung wieder treffen würden (Ø = 3,12; σ = 1,542; Median = 3; Modus = 5), eher zurückhaltend bewertet. Auch die Frage, ob das eigene System die erste Wahl für die Zahnärzte ist (Ø = 3,07; σ = 1,347; Median = 3; Modus = 3), wird nicht klar bejaht oder verneint. Ein etwas anderes Bild entsteht bei der Frage, ob die Zahnärzte planen, zukünftig weiterhin mit dem Franchisegeber zusammenzuarbeiten (Ø = 2,87; σ = 1,478; Median = 3; Modus = 1), wobei angemerkt werden muss, dass auch bei dieser Frage die Ergebnisse eine hohe Streuung aufweisen.

Tabelle 19: Intention, weiterhin am System teilzunehmen

	n	Ø	σ	Median	Modus
Kollegen empfehlen	90	3,34	1,400	4	4
Zukünftige Zusammenarbeit	90	2,87	1,478	3	1
Eigenes System ist erste Wahl	87	2,94	1,535	3	5
Entscheidung wieder treffen	90	3,12	1,542	3	5

Quelle: eigene Berechnung (2009).

8.6 Zwischenfazit: Was zeichnet zahnärztliche Franchisenehmer aus?

Die Charakterisierung der Stichprobe dient nicht wie bei anderen Studien dem Ziel, die Stichprobe in verschiedene Subgruppen zu unterteilen. Vielmehr ist sie bereits der erste Analyseschritt der Untersuchung. Es soll herausgearbeitet werden, wie ein typischer zahnärztlicher Franchisenehmer charakterisiert werden kann. Ferner bildet sie die Grundlage für die deskriptive und hypothesenprüfende Analyse in den darauf folgenden Kapiteln. Die Charakterisierung unterteilt sich in arzt- und praxisspezifische Merkmale.

Folgende Tendenzen lassen sich aus den Ergebnissen ableiten:

1. Arztspezifische Tendenzen
    a. Es gibt keine spezifische Altersstruktur der zahnärztlichen Franchisenehmer.
    b. Die Zahnärzte verfügen über durchschnittlich 19 Jahre Berufserfahrung.
    c. Es nehmen im Vergleich zum bundesdeutschen Durchschnitt mehr Männer als Frauen an einem Franchisesystem teil.
    d. Durchschnittlich nehmen die befragten Zahnärzte seit über zwei Jahren an einem der Franchisesysteme teil.
    e. Bis auf eine Ausnahme waren alle in der Studie erfassten Franchisenehmer vor ihrem Systembeitritt bereits als praktizierende Ärzte tätig.
2. Praxisspezifische Tendenzen
    a. Die Streuung sowohl beim Praxisumsatz als auch beim Umsatz je Arzt ist recht hoch und umfasst alle Bereiche der Umsatzgrößenklassen der KZBV. Es ist somit nicht klar erkennbar, ob eher umsatzstarke oder -schwache Ärzte an einem der Franchisesysteme teilnehmen.
    b. Tendenziell gibt es unter den Franchisenehmern mehr Gemeinschaftspraxen als im bundesdeutschen Durchschnitt.
    c. Es finden sich Praxen in allen geografischen Regionen (innerstädtisch, städtisch, Stadtrand und ländlich).
    d. Es befinden sich überdurchschnittlich viele Franchisenehmer in den alten Bundesländern.

Ein franchiseuntypisches Phänomen sind die vier Zahnärzte, die sowohl an dem System goDentis als auch TruDent teilnehmen. Dies ist zwar unüblich, jedoch konstatiert Bischoff (2008, S. 7), dass prinzipiell nichts gegen die Teilnahme der Partnerärzte an einem anderen Franchisesystem spricht, sofern dieses nicht über ein eigenes Branding verfügt, wohingegen Bach (2008) dieses ablehnt.

Im folgenden Kapitel sollen im Rahmen der deskriptiven Analyse – über die erste Charakterisierung der zahnärztlichen Franchisenehmer hinaus – die verschiedenen Aspekte des Franchisings im zahnärztlichen Bereich untersucht werden. Bevor dies geschehen kann, gilt es aber die Güte des Messmodells zu beurteilen; dafür müssen zunächst auf einer abstrakten methodischen Ebene die relevanten Gütekriterien diskutiert werden.

8.7 Schätzung und Güte des Messmodells

Für die Beurteilung der Güte des Messmodells müssen, entsprechend der vorliegenden Kausalität der Konstrukte, unterschiedliche Kriterien gewählt werden (Sobczak, 2007, S. 136). Deswegen werden im ersten Schritt die reflektiven und anschließend die formativen Beziehungen überprüft.

8.7.1 Schätzung und Güte der reflektiven Beziehungen

Für die Beurteilung der Güte von Messmodellen sind vier Arten von Gütekriterien zu unterscheiden: (I) die Inhaltsvalidiät, (II) die Indikatorreliabilität, (III) die Konstruktreliabilität und (IV) die Diskriminanzvalidiät (Götz & Liehr-Gobbers, 2004; S. 728–729).

(I) Die *Inhaltsvalidität* gibt an, inwieweit die Variable zum inhaltlich-semantischen Bereich des Konstrukts gehört (Bornstedt, 1970, S. 92). Die Überprüfung der Inhaltsvalidität erfolgt primär qualitativ. Dies kann zum Beispiel in Form von Experteninterviews geschehen (Parasuraman, Zeithaml & Berry, 1988, S. 28). Hierbei muss untersucht werden, ob alle Bedeutungsinhalte, die für das Konstrukt relevant sind, berücksichtigt worden sind und ob die Indikatoren inhaltlich sauber voneinander getrennt worden sind (Hildebrand, 1998, S. 89). Auf dieses Gütekriterium wurde bereits bei der Operationalisierung der Konstrukte geachtet.

(II) Die *Indikatorreliabilität* beschreibt, ob das Konstrukt von den dazugehörigen Indikatoren gemessen werden kann. Das Kriterium gilt dann als erfüllt, wenn die Indikatoren eine starke Beziehung untereinander aufweisen (Bagozzi & Phillips, 1982, S. 468). Hulland, 1999) und Carmines, 1979) empfehlen, reflektive Indikatoren ab einer Faktorladung von 0,4 aus dem Konstrukt zu entfernen. Für die vorliegende Untersuchung wurde eine höhere Faktorladung vorausgesetzt, um die Güte des Konstrukts sicherzustellen. Sobald ein einzelner Indikator eine Faktorladung von mehr als 0,707 aufweist, wird über 50 Prozent der Indikatorvarianz erklärt.[111] Somit gilt der Indikator als reliabel. Bei Erfüllung dieses Gütekriteriums ist die gemeinsame Varianz zwischen Konstrukt und den Indikatoren größer als die Varianz des Messfehlers. Die reflektiven Indikatoren, die das Gütekriterium nicht erfüllen, werden aus dem Konstrukt entfernt.[112]

(III) Die *Konstruktreliabilität* beschreibt, wie gut ein Konstrukt von den dazugehörigen Indikatoren gemessen wird. Die Bedingung für die Erfüllung dieses Kriteriums ist, dass die Indikatorvariablen eines Konstrukts untereinander eine starke Bindung haben (Bagozzi & Phillips, 1982, S. 468). Die Konstruktreliabilität kann durch die *Composite Reliability* (CR) überprüft werden. Die Formel hierfür lautet (Fornell & Larcker, 1981, S. 45):

$$CR = \frac{(\sum_i \lambda_i)^2}{(\sum_i \lambda_i)^2 + \sum_i var(\epsilon_i)}$$

Formel 1: Composite Reliability

Hierbei steht λ_i für die Ladung des einzelnen Indikators i des jeweiligen Konstrukts und ϵ_i für den Messfehler der Indikatorvariablen i (Krafft, Götz & Liehr-Gobbers, 2005, S. 74).

Cronbachs Alpha ist ein weiteres Gütemaß, um die interne Konsistenz der Konstrukte zu gewährleisten (Cronbach, 1951). Im Gegensatz zur Composite Reliability geht *Cronbachs Alpha* (α) von gleichen Ladungen der einzelnen Indikatoren aus. Berechnet wird dieses Gütemaß nach folgender Formel:

$$\alpha = \frac{k\bar{r}}{1 + \bar{r}\,(k-1)}$$

Formel 2: Cronbachs Alpha

[111] Der Ladungsfaktor von 0,707 ergibt sich aus der Wurzel von 0,5 (Carmines, 1979, S. 34).

[112] Hulland (1999) empfiehlt, dass reflektive Indikatoren, die lediglich eine Faktorladung von weniger als 0,4 aufweisen, aus dem Modell entfernt werden sollten (S. 198).

k steht hierbei für die Anzahl an Indikatoren und für den Mittelwert aller bivariaten Korrelationen aller Indikatoren des Konstrukts (Cronbach, 1951, S. 297–300).

Für beide Gütemaße der internen Konsistenz gilt, dass sie Werte von null bis eins annehmen können (Sobczak, 2007, S. 138); bei Werten über 0,7 wird die Güte des Konstrukts als zufriedenstellend angesehen (Hulland, 1999, S. 199). Alle anderen Indikatoren, die eine geringere Korrelation zu den anderen Indikatoren aufweisen, müssen somit aus dem Konstrukt entfernt werden (Sobczak, 2007, S. 138).

(IV) Bei der *Diskriminanzvalidität* werden die Unterschiede zwischen verschiedenen Konstrukten innerhalb eines Messmodells dargestellt (Chin, 1998b, S. 312). Das Maß *Average Variance Extracted* (AVE)[113], welches von Fornell und Larcker (1981) entwickelt wurde, ist hierfür ein geeignetes Kriterium. Mit diesem wird untersucht, ob die gemeinsame Varianz zwischen den latenten Variablen und den dazugehörigen Indikatoren größer ist als die gemeinsame Varianz mit anderen latenten Variablen des Messmodells (Hulland, 1999, S. 199; Sobczak, 2007, S. 138). Das AVE-Maß stellt sich formal dar als:

$$AVE = \frac{\sum_i \lambda_i^2}{\sum_i \lambda_i^2 + \sum_i var(\epsilon_I)}$$

Formel 3: Average Variance Extracted

λ_i steht auch hier für die Ladung des Indikators i und $var(\epsilon_I)$ definiert sich über $1 - \lambda_i^2$. Das AVE-Maß sollte einen Wert über 0,5 erreichen, da hierdurch angegeben wird, dass mehr als 50 Prozent der Varianz erklärt werden kann (Homburg & Giering, 1998, S. 125 und S. 130).

In Tabelle 20 werden zusammenfassend die quantitativen Analysen mit den dazugehörigen Kriterien für reflektive Messmodelle dargestellt.

Tabelle 20: Beurteilungskriterien für reflektive Messmodelle

Analyse	Anforderung
Faktorladung	≥ 0,707

[113] Auch Fornell-Larcker-Kriterium genannt (Fornell & Larcker, 1981).

Analyse	Anforderung
Composite Reliability	≥ 0,7
Cronbachs Alpha	≥ 0,7
AVE	≥ 0,5

Quelle: eigene Darstellung in Anlehnung an Sobczak (2007, S. 139).

Die in der Tabelle dargestellten Analysen werden im Folgenden auf das reflektive Messmodell *Gesamtzufriedenheit* der Untersuchung angewendet. Darüber hinaus wurde auch das reflektive Konstrukt *Intention, weiterhin im System zu bleiben* untersucht, welches sich allerdings außerhalb des primären Messmodells befindet.

Gesamtzufriedenheit

Das latente Konstrukt *Gesamtzufriedenheit* wurde durch drei Indikatoren operationalisiert, die alle den Grenzwert der Faktorladung von 0,707 überschritten haben und somit für das Modell geeignet sind. Die entsprechenden Berechnungen wurden mithilfe von SmartPLS durchgeführt; sie sind in Tabelle 21 dargestellt.

Tabelle 21: Gütemaße des Konstrukts: Gesamtzufriedenheit

Gesamtzufriedenheit	
Faktorladung	
Indikator	*Ladung*
• Froh über die Entscheidung	0,971
• Richtige Entscheidung	0,967
• Zufriedenheit mit Geschäftsbeziehungen	0,963
Cronbachs Alpha	0,965
Composite Reliability	0,977
AVE	0,935

Quelle: eigene Berechnung (2009).

Neben den Faktorladungen überschreiten auch die Berechnung von Cronbachs Alpha (0,965) und der Composite Reliability (0,977) den notwendigen Wert von 0,7. Auch das

AVE-Maß liegt mit 0,935 über dem Schwellenwert von 0,5. Das Konstrukt kann somit als reliabel angesehen werden.

Intention, weiterhin im System zu bleiben

Die vier Indikatoren, die für die Operationalisierung des Konstrukts *Intention, weiterhin im System zu bleiben* verwendet wurden, überschreiten, wie in Tabelle 22 dargestellt, ausnahmslos den Grenzwert von 0,707.

Auch für dieses reflektive Konstrukt liegen die Gütekriterien Cronbachs Alpha mit 0,946 und Composite Reliability mit 0,961 über den entsprechenden Grenzwerten. Darüber hinaus übersteigt auch das AVE-Ergebnis den Schwellenwert von 0,5, womit dieses Konstrukt ebenfalls, auch wenn es nicht direkter Bestandteil des primären Messmodells ist, reliabel ist.

Tabelle 22: Gütemaße des Konstrukts: Intention, weiterhin im System zu bleiben

Intention, weiterhin im System zu bleiben	
Faktorladung	
Indikator	*Ladung*
• Kollegen empfehlen	0,923
• Zukünftige Zusammenarbeit	0,948
• Eigenes System ist erste Wahl	0,893
• Entscheidung wieder treffen	0,946
Cronbachs Alpha	0,946
Composite Reliability	0,961
AVE	0,861

Quelle: eigene Berechnung (2009).

Um die Diskriminanzvalidität zu überprüfen, wurde in Tabelle 23 die Korrelation aller latenten Variablen dargestellt. Hierdurch kann bestimmt werden, ob die zwei reflektiv operationalisierten latenten Variablen eigenständige Konstrukte sind. Damit dieses Gütekriterium erfüllt ist, sollte – wie im konkreten Fall dargestellt – der AVE-Wert einer latenten Variable größer sein als jede der quadrierten Korrelationen dieser Variable. Um diesen Zusammenhang in einer Tabelle darzustellen, wurde die Wurzel des AVE-

Ergebnisses diagonal in die Tabelle eingefügt. Es lässt sich erkennen, dass das sogenannte Fornell-Larcker-Kriterium erfüllt ist, da die durchschnittliche geteilte Varianz der reflektiven Konstrukte über den Werten für die Korrelation mit allen anderen Konstrukten liegt.

Tabelle 23: Korrelation der latenten Variablen

	Gesamt.	Inte.	Komm.	Kost.	Sys.	Vert.	Vor.Pa.	Vor.Zah.
Gesamt.	**0,967**							
Inten.	0,947	**0,928**						
Komm.	0,745	0,724	**n. a.**					
Kosten	0,796	0,806	0,684	**n. a.**				
Sys.lei.	0,653	0,658	0,778	0,615	**n. a.**			
Vertr.	0,707	0,659	0,716	0,560	0,604	**n. a.**		
Vor. Pat.	0,795	0,780	0,670	0,631	0,644	0,667	**n. a.**	
Vor.Zahn.	0,784	0,797	0,649	0,770	0,691	0,594	0,710	**n. a.**

Quelle: eigene Berechnung (2009).

In Tabelle 24 wird abschließend noch die Korrelation der reflektiven Indikatoren mit den Konstrukten des Messmodells dargestellt. Wie sich in der Tabelle erkennen lässt, korrelieren alle Indikatoren mit ihren jeweiligen Konstrukten stärker als mit den übrigen. Dies gilt sowohl für die Indikatoren des Konstrukts *Gesamtzufriedenheit* als auch für das Konstrukt *Intention, weiterhin im System zu bleiben.*

Tabelle 24: Korrelation der reflektiven Indikatoren mit den Konstrukten

	Gesamt.	Inten.	Komm.	Kosten	Sys.lei.	Vertr.	Vor.Pat.	Vor.Zahn.
Gesamtzufriedenheit								
Froh	**0,971**	0,911	0,697	0,760	0,640	0,659	0,750	0,735
Richtig	**0,967**	0,926	0,711	0,735	0,616	0,702	0,809	0,756
Zufried.	**0,963**	0,909	0,752	0,813	0,641	0,689	0,749	0,782
Intention, weiterhin im System zu bleiben								
Empf.	0,879	**0,923**	0,637	0,782	0,605	0,631	0,718	0,734
Zukünf.	0,919	**0,948**	0,695	0,762	0,602	0,621	0,770	0,751

	Gesamt.	Inten.	Komm.	Kosten	Sys.lei.	Vertr.	Vor.Pat.	Vor.Zahn.
1. Wahl	0,813	**0,893**	0,687	0,698	0,635	0,615	0,682	0,726
Wieder.	0,898	**0,946**	0,670	0,748	0,603	0,581	0,720	0,748

Quelle: eigene Berechnung (2009).

Fasst man die Ergebnisse der verschiedenen Gütekriterien für die reflektiven latenten Variablen zusammen, kann man von einer reliablen und validen Konstruktmessung ausgehen. Die verwendeten reflektiven Messmodelle, insbesondere die endogene Variable *Gesamtzufriedenheit*, ist somit für die Schätzung geeignet.

8.7.2 Schätzung und Beurteilung der formativen Beziehungen

Im Gegensatz zu reflektiven ist bei formativen Indikatoren die Betrachtung der internen Konsistenz und der Konvergenzvalidität nicht von entscheidender Bedeutung (Bollen & Lennox, 1991). Aus diesem Grund werden vielmehr die Gewichtungen betrachtet, die signifikant auf das jeweilige latente Konstrukt wirken sollen (Chin, 1998b, S. 324). Um die formativen Konstrukte der vorliegenden Untersuchung genauer beurteilen zu können, gibt es somit grundsätzlich drei Evaluationskriterien: die *Expertenvalidität*, die *Indikatorrelevanz* sowie die *externe Validität* (Götz & Liehr-Gobbers, 2004, S. 17–20).

Die *Expertenvalidität* gibt an, inwieweit die a priori durchgeführten Indikatorzuordnungen zu den einzelnen Indikatoren übereinstimmen (Bollen & Lennox, 1991, S. 308). Hierdurch wird im Rahmen des Pretests sowohl die Zuordnung der Indikatoren als auch deren inhaltliche Relevanz überprüft (Sobczak, 2007, S. 142). Für die Befragung sollten Personen gewählt werden, die als fachliche Experten oder zumindest als repräsentativ für die Grundgesamtheit angesehen werden können (Anderson & Gerbing, 1991, S. 733). Für die vorliegende Untersuchung wurden sowohl im Rahmen der Auswertung der Fallstudie als auch im Rahmen des Pretests die abgefragten Indikatoren in Bezug auf die dazugehörigen latenten Variablen überprüft.[114]

Bei der *Indikatorrelevanz* geht es darum zu bestimmen, wie stark die einzelnen Indikatoren zur Konstruktbildung beitragen (Krafft et al., 2005, S. 77). Hierbei gelten die qualitative Interpretation der Gewichte der einzelnen Indikatoren und die Überprüfung der

---

[114] Siehe hierzu auch die Operationalisierung der formativen Konstrukte in den vorangegangenen Kapiteln.

Indikatoren auf Multikollinearität als geeignete Methoden[115] zur Prüfung der Indikatorrelevanz. Mit Multikollinearität ist die Wechselwirkung zwischen den einzelnen formativen Indikatoren gemeint, die aufgrund der durchgeführten multiplen Regression nicht vorliegen sollte (Diamantopoulos & Winklhofer, 2001, S. 272). In diesem Zusammenhang stellt die Toleranz beziehungsweise der *Varianzinflationsfaktor* (VIF) ein wichtiges Maß für die Multikollinearität dar (Backhauset al., 2006, S. 89–90). Die Formel zur Berechnung des VIF lautet (Diamantopoulos & Winklhofer, 2001, S. 272):

$$VIF = \frac{1}{Toleranz}$$

Formel 4: Varianzinflationsfaktor

Die eventuell vorliegende Multikollinearität der Indikatoren gilt dann als nicht signifikant, wenn die Toleranz den Wert von 0,1 nicht unterschreitet beziehungsweise der Varianzinflationsfaktor den Wert von 10 nicht überschreitet (Cassel, Hackl & Westlund, 2000, S. 904).

Mit der *nomologischen* beziehungsweise *externen Validität* beschreibt man den Grad der Einbindung des latenten Konstrukts in einen übergeordneten Zusammenhang, der theoretisch begründbar sein sollte (Homburg & Giering, 1998, S. 7). Ebenso wie bei reflektiven existieren auch bei formativen Messmodellen Mindesthöhen für die Gewichte der Indikatoren. Lohmöller (1989) schlägt hierfür einen Wert von 0,1 vor, wohingegen Chin (1998) Werte ab 0,2 in die Messung aufnimmt. Die Gewichte lassen sich durch das Verfahren des *Bootstrappings* berechnen. Diesem Verfahren liegt ein zweiseitiger t-Test zugrunde, bei dem aus der Stichprobe zufällig *n* Datensätze mit Zurücklegen gezogen werden. Hierauf basierend erfolgt eine Schätzung aller Parameter, wobei der Vorgang *m*-mal wiederholt wird. Hieraus ergibt sich eine Bootstrapverteilung[116] mit *m* Zufallsziehungen, durch die sich die entsprechenden t-Werte berechnen lassen. Diese können anschließend verwendet werden (Jahn, 2007, S. 18).

[115] Das Vorgehen von Diamantopoulos & Winkelhofer (2001) gilt streckenweise als nicht unproblematisch (vgl. die kritischen Anmerkungen von Rossiter 2002, S. 315). Aus diesem Grund wird dieses Vorgehen auch im Rahmen der Untersuchung kritisch angewendet und im Rahmen der Fallstudie und der Operationalisierung der formativen Konstrukte durch Elemente der von Rossiter (2002) vorgeschlagenen C-OARS-E-Vorgehensweise erweitert.

[116] Aufgrund der Verwendung der Software SmartPLS musste die Bootstrap-Operation spezifiziert werden. Hierfür sind in den Einstellungen sowohl die Datensätze (*cases, n*) als auch die Wiederholungen (*samples, m*) zu spezifizieren. Für *n* sollte hierbei der Wert der Stichprobe gewählt werden und für *m* der Wert 1.000. Dieser Wert entspricht einem t-Test mit 1.000 Freiheitsgraden (df), die als ∞ interpretiert werden können (Jahn, 2007, S. 18).

Nach der Vorstellung der für formative Konstrukte relevanten Gütekriterien sollen diese nun im Folgenden auf die vorliegende Untersuchung angewendet werden.

Systemleistungen

Im Rahmen der Voruntersuchungen wurden die in Tabelle 25 genannten Indikatoren als inhaltlich relevant identifiziert. Die Untersuchung des VIF zeigt, dass zwischen den Indikatoren keine kritische Multikollinearität besteht.

Einen signifikant positiven Einfluss haben die Indikatoren *Einführungsschulung*, *Systemweiterentwicklung* und *Marktbeobachtung*. Hierbei ist erkennbar, dass die „Systemweiterentwicklung" den stärksten Einfluss auf das latente Konstrukt hat. Die anderen Indikatoren können als nicht signifikant eingestuft werden.

Tabelle 25: Gewichte, t-Wert und VIF des Konstrukts *Systemleistungen*

Systemleistungen			
Indikator	*Gewichte*	*t-Wert*	*VIF*
Kriterium	*> 0,1*	*> 1,645*	*< 10*
• Einführungsschulung	0,293	2,680	3,437
• Laufende Informationen	0,209	1,375	3,599
• Laufende Schulung	0,038	0,318	4,797
• Betreuung vor Ort	-0,078	0,529	3,098
• Überregionale Werbung	0,208	1,205	2,319
• Systemweiterentwicklung	0,357	2,191	3,110
• Marktbeobachtung	0,292	2,138	2,780
• Lokale Werbung	0,016	0,095	3,767

Quelle: eigene Berechnung (2009).

Kommunikation

Das latente Konstrukt *Kommunikation* wird durch drei Indikatoren beschrieben, die, wie in Tabelle 26 aufgezeigt, untereinander keine signifikante Multikollinearität aufweisen.

Tabelle 26: Gewichte, t-Wert und VIF des Konstrukts *Kommunikation*

Kommunikation			
Indikator	*Gewichte*	*t-Wert*	*VIF*
Kriterium	*> 0,1*	*> 1,645*	*< 10*
• Wechselseitige Kommunikation	0,180	3,915	2,155
• Informationen sind hilfreich	0,507	3,415	1,970
• Auf Vorschläge wird reagiert	0,447	1,603	2,064

Quelle: eigene Berechnung (2009).

Innerhalb des Konstrukts haben die beiden Indikatoren *Franchisegeber legt Wert auf wechselseitige Kommunikation* und *die vom Franchisegeber zur Verfügung gestellten Informationen sind hilfreich* einen signifikanten Einfluss auf das Konstrukt. Hierbei zeigt sich, dass die Güte der Informationen mit einem Gewicht von 0,507 einen starken Einfluss auf das Konstrukt hat. Auch der Indikator *auf Vorschläge wird reagiert* weist einen starken Einfluss auf das Konstrukt auf, wobei dieser Zusammenhang lediglich als schwach signifikant nachgewiesen werden konnte (α = 5,45 %).

Kosten angemessen

Aufgrund der Voruntersuchungen konnte festgestellt werden, dass lediglich die Kosten für den Einstieg ins System und die laufenden Franchisegebühren von Relevanz für das Konstrukt sind. Diese beiden Indikatoren weisen aufgrund niedriger VIF-Werte keine Multikollinearität auf.

Tabelle 27: Gewichte, t-Wert und VIF des Konstrukts *Kosten angemessen*

Kosten angemessen			
Indikator	*Gewichte*	*t-Wert*	*VIF*
Kriterium	*> 0,1*	*> 1,645*	*< 10*
• Einstiegsgebühr	0,065	0,601	1,319

Kosten angemessen			
• Laufende Gebühr	0,976	21,650	1,319

Quelle: eigene Berechnung (2009).

Wie aus Tabelle 27 zu erkennen ist, ist hierbei lediglich die *Angemessenheit der laufenden Gebühr* für das Konstrukt signifikant. Dies lässt sich auch anhand der deskriptiven Statistik erklären, die gezeigt hatte, dass lediglich 31,1 % der Franchisenehmer eine Einstiegsgebühr bezahlen mussten.

Vorteile für den Zahnarzt

Das Konstrukt *Vorteile für den Zahnarzt* wurde durch acht Indikatoren operationalisiert, deren VIF in Tabelle 28 dargestellt werden. Trotz der erhöhten Faktorladungen für die Indikatoren *Patient wird durch den Markennamen des Systems auf die Praxis aufmerksam*, *Gewinn der Praxis hat sich durch die Teilnahme am System gesteigert* und *Patientenzahl hat sich durch die Teilnahme am System gesteigert* werden die Grenzen des Gütekriteriums eingehalten. Somit besteht keine relevante Multikollinearität.

Tabelle 28: Gewichte, t-Wert und VIF des Konstrukts *Vorteile für den Zahnarzt*

Vorteile für den Zahnarzt			
Indikator	*Gewichte*	*t-Wert*	*VIF*
Kriterium	*> 0,1*	*> 1,645*	*< 10*
• Patienten würden weiterhin kommen	-0,058	0,665	1,254
• System schwierig zu verlassen oder zu wechseln	0,118	1,353	1,335
• Schlechte Presse beeinflusst eigene Praxis	-0,029	0,312	1,143
• Zahnarzt profitiert vom Markennamen	0,294	2,505	2,103
• Patient wird durch Markennamen aufmerksam	0,191	1,329	4,057
• Patientenzahl hat sich gesteigert	-0,423	1,445	5,587
• Gewinn hat sich gesteigert	1,042	4,143	4,549
• Unternehmerisches Risiko konnte gesenkt werden	-0,041	0,392	2,365

Quelle: eigene Berechnung (2009).

Von den Indikatoren stechen zwei besonders hervor. Insbesondere die Indikatoren *Gewinn der Praxis hat sich durch die Teilnahme am System gesteigert* und *Zahnarzt profitiert vom Markennamen des Franchisesystems* haben einen starken signifikanten Einfluss auf das Konstrukt, wohingegen die anderen Indikatoren nicht signifikant sind.

Vorteile für den Patienten

Die Vorteile für den Patienten wurden im Rahmen der Untersuchung durch vier inhaltlich relevante Indikatoren abgebildet, die in Tabelle 29 dargestellt werden. Durchgängig zeichnen sich die Indikatoren durch einen niedrigen VIF aus, womit auf eine nicht signifikante Multikollinearität geschlossen werden kann.

Tabelle 29: Gewichte, t-Wert und VIF des Konstrukts *Vorteile für den Patienten*

Vorteile für den Patienten			
Indikator	*Gewichte*	*t-Wert*	*VIF*
Kriterium	*> 0,1*	*> 1,645*	*< 10*
• Patient kann sich besser informieren	0,809	7,001	1,679
• Zahnarzt kann mehr Leistungen anbieten	0,323	2,750	1,542
• Patient spart Geld	0,042	0,463	1,096
• Patient erhält bessere medizinische Versorgung	0,020	0,134	2,254

Quelle: eigene Berechnung (2009).

Den stärksten Einfluss auf das Konstrukt hat der Indikator, dass der Patient sich im *Vorfeld besser und transparenter informieren* kann. Auch der Indikator *Zahnarzt kann mehr Leistungen anbieten* ist für das Konstrukt signifikant. Für die anderen Indikatoren konnte kein signifikanter Zusammenhang nachgewiesen werden.

Vertrauen

Für das Konstrukt *Vertrauen* wurden, wie in Tabelle 30 dargestellt, vier Indikatoren abgefragt. Diese weisen aufgrund der niedrigen VIF keine Multikollinearität auf und erfüllen somit dieses Gütekriterium.

Tabelle 30: Gewichte, t-Wert und VIF des Konstrukts *Vertrauen*

Vertrauen			
Indikator	*Gewichte*	*t-Wert*	*VIF*
Kriterium	*> 0,1*	*> 1,645*	*< 10*
• Vertrauen auf Vereinbarungen	0,242	1,689	2,006
• Informationen sind glaubwürdig	0,244	1,557	2,136
• Bedürfnisse werden bei Entscheidungen berücksichtigt	0,072	0,465	2,145
• Franchisegeber verhält sich verantwortungsvoll	0,587	3,717	2,428

Quelle: eigene Berechnung (2009).

Für das Konstrukt signifikant sind die Indikatoren *Vertrauen, dass der Franchisegeber sich an die Vereinbarungen hält* und *Franchisegeber verhält sich verantwortungsvoll und gemäß seinen Zusagen.*

Zusammenfassend lässt sich feststellen, dass die verwendeten formativen Konstrukte die erforderlichen Gütekriterien erfüllen. Es gilt jedoch anzumerken, dass der nicht signifikante Einfluss einiger Indikatoren dazu führt, dass die Bedeutung der latenten Konstrukte sich im Einzelfall ändern kann. Diesem Aspekt wurde im Rahmen der Auswertung Rechnung getragen. Eine Erklärung dafür, weshalb einzelne Indikatoren keinen signifikanten Einfluss auf das jeweilige Konstrukt haben, lässt sich darin finden, dass aus der Perspektive der Zahnärzte einige der abgefragten Indikatoren in ihren jeweiligen Systemen noch nicht vollständig zum Tragen gekommen sind und dass der Anspruch der Franchisegeber und die Wahrnehmung der Franchisenehmer in diesen Punkten divergieren.

8.8 Schätzung und Güte des Strukturmodells

Wie im vorangegangenen Kapitel gezeigt werden konnte, ist das Messmodell für die Schätzung geeignet. Aus diesem Grund können nun im nächsten Schritt die Schätzung des Strukturmodells und hiermit die Überprüfung der Hypothesen geschehen. Da der verwendeten PLS-Analyse keine Verteilungsannahmen zugrunde liegen, werden im Folgenden nichtparametrische Tests durchgeführt. Das zentrale Maß für die Untersuchung liefert das Bestimmtheitsmaß R^2 der endogenen Variable und der Mediatorvariablen aus der Regression des Strukturgleichungsmodells. Das Bestimmtheitsmaß misst die Güte der Anpassung der Regressionsfunktion an die ausgewählten Indikatoren. Es gibt somit den Anteil der erklärten Varianz des latenten Konstrukts an (Backhaus et al., 2006, S. 64). R^2 ist eine normierte Größe, die Werte zwischen null und eins annehmen kann (Backhaus et al., 2006, S. 66). Es gilt, dass ein höheres R^2 einen höheren Anteil der Gesamtstreuung erklärt. Es bleibt festzuhalten, dass der absolute Wert des R^2 nicht direkt interpretiert werden kann, sondern mit anderen Studien verglichen werden muss (Backhaus et al., 2006, S. 97). In der vorliegenden Untersuchung wurde ein R^2 von 0,813 errechnet; im Vergleich zu anderen Studien, die sich auf Franchisenehmer fokussieren, ist dies als ein sehr guter Wert zu interpretieren (Frazer & Winzar, 2005, S. 1541; Sul & Khan, 2006, S. 445; Gauzente, 2003, S. 515). Es gilt jedoch kritisch anzumerken, dass jede hinzugefügte endogene Variable zu einer Steigerung des R^2 führt. Es kann somit ein hoher Determinationskoeffizient erreicht werden, ohne den Erklärungsgehalt des Modells maßgeblich zu verbessern (Urban & Mayerl, 2008, S. 109).

Als Erweiterung zum R^2 kann das *Stone-Geisser-Kriterium* Q^2 getestet werden. Hierdurch wird die Prognoserelevanz des Modells getestet (Fornell & Bookstein, 1982, S. 450). Um diesen Test durchzuführen, wird eine Blindfolding-Prozedur durchgeführt, bei der von SmartPLS ein Teil der Daten als fehlend angenommen wird und Prognosefehler basierend auf den verbleibenden Daten errechnet werden. Die Formel zur Berechnung von Q^2 lautet (Fornell & Cha, 1994, S. 71–73; Chin, 1998b, S. 317):

$$Q^2 = 1 - \frac{\sum_k E_k}{\sum_k E_k}$$

Formel 5: Stone-Geisser-Kriterium

E_k steht in der Formel für die Quadratsumme der Prognosefehler und O_k für die Quadratsumme aus der Blindfolding-Prozedur zwischen geschätzten und verbleibenden Mittelwerten. Es gilt als erstrebenswert, einen Wert zu erreichen, der größer als Null ist, damit das Modell eine ausreichende Prognosefähigkeit besitzt (Chin, 1998b, S. 318; Fornell & Cha, 1994, S. 73). Mit einem Wert von 0,700 für Q^2 wird dieser Schwellenwert klar überschritten. Tabelle 31 fasst die Ergebnisse von R^2 und Q^2 noch einmal für die endogene Variable und die Moderatorvariablen des Strukturgleichungsmodells zusammen. Demnach gilt auch für die Moderatorvariablen, dass alle relevanten Gütekriterien erfüllt werden, auch wenn die Werte naturgemäß unterhalb der Werte für die endogene Variable liegen.

Tabelle 31: Güte der Moderatorvariablen und der exogenen Variable

Moderator- beziehungsweise abhängige (endogene) Variable	**R^2**	**Q^2 (Red.)**
Kriterium	*> 0,19*	*> 0*
• **Vorteile für den Patienten**	0,529	0,231
• **Vorteile für den Zahnarzt**	0,669	0,241
• **Vertrauen**	0,579	0,368
• **Gesamtzufriedenheit**	0,813	0,700

Quelle: eigene Berechnung (2009).

Analog zu den Signifikanzprüfungen aus dem vorangegangenen Kapitel werden im nächsten Schritt t-Statistiken anhand von Resampling-Techniken generiert (Chin, 1998b, S. 318–320). Hierbei wurde dem *Bootstrapping* gegenüber dem *Jackknifing* der Vorzug gegeben, da diese Prozedur einen geringeren Standardfehler bedingt (Fornell & Cha, 1994, S. 68–70). Für den nichtparametrischen Test wurden 1.000 Resamplings durchgeführt und die entsprechenden t-Werte in Tabelle 32 eingetragen.

Tabelle 32: Parameterschätzung und Anpassungsgüte des PLS-Modells

Kausaler Pfad	**Hypothese**	**Unabhängige (exogene) latente Variable**				**Beurteilung**
		Pfadkoeffizient	t-Wert (Pfadkoef.)	VIF	f^2	
	Kriterium	*> 0,1*	*> 1,645*	*< 10*	*> 0,02*	
Systemleistungen → Gesamtzufriedenheit	H1a (+)	-0,081	0,883	1,661	-0,005	n. s.
Systemleistungen → Vertrauen	H1b (+)	-0,016	0,123	1,619	-0,002	n. s.
Systemleistungen → Vorteile für Patient	H1c (+)	0,358	2,271	1,549	0,051	s*
Systemleistungen → Vorteile für Zahnarzt	H1d (+)	0,251	3,339	1,549	0,154	s***
Kommunikation → Gesamtzufriedenheit	H2a (+)	0,154	1,405	3,228	0,026	n. s.

Kausaler Pfad	Hypo-these	Unabhängige (exogene) latente Variable				Beurteilung
		Pfad-koeffizient	t-Wert (Pfadkoef.)	VIF	f^2	
Kriterium		*> 0,1*	*> 1,645*	*< 10*	*> 0,02*	
Kommunikation → Vertrauen	H2b (+)	0,477	3,189	2,924	0,169	s**
Kommunikation → Vorteile für Patient	H2c (+)	0,280	2,083	2,202	0,047	s*
Kommunikation → Vorteile für Zahnarzt	H2d (+)	-0,008	0,070	2,202	0,002	n. s.
Kosten angemessen → Gesamtzufriedenheit	H3a (+)	0,317	3,516	1,884	0,209	s***
Kosten angemessen → Vertrauen	H3b (+)	-0,023	0,182	1,823	-0,005	n. s.
Kosten angemessen → Vorteile für Patient	H3c (+)	0,284	2,266	1,679	0,083	s*
Kosten angemessen → Vorteile für Zahnarzt	H3d (+)	0,555	7,304	1,679	0,462	s***
Vorteile für Patient → Gesamtzufriedenheit	H4a (+)	0,315	3,611	4,554	0,209	s***
Vorteile für Patient → Vertrauen	H4b (+)	0,303	2,792	4,454	0,083	s**
Vorteile für ZA → Gesamtzufriedenheit	H5a (+)	0,183	1,980	4,508	0,048	s*
Vorteile für ZA → Vertrauen	H5b (+)	0,097	0,665	4,466	-0,019	n. s.
Vertrauen → Gesamtzufriedenheit	H6 (+)	0,149	1,849	2,116	0,070	s°

° Signifikanzniveau 0,065

* Signifikanzniveau 0,05

** Signifikanzniveau 0,01

*** Signifikanzniveau 0,001

Quelle: eigene Berechnung (2009).

Zusammenfassend lässt sich feststellen, dass alle Gütekriterien des Strukturmodells eingehalten werden. Abbildung 26 zeigt - Bezug nehmend auf den erkenntnisorientierten Bezugsrahmen aus Kapitel 8.3 - die Ergebnisse des PLS-Modells in grafischer Form.

Es kann festgestellt werden, dass insbesondere die Kosten, die dem Zahnarzt entstehen, und die Vorteile für den Zahnarzt den größten Einfluss auf die Gesamtzufriedenheit der Zahnärzte mit dem jeweiligen System haben.

Abbildung 26: Ergebnisse des PLS-Modells

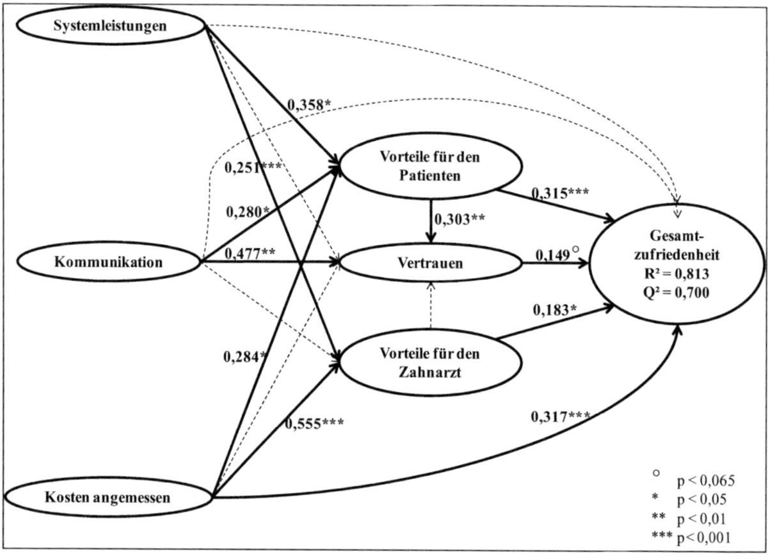

Quelle: eigene Berechnung (2009).

Abschließend werden im nächsten Kapitel die Ergebnisse der Untersuchung in Bezug auf die einzelnen Hypothesen genauer betrachtet und dargestellt.

8.9 Ergebnisse der Untersuchung im Überblick

In diesem Kapitel werden die empirischen Ergebnisse in Bezug auf die ex ante formulierten Hypothesen überprüft und die Ergebnisse detailliert dargestellt. Hierfür werden nicht nur die Signifikanzniveaus aus Tabelle 32 in die Betrachtung einbezogen, sondern zusätzlich die in Tabelle 33 dargestellten direkten und totalen Effekte beziehungsweise Pfadkoeffizienten.

Hypothese 1a) Systemleistungen → Gesamtzufriedenheit:

Jede der drei endogenen Variablen *Systemleistungen*, *Kommunikation* und *Kosten angemessen* wurde in Bezug auf die drei Mediatorvariablen und die exogene Variable überprüft. Die erste Hypothese ist, dass die Zufriedenheit mit den Systemleistungen einen direkten Einfluss auf die Gesamtzufriedenheit hat. Diese Hypothese konnte im Rahmen der Untersuchung nicht bestätigt werden.

Auch wenn kein signifikanter direkter Effekt nachgewiesen werden konnte, war ein signifikanter indirekter Effekt zu verzeichnen. Dieser ergibt sich aus dem Einfluss der *Systemleistungen* auf die *Vorteile für den Patienten* (H1c) und den *Zahnarzt* (H1d), die sich wiederum direkt und indirekt auf die Gesamtzufriedenheit auswirken. Hieraus ergibt sich ein totaler Effekt der *Systemleistungen* auf die *Gesamtzufriedenheit* von 0,175, der als mittelstarker Effekt interpretiert werden kann.[117]

Hypothese 1b) Systemleistungen → Vertrauen:

Analog zur Hypothese 1a) konnte auch die Hypothese 1b), dass die Zufriedenheit mit den *Systemleistungen* einen direkten Einfluss auf das *Vertrauen* der zahnärztlichen Franchisenehmer hat, nicht bestätigt werden. Die Hypothese muss somit verworfen werden.

Hypothese 1c) Systemleistungen → Vorteile für Patient:

Die erste Hypothese, die im Rahmen der Untersuchung bestätigt werden konnte, ist 1c), die unterstellt, dass die Zufriedenheit mit den *Systemleistungen* einen positiven Einfluss auf die *Vorteile für den Patienten* hat. Der Pfadkoeffizient beträgt 0,358, ein Wert, der als starker Einfluss auf die latente Variable *Vorteile für Patient* gewertet werden kann.

Hypothese 1d) Systemleistungen → Vorteile für Zahnarzt:

Auch die Hypothese 1d), dass die Zufriedenheit mit den *Systemleistungen* einen positiven Einfluss auf die *Vorteile für den Zahnarzt* haben, konnte im Rahmen der Untersu-

---

[117] Die Effektstärke f^2 gibt nach Chin an, ob eine latente exogene Variable einen geringen ($f^2 \sim 0{,}02$), einen mittleren ($f^2 > 0{,}15$) oder einen großen ($f^2 > 0{,}35$) Einfluss auf die latente endogene Variable hat (Chin, 1998a, S. 323).

chung als hochsignifikant ($\alpha = 0{,}001$) bestätigt werden. Der Pfadkoeffizient beträgt 0,251, was als mittlere Effektstärke interpretiert werden kann.

Hypothese 2a) Kommunikation → Gesamtzufriedenheit:

Ähnlich wie bei den *Systemleistungen* zeigt sich bei der *Kommunikation* zwischen Franchisegeber und Franchisenehmer kein signifikanter direkter Einfluss auf die *Gesamtzufriedenheit*.

Betrachtet man jedoch auch die indirekten Effekte, lässt sich ein mittelstarker totaler Effekt der *Kommunikation* auf die *Gesamtzufriedenheit* von 0,172 nachweisen. Dieser ergibt sich durch den Einfluss der *Kommunikation* auf das *Vertrauen* (H2b) und die *Vorteile für den Patienten* (H2c).

Hypothese 2b) Kommunikation → Vertrauen:

Betrachtet man den Einfluss von *Kommunikation* auf *Vertrauen*, so zeigt sich, dass dieser Zusammenhang signifikant ist und eine starke positive Beziehung von 0,477 zwischen den beiden latenten Konstrukten besteht. Die Hypothese kann somit bestätigt werden.

Hypothese 2c) Kommunikation → Vorteile für Patient:

Auch zwischen den Konstrukten *Kommunikation* und *Vorteile für den Patienten* besteht eine signifikante Beziehung, die die aufgestellte Hypothese bestätigt. Der Pfadkoeffizient zwischen den Variablen beträgt 0,280. Somit beeinflusst die *Kommunikation* die *Vorteile für den Patienten* mit einer mittleren Stärke.

Hypothese 2d) Kommunikation → Vorteile für Zahnarzt:

Hypothese 2d) kann im Gegensatz zu den Hypothesen 2b) und 2c) nicht bestätigt werden. Trotz des direkten Einflusses der *Kommunikation* auf die *Vorteile für den Patienten* ist kein signifikanter Zusammenhang mit den *Vorteilen für den Zahnarzt* nachweisbar.

Hypothese 3a) Kosten angemessen → Gesamtzufriedenheit:

Ein sehr ausgeprägter Zusammenhang lässt sich in der vorliegenden Untersuchung zwischen den Konstrukten *Kosten angemessen* und *Gesamtzufriedenheit* erkennen. Der Pfadkoeffizient beträgt 0,317 und spiegelt somit einen starken Einfluss wider.

Neben dem direkten Effekt gibt es weitere indirekte Beziehungen zur *Gesamtzufriedenheit.* Diese ergeben sich aus dem Einfluss des Konstrukts *Kosten angemessen* auf die *Vorteile für den Patienten* (H3c) und auf die *Vorteile für den Zahnarzt* (H3d). Der totale Effekt beträgt somit 0,521; dies ist der stärkste Pfadkoeffizient im gesamten Strukturmodell.

Hypothese 3b) Kosten angemessen → Vertrauen:

Die Hypothese 3b), dass das Konstrukt *Kosten angemessen* einen Einfluss auf das *Vertrauen* zwischen Franchisenehmer und Franchisegeber hat, konnte nicht bestätigt werden.

Hypothese 3c) Kosten angemessen → Vorteile für Patient:

Hingegen konnte die Hypothese 3c), dass die *Angemessenheit der Kosten* einen Einfluss auf die *Vorteile für den Patienten* hat, bestätigt werden. Der signifikante Pfadkoeffizient beträgt 0,284. Es besteht somit eine mittlere Effektstärke.

Hypothese 3d) Kosten angemessen → Vorteile für Zahnarzt:

Auch die Hypothese 3d) konnte bestätigt werden. Danach wirkt das Konstrukt *Kosten angemessen* auf die *Vorteile für den Zahnarzt* mit einer Effektstärke von 0,555; hierbei handelt es sich um den stärksten einzelnen Koeffizienten, der nachgewiesen werden konnte.

Hypothese 4a) Vorteile für Patient → Gesamtzufriedenheit:

Die *Vorteile für den Patienten* haben in der vorliegenden Untersuchung einen signifikanten Einfluss auf die *Gesamtzufriedenheit* der zahnärztlichen Franchisenehmer. Der Pfadkoeffizient ist mit 0,315 an der Grenze zu einem starken Effekt und ist hochsignifikant.

Hypothese 4b) Vorteile für Patient → Vertrauen:

Analog zu Hypothese 4c) haben die *Vorteile für den Patienten* einen starken signifikanten Einfluss auf das *Vertrauen*. Der direkte Effekt beträgt 0,303 und ist somit ebenfalls an der Grenze zu einem starken Effekt angesiedelt.

In Bezug auf die Gütekriterien des Konstrukts *Vorteile für den Patienten* gilt es anzumerken, dass der höchste VIF-Wert des Strukturgleichungsmodells sich bei diesem Konstrukt finden lässt. Der Wert von 4,454 ist jedoch noch weit genug von der Grenze (10) entfernt, sodass Multikollinearität in diesem Zusammenhang ausgeschlossen werden kann.

Hypothese 5a) Vorteile für Zahnarzt → Gesamtzufriedenheit:

Der positive Zusammenhang zwischen dem Konstrukt *Vorteile für den Zahnarzt* und der *Gesamtzufriedenheit* konnte signifikant bestätigt werden. Ein mittelstarker Zusammenhang kann mit einem direkten Effekt von 0,183 nachgewiesen werden.

Hypothese 5b) Vorteile für Zahnarzt → Vertrauen:

Die Hypothese 5b) konnte nicht bestätigt werden. Es konnte kein signifikanter positiver Zusammenhang zwischen den Konstrukten *Vorteile für den Zahnarzt* und *Vertrauen* nachgewiesen werden.

Hypothese 6 Vertrauen → Gesamtzufriedenheit:

Eine Sonderrolle nimmt die Hypothese 6 ein, mit der der positive Zusammenhang zwischen den latenten Konstrukten *Vertrauen* und *Gesamtzufriedenheit* überprüft wurde. Der Pfadkoeffizient beträgt 0,149; er zeigt somit eine mittlere Effektstärke zwischen den beiden Variablen an. Auch die beiden Gütekriterien VIF und f^2 werden entlang des Pfades erfüllt. Allerdings liegt die Fehlerwahrscheinlichkeit der Ergebnisse bei = 6,5 % und somit über dem für die Untersuchung verwendeten Toleranzniveau von 5 %. Wohl wissend, dass diese Überschreitung bei einer strengen Auslegung zu einer Verwerfung der Hypothese führt, wurden die Effekte in der Untersuchung berücksichtigt, da auch bei Ablehnung der Hypothese die Tendenz zwischen den latenten Konstrukten klar erkennbar ist.

Wie Tabelle 33 zusammenfasst, hat jedes der untersuchten Konstrukte einen direkten oder zumindest indirekten Einfluss auf die endogene Variable.

Tabelle 33: Totale Effekte

Kausaler Pfad	**Pfadkoeffizient**		
	Direkter Effekt	Indirekter Effekt	Totaler Effekt
Systemleistungen → Gesamtzufriedenheit	n. s.	0,175	0,175
Kommunikation → Gesamtzufriedenheit	n. s.	0,172	0,172
Kosten angemessen → Gesamtzufriedenheit	0,317	0,204	0,521
Vorteile für Patient → Gesamtzufriedenheit	0,315	0,045	0,360
Vorteile für Zahnarzt →Gesamtzufriedenheit	0,183	0,000	0,183
Vertrauen → Gesamtzufriedenheit	0,149	0,000	0,149

Quelle: eigene Berechnung (2009).

Abschließend zeigt die Darstellung der direkten und indirekten Pfadkoeffizienten, dass das Konstrukt der *Angemessenheit der Kosten* den stärksten totalen Effekt auf die *Gesamtzufriedenheit* der zahnärztlichen Franchisenehmer hat. Den zweitstärksten Einfluss hat das Konstrukt der *Vorteile für den Patienten*, während die *Vorteile für den Zahnarzt* und das *Vertrauen* nur einen schwachen Einfluss auf die endogene Variable haben. Eine besondere Situation ergibt sich bei den Konstrukten *Systemleistungen* und *Kommunikation*. Diese beiden Konstrukte haben keinen signifikanten direkten Effekt auf die *Gesamtzufriedenheit*. Allerdings kann im Rahmen der Untersuchung ein signifikanter indirekter Effekt nachgewiesen werden, der in der Effektstärke dem der *Vorteile für den Zahnarzt* ähnelt.

Teil D: Beurteilung der Ergebnisse und Ausblick

9 Schlussteil

Die nachfolgende Schlussbetrachtung untergliedert sich in die Zusammenfassung der Ergebnisse, die kritische Reflexion über die Möglichkeiten und Grenzen des gewählten Ansatzes und einen Ausblick auf Ansätze für die weitere Forschung. Hierdurch sollen zum Ende noch einmal alle relevanten Aspekte der Untersuchung aufgegriffen und dargestellt werden.

9.1 Zusammenfassung der Ergebnisse

Die Arbeit ging von der Beobachtung aus, dass das deutsche Gesundheitswesen einem kontinuierlichen Wandel unterliegt. Ein entscheidender Teil dieser Veränderung war in den letzten Jahren, dass eine Liberalisierung in Teilen des Systems stattgefunden hat, die es ermöglichte, über innovative Ansätze der Marktbearbeitung nachzudenken. Trotz aller Rationalisierungsmaßnahmen bleibt das Gesundheitswesen eine Branche, in der jährlich Milliardenumsätze erzielt werden. Letztendlich hat sich die Struktur des Marktes jedoch so stark verändert, dass weitreichende Anpassungen durch die Systemteilnehmer und durch die Praxisinhaber notwendig sind. Bei all diesen Veränderungen ist zunehmend neben dem Wohl des Patienten auch das Wohl des Arztes ins Zentrum der Aufmerksamkeit der öffentlichen Diskussion gerückt (Burger, 2007, S. 10–11).

Durch die Einführung des GKV-WSG und des VÄndG sind Teile des Gesundheitswesens spürbar liberalisiert worden. Dies hat dazu geführt, dass regionale und überregionale Kooperationen von Ärzten durch die Politik gezielt gefördert werden. Diese Förderung bildete letztendlich die Grundlage dafür, dass sich Franchising als Kooperationsmodell im Gesundheitssystem etablieren konnte; diese Entwicklungen sind mithin die Voraussetzung für die die vorliegende Untersuchung.

In dieser Untersuchung wurde im Rahmen der theoretisch-konzeptionellen Analyse dargestellt, welche Aspekte von Franchisesystemen sich im deutschen Gesundheitswesen umsetzen lassen (*Forschungsfrage I*). In diesem Teil der Untersuchung wurde der Schwerpunkt auf branchen-, franchisegeber- und franchisenehmerspezifische Aspekte gelegt. Im Rahmen der Branchenspezifika wurde festgestellt, dass es insbesondere juristische und ökonomische Aspekte sind, die die Nutzung von Franchising im Gesundheitswesen einschränken. Im Vordergrund stehen hierbei die juristischen Rahmenbedingungen für ärztliche Tätigkeiten, die in der MBO-Ä beziehungsweise der MBO-Z festgehalten sind, die vor allem die ärztliche Unabhängigkeit vorschreiben. Auch das ökonomische Umfeld führt mit seinen definierten Leistungskatalogen und festen Preissystemen dazu, dass Franchising nur eingeschränkt übertragen werden kann. Keines der analysierten Regularien beziehungsweise Charakteristika des Gesundheitswesens in der vorliegenden Untersuchung schließt jedoch Franchising per se von einer Übertragung auf das Gesundheitssystem aus.

Aus der Perspektive der Franchisegeber ergibt sich ein heterogenes Bild. Einzelne, für Franchisesysteme spezifische Charakteristika wie die *Nutzung von Skalen- und Verbundeffekten auf Gründungsebene*, die *kontinuierliche Weiterentwicklung des Systems* oder die *Reduzierung der Qualitätsunsicherheiten* lassen sich auf das Gesundheitswesen übertragen. Andere Aspekte wiederum wie die *Selektion qualifizierter Partner*, die *Leistungsbereitschaft der Partner* oder die *Systemstabilität durch Interdependenzen* innerhalb des Systems lassen sich aufgrund der Charakteristika des Gesundheitswesens nur beschränkt auf dieses übertragen.

Auch aus der Perspektive der Franchisenehmer ergibt sich ein uneinheitliches – demjenigen, das aus der Perspektive der Franchisegeber entsteht, ähnliches – Bild. Die Aspekte, die sich auf die *Übernahme eines erprobten und erfolgreichen Konzepts*, die *Nutzung einer gemeinsamen Marke und Werbung* und auf die *Kostendegression* beziehen, lassen sich auf das Gesundheitswesen übertragen. Nur eingeschränkt anwendbar ist das Franchisekonzept allerdings hinsichtlich der *Beeinflussung des eigenen Einkommens* durch die Franchisenehmer und der *Selbstständigkeit innerhalb der Systemregeln*. In keinem der Fälle ist jedoch ein konstitutives Franchisemerkmal von einer Einschränkung betroffen, sodass von einer generellen Franchiseeignung gesprochen werden kann.

Unbenommen dieser generellen Franchiseeignung sind jedoch bei der Übertragung auf das Gesundheitswesen einige Anpassungen des Konzepts notwendig; diese werden nachfolgend aufgezeigt. Die Frage, wie zahnärztliche Franchisesysteme aufgebaut sind und welche Implikationen dieser Aufbau insbesondere für zahnärztliche Franchisenehmer hat (*Forschungsfrage II*), wurde im Rahmen der Fallstudie beantwortet. Hierbei wurde im ersten Schritt gezeigt, wie das derzeit größte zahnärztliche Franchisesystem im deutschen Gesundheitswesen, die goDentis GmbH, aufgebaut ist. Neben dem Fokus auf die Gründungsphase wurde insbesondere die kontinuierliche Weiterentwicklung des Systems dargelegt. Wie erläutert wurde, hat goDentis Anpassungen an das Gesundheitswesen auf allen Ebenen des Systems durchgeführt. Diese betreffen sowohl die eigene Franchisegeberseite als auch die Seite der Patienten als auch die der Franchisenehmer; wobei Letztere von goDentis auch als Kunden des Systems verstanden werden. Aus Sicht des Franchisegebers stehen die Aspekte der Qualitätssicherung durch die Qualitätskompendien, die Marke goDentis und das daraus resultierende Vermarktungspotenzial und die Kooperation mit der DKV im Vordergrund des Systems.

Abschließend wurde im Rahmen der Untersuchung der Frage nachgegangen, welche Systemelemente in den existierenden zahnärztlichen Franchisesystemen konkret umgesetzt wurden und welche Elemente einen Einfluss auf die Gesamtzufriedenheit der teilnehmenden Zahnärzte mit dem System haben (*Forschungsfrage III*). Die Gesamtzufriedenheit der teilnehmenden Zahnärzte in den Fokus der quantitativen Untersuchung zu rücken, dient dazu zu erkennen, wie die bereits existierenden Franchisesysteme von den Zahnärzten wahrgenommen werden und ob sie auch weiterhin planen, an den jeweiligen Franchisesystemen teilzunehmen.[118] Ein Wissen über die wichtigsten Einflussfaktoren der Gesamtzufriedenheit ist somit von zentraler Bedeutung, um die Zukunftsträchtigkeit der Systeme zu beeinflussen. Diese Fragestellung wurde im Rahmen einer Fragebogenerhebung bei 439 zahnärztlichen Franchisenehmern in Deutschland untersucht. Anhand des Fragebogens wurde abgefragt, welche Systemleistungen den einzelnen Franchisenehmern angeboten wurden. Hierbei kristallisierte sich heraus, dass – ähnlich wie bei der theoretisch-konzeptionellen Analyse – einzelne Aspekte des Franchisings im Allgemeinen hier relevant sind, während andere Aspekte keine Bedeutung für die zahnärztlichen Franchisesysteme haben. Bei der derzeitigen Ausgestaltung der Franchisesysteme lässt sich insbesondere eine Konzentration auf den Bereich der *Schulungen*, der *lokalen und überregionalen Werbung* und der *kontinuierlichen Systemweiterentwicklung* verzeichnen. Überraschend war der Befund, dass die Nutzung von *Einkaufsrabatten* und die *betriebswirtschaftliche Unterstützung* der Franchisenehmer nicht flächendeckend in den Systemen integriert sind.

Die Daten, die im Rahmen der Fragebogenerhebung generiert werden konnten, wurden verwendet, um mit einer PLS-Analyse zu untersuchen, welche Faktoren – in Form von latenten Variablen – einen Einfluss auf die Gesamtzufriedenheit der zahnärztlichen Franchisenehmer haben. Es konnte festgestellt werden, dass der stärkste Effekt auf die endogene Variable vom Konstrukt der *Angemessenheit der Kosten* (Hypothese 3) ausgeht. Den zweitstärksten Effekt bilden die *Vorteile für Patienten* (Hypothese 4), die aus

[118] Zum direkten Zusammenhang zwischen *Gesamtzufriedenheit* und *Intention, weiterhin im System zu bleiben* siehe Kapitel 8.7.1.

den Franchisesystemen erwachsen. Auch für die latenten Konstrukte der *Vorteile des Zahnarztes* (Hypothese 5) und des *Vertrauens* (Hypothese 6) innerhalb des Systems konnte eine signifikante Auswirkung auf die Gesamtzufriedenheit der zahnärztlichen Franchisenehmer nachgewiesen werden. Sowohl für die *Systemleistungen* (Hypothese 1) als auch die *Kommunikation* (Hypothese 2) zwischen Franchisegeber und Franchisenehmer konnte in dem vorliegenden Modell kein direkter signifikanter Einfluss festgestellt werden. Es gilt allerdings festzuhalten, dass die latenten Konstrukte sich zum Teil gegenseitig signifikant beeinflussen, sodass sowohl die Systemleistungen als auch die Kommunikation einen schwachen totalen Effekt auf die Gesamtzufriedenheit haben.

Bei den untersuchten zahnärztlichen Franchisenehmern stehen somit nicht nur die eigenen Vorteile im Vordergrund, sondern auch die Vorteile, die sich für ihre Patienten durch ihre Teilnahme am Franchisesystem ergeben. Hierdurch wird erneut die Besonderheit der medizinischen Dienstleistung bestätigt, da der Zahnarzt über seine eigenen Interessen hinaus auch für die Interessen seiner Patienten verantwortlich ist. Inwieweit dieses Interesse jedoch letztendlich dazu dient, den eigenen Gewinn (zum Beispiel durch zufriedenere Patienten, Werbeeffekte) zu erhöhen, kann an dieser Stelle nicht beantwortet werden. Aufgrund der gesellschaftlich exponierten Stellung von Ärzten kann es allerdings auch sein, dass die Antworten durch die „soziale Erwünschtheit" (social desirability bias) beeinträchtigt werden (Randall & Fernandes, 1991, S. 806; Zerbe & Paulhus, 1987, S. 250).

Bevor auf weitere kritische Aspekte und Grenzen des gewählten Ansatzes eingegangen wird, lässt sich zusammenfassend feststellen, dass der für Forschung und Praxis zentrale Befund dieser Arbeit ist, dass der klassische Franchisegedanke hinsichtlich der Anwendbarkeit im Gesundheitswesen modifiziert werden muss, da einige Bereiche stärker in den Vordergrund der Systeme gestellt werden müssen und andere in den Hintergrund rücken. Dies trifft insbesondere auf die Systembestandteile der medizinischen Franchisesysteme zu, da letztere nicht alle Aspekte anderer Franchisesysteme umsetzen. In Hinblick auf die einleitend genannten Zielgruppen für die vorliegende Untersuchung bleibt festzuhalten, dass Entscheider im Gesundheitswesen, die sich mit dem Thema Franchising beschäftigen, mehrere Aspekte beachten müssen. Zuerst gilt es, den juristischen und branchenspezifischen Rahmen für den Einsatz abzustecken. Dieser kann je nach Wahl des Einsatzgebietes von Franchising sehr unterschiedlich ausfallen (ambulant, stationär, Apotheken etc.). Darüber hinaus gilt es zu analysieren, welche Elemente des Franchisings sich auf den gewählten Teilbereich des Gesundheitswesens übertragen lassen, wie ein solches System ausgestaltet werden kann und welche Systemelemente potenziellen Partnern angeboten werden können. Darüber hinaus gilt es zu beachten, dass die stärksten Treiber für die *Gesamtzufriedenheit* sowohl die *Angemessenheit der Kosten* als auch der Nutzen eines solchen Systems für die Patienten sind. Franchisegeber haben somit immer zwei Kunden, die sie bedienen; den teilnehmenden Arzt und die Patienten. Diese Aussagen gelten insbesondere vor dem Hintergrund der im nächsten Kapitel diskutierten Grenzen der vorliegenden Untersuchung des gewählten Ansatzes.

9.2 Kritische Reflexion: Möglichkeiten und Grenzen des gewählten Ansatzes

Im Folgenden soll das gewählte Vorgehen der Untersuchung kritisch reflektiert und die Grenzen des gewählten Ansatzes aufgezeigt werden; dafür wird nach der theoretisch-konzeptionellen und der methodischen Perspektive unterschieden.

Theoretisch-konzeptionelle Perspektive

Die theoretisch-konzeptionelle Perspektive basiert auf einer Theorie-Triangulation aus einer Kombination von unterschiedlichen, jedoch komplementären theoretischen Ansätzen. Die hieraus resultierenden Vorteile wurden bei der Analyse der Übertragbarkeit des Franchisings auf das deutsche Gesundheitswesen genutzt.

In diesem Zusammenhang wurde Franchising losgelöst von anderen möglichen Kooperationsformen untersucht. In anderen Untersuchungen wird Franchising als hybride Organisationsform meist mit Filialsystemen und Lizenzvereinbarungen verglichen, um spezifische Vor- und Nachteile der Kooperationsformen darzustellen (neben anderen Thorelli, 1986; Wiliamson, 1975; Norton, 1988a; Fulop & Foward, 1997). Auch medizinspezifische horizontale Kooperationsformen wie Praxisgemeinschaften und lose Ärztenetze beziehungsweise vertikale Kooperationsformen wie MVZs, Managementgesellschaften oder integrierte Versorgungsverträge wurden im Rahmen der Arbeit nicht verglichen. Während der Vergleich von Franchising zu marktlichen und hierarchischen

Kooperationsformen im Gesundheitswesen aufgrund der gesetzlichen Limitierungen[119] nicht sinnvoll erscheint, könnte doch ein Vergleich zu anderen medizinspezifischen Kooperationsformen gewinnbringend sein. Hierdurch könnten Erkenntnisse gewonnen werden, in welchen Bereichen sich andere Kooperationsformen von Franchising unterscheiden und wo Gemeinsamkeiten bestehen. Aufgrund der Flexibilität bei der Ausgestaltung von Franchisesystemen könnten hierdurch auch Elemente von anderen Kooperationsformen in existierende Franchisesysteme im Gesundheitswesen integriert werden.

Methodische Perspektive

Auch im Hinblick auf die methodische Perspektive soll ausgehend von der verwendeten Datenbasis eine kritische Betrachtung der Untersuchung erfolgen. Hierauf basierend sollen die Grenzen des gewählten Ansatzes diskutiert werden.

Im Rahmen der Fallstudie wurde ein einzelnes zahnärztliches Franchisesystem untersucht. Dieser Ansatz wird insbesondere dann verwendet, wenn die Fallstudie, wie im vorliegenden Fall, das Ziel hat, ein bisher einmaliges Phänomen zu erklären und eine auf ihr aufbauende empirische Untersuchung anzuleiten. goDentis ist das Franchisesystem mit den meisten Franchisenehmern im deutschen Gesundheitswesen und wurde aus diesem Grund umfassend analysiert. Darüber hinaus konnten Argumente, die sich aus der Fallstudie ergeben hatten, in den bei der anschließenden Datenerhebung genutzten Fragebogen mit aufgenommen werden. Aufgrund der Verwendung einer Einzelfallstudie wurde allerdings auf einen Vergleich der zum Erhebungszeitpunkt existierenden vier zahnärztlichen Franchisesysteme verzichtet.

Die Untersuchung konzentrierte sich insbesondere im Teil C auf die zahnärztlichen Franchisenehmer. Hierbei wurden andere Perspektiven, wie die der potenziellen Franchisegeber oder die der Patienten außer Acht gelassen. Darüber hinaus wurden nur Franchisenehmer befragt, die an einem der Franchisesysteme teilnehmen. Somit wäre es möglich, dass überwiegend positive Antworten zurückgesendet wurden, da die Teil-

[119] Marktliche Kooperationsformen wie z. B. Lizenzierung sind im Gesundheitswesen aufgrund der eingeschränkten Patentierbarkeit von medizinischen Verfahren nur schwer umsetzbar (§ 5 Abs. 2 PatG). Hierarchische Kooperationsformen wie die Filialisierung werden durch das GKV-WSG eingeschränkt, da ein niedergelassener Arzt weitere Praxen lediglich eröffnen darf, wenn a) hierdurch in der neuen Region die Versorgung verbessert wird und b) er in allen seinen Praxen gewisse Präsenzstunden pro Woche vorweisen kann (20Stunden am alten Standort und 10 Stunden in der Filiale). Hierdurch ist auf natürliche Weise die Anzahl an Filialen begrenzt.

nehmer entweder Konsequenzen vonseiten der Franchisegeber befürchteten oder aber auch das eigene System nicht negativ beurteilen möchten. Aufgrund der Anonymisierung des Fragebogens und der kurzen Laufzeit der zahnärztlichen Franchiseverträge erscheinen beide Fälle jedoch als unwahrscheinlich. Es ist vielmehr anzunehmen, dass unzufriedene Franchisenehmer ihre Kritik auch (anonym) kommuniziert haben.

Bei der Ausgestaltung des Fragebogens wurde darauf verzichtet, die tatsächlichen Gründe abzufragen, warum ein Zahnarzt sich einem der Franchisesysteme angeschlossen hat, denn es erschien wenig sinnvoll, retrospektiv nach der Teilnahmeintention der Zahnärzte zu fragen, da hier starke Verzerrungen der Ergebnisse zu erwarten sind. Es bestünde die Gefahr, dass Ärzte ihre Antworten in Bezug auf die initialen Gründe der Teilnahme zu sehr an ihre bereits im System gemachten Erfahrungen anpassen. Zudem sind Zahnärzte, die sich gerade im Prozess der Entscheidung für einen Beitritt oder im Beitrittsprozesses zu einem Franchisesystem selbst befinden, im Vorfeld schwer zu identifizieren.

Ferner wurden keine Zahnärzte in die Untersuchung einbezogen, die sich zwar mit der Thematik Franchising beschäftigt, sich jedoch bewusst gegen eine Teilnahme entschieden haben. Diese (potenziellen) Franchisenehmer lassen sich im Vorfeld ebenso nur sehr eingeschränkt identifizieren. Darüber hinaus waren diese Antworten für die zugrunde liegende Frage- und Zielstellung der Untersuchung nicht relevant.

Durch die Wahl des Fragebogendesigns wurde darüber hinaus auf eine Messung des Erfolges von Franchisesystemen verzichtet. Die Komplexität der Operationalisierung des Konstrukts *Erfolg* rechtfertigt eine eigene Untersuchung dieses Phänomens, da sowohl monetäre als auch nicht monetäre Aspekte und qualitative wie quantitative Parameter Berücksichtigung finden müssen.[120]

Im Rahmen der Auswertung der empirischen Untersuchung wurde neben der univariaten Analyse der PLS-Ansatz zur Schätzung des Kausalmodells gewählt. Ein sich hieraus ergebendes Problem ist, dass nur lineare Beziehungen zwischen den latenten Variablen dargestellt werden können. Die zugrunde liegende Annahme ist hierbei, dass eine Zu- oder Abnahme einer latent exogenen Variable stets einen positiven oder negativen Einfluss auf die exogene Variable (*Gesamtzufriedenheit*) hat. Für einzelne latente Konstrukte wäre es allerdings denkbar, dass eine zu hohe Fokussierung des Franchisegebers

[120] Einige der erwähnten Aspekte finden Anwendung bei Davis (2004); Falbe & Welsh (1998); Godley (2006); Luangsuvimol & Kleiner (2004); Monroy & Alzola (2005); Oxenfeldt & Kelly (1969); Pilling (1991) und Stanworth et al. (2004).

auf diesen einen Aspekt, der ansonsten eine positive Beziehung zur latent endogenen Variable aufweist, negative Auswirkungen auf andere latente Konstrukte hat. So kann sich zum Beispiel eine hohe Zufriedenheit mit der *Angemessenheit der Kosten* negativ auf andere Konstrukte auswirken, wenn der Franchisegeber aus Kostengründen auf einzelne Systembestandteile verzichtet. Die unterschiedliche Anzahl an Franchisenehmern je zahnärztlichem Franchisesystem hat außerdem verhindert, dass Subsamples gebildet werden konnten, um die einzelnen Systeme zu vergleichen.

Zusammenfassend lässt sich feststellen, dass trotz der Charakteristika und Besonderheiten im Gesundheitswesen im Ergebnis Treiber der Gesamtzufriedenheit von zahnärztlichen Franchisenehmer identifiziert wurden, die denen anderer Franchisesysteme ähnlich sind (Chiou et al., 2004; Gauzente, 2003; Hing, 1995, 1999; Morrison, 1996, 1997).

9.3 Perspektive für weitere Forschungen

Die Anzahl an Publikationen zum Thema Franchising und Franchiseforschung ist seit einigen Jahren rückläufig. Dennoch lässt sich aufgrund gegenwärtiger Tendenzen vermuten, dass Franchising in Deutschland in den nächsten Jahren sein starkes Wachstum beibehalten und sogar weiter ausbauen könnte. Darüber hinaus zeichnet sich ab, dass Franchising insbesondere in Bereiche vorstößt, in denen diese Organisationsform bisher nicht vertreten war. Hierzu gehört unter anderem der Bereich der freien Berufe, in denen ein großes Wachstumspotenzial ausgemacht werden kann (Deutsche Deutsche Bank, 2007).

Die vorliegende Untersuchung fokussiert auf die drei Kernfragen, ob sich Franchising auf das deutsche Gesundheitswesen übertragen lässt, wie zahnärztliche Franchisesysteme aufgebaut sind und welche Faktoren die Gesamtzufriedenheit der zahnärztlichen Franchisenehmer beeinflussen. Hiermit beschränkt sich die Untersuchung auf Grundlagenarbeit zum Thema Franchising im Gesundheitswesen. Weder wird überprüft, inwieweit die Zahnärzte durch ihre Teilnahme an einem der Franchisesysteme monetär oder nicht monetär profitieren. Der *Erfolg* der Systeme wird somit nicht gemessen und wäre ein wichtiger Ansatzpunkt für zukünftige Untersuchungen zum Thema. Weitere Forschungsansätze in diesem Bereich könnten Überprüfungen sein, ob sich die Nutzung von Franchisesystemen im Gesundheitswesen tatsächlich auf die Qualität der medizinischen Dienstleistung oder die Wirtschaftlichkeit der teilnehmenden Ärzte auswirkt. Darüber hinaus wäre es außerdem interessant, zum Beispiel im Rahmen einer Einzelfallstudie zu untersuchen, warum das Konzept von McZahn gescheitert ist und weshalb das Unternehmen Insolvenz anmelden musste. Die Ergebnisse wären insbesondere als Erweiterung der vorliegenden Untersuchung wichtig, da hieraus weitere Aussagen über die Eignung von Franchising für das Gesundheitswesen getroffen werden könnten.

Eine zentrale Begrenzung der vorliegenden Studie besteht darin, dass die Ergebnisse sich nicht ohne Weiteres auf andere medizinische Leistungserbringer wie Fachärzte, Krankenhäuser oder Apotheken übertragen lassen. Wie im Rahmen der Fragebogenerhebung jedoch festgestellt werden konnte, eignen sich zumindest nach Einschätzung der zahnärztlichen Franchisenehmer weitere medizinische Bereiche für den Einsatz des Franchisings (vgl. Abbildung 27). Da die Zahnärzte bereits im Rahmen ihrer persönlichen Teilnahme an einem Franchisesystem einige Erfahrungen mit Franchising im Gesundheitswesen allgemein sammeln konnten, ist ihre Expertise wertvoll für die Perspektive für weitere Forschung auf dem Gebiet.

Abbildung 27: Eignung ausgewählter medizinischer Fachbereiche für Franchising

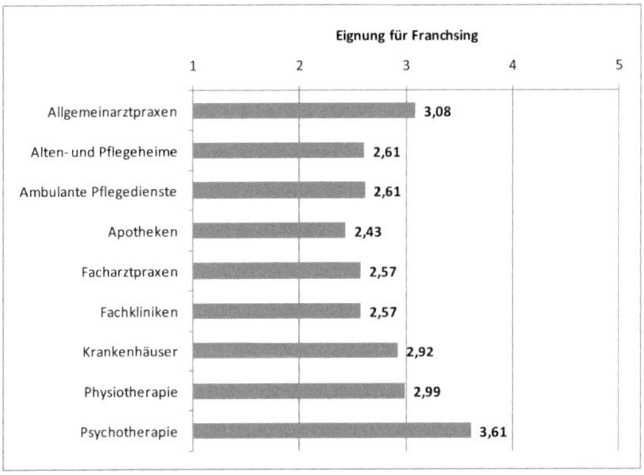

Quelle: eigene Berechnung (2009).

Es gilt festzuhalten, dass keiner der Fachbereiche beziehungsweise keine der Disziplinen von den zahnärztlichen Franchisenehmern als besonders geeignet für Franchising identifiziert wurde. Die beste Bewertung erhalten die Apotheken, bei denen Franchising bereits umfassend eingesetzt wird.[121] Einige der genannten medizinischen Bereiche auf ihre spezifische Franchiseeignung hin zu untersuchen, wäre eine Aufgabe für zu-

[121] Vgl. Abbildung 8 nach der Apotheken die zweitgrößte Gruppe an Franchisenehmern in Deutschland bilden.

künftige Untersuchungen. Hierdurch ließe sich überprüfen, welche medizinischen Bereiche sich besonders für Franchising eignen und welche eher ungeeignet sind.

Neben Franchising haben medizinische Leistungserbringer auch andere Kooperationsalternativen. So gibt es neben vertikalen Kooperationsformen wie Franchising auch horizontale Kooperationen, die für einen Arzt vorteilhaft sein können. Saleh (2003, S. 438) hat in diesem Zusammenhang festgestellt, dass aufgrund der Veränderungen im Gesundheitswesen ein Umdenken im Umgang mit den Stakeholdern einer Arztpraxis sinnvoll ist, um langfristig erfolgreich zu sein. Es wäre somit denkbar, auch auf horizontaler Ebene der Leistungserbringer zu untersuchen, welche Kooperationsmöglichkeiten existieren und wie diese sich von vertikalen Kooperationen unterscheiden. Um jedoch unterschiedliche Kooperationsformen vergleichen zu können, müsste im Vorfeld einer solchen Untersuchung festgelegt werden, welche Parameter miteinander verglichen werden (zum Beispiel monetärer Erfolg des Arztes, Prozess- oder Ergebnisqualität bei der Behandlung von Patienten, Effizienz der Kooperationsform). Eine solche Auswahl ist im Gesundheitswesen aufgrund der Komplexität der Verflechtungen der einzelnen Stakeholder und der zum Teil divergierenden Interessen jedoch schwierig zu treffen und deshalb eine Herausforderung für zukünftige Untersuchungen.

Abschließend bleibt festzuhalten, dass sich Experten aus dem Gesundheitswesen weitestgehend darüber einig sind, dass Einzelpraxen im bisherigen Sinne langfristig wenig Chancen auf Bestand haben werden (Burger, 2007, S. 7). Bei allen derzeitigen und zukünftigen Untersuchungen im Gesundheitswesen sollte jedoch der Patient im Mittelpunkt stehen und es sollte überprüft werden, inwieweit die Kooperation nicht nur für den Arzt, sondern auch für den Patienten von Vorteil ist und welchen Nutzen er aus der Kooperation ziehen kann (Wingchen, 2007, S. 29).

Literaturverzeichnis

Agha, S., Karim, A. M., Balal, A. & Sosler, S. (2007). The impact of a reproductive health franchise on client satisfaction in rural Nepal. *Health Policy and Planning,* 22(5), 320-328.

Albert, H. (1964). Probleme der Theoriebildung. In H. Albert (Hrsg.), *Theorie und Realität - Ausgewählte Aufsätze zur Wissenschaftslehre der Sozialwissenschaften* (S. 3-70). Tübingen: J.C.B. Mohr.

Alchian, A. A. & Woodward, S. (1987). Reflections on the Theory of the Firm. *Journal of Institutional and Theoretical Economics,* 143(1), 100-136.

Allen, N. J. & Meyer, J. P. (1990). Organizational socialization tactics: A longitudinal analysis of links to newcomers' commitment and role orientation. *Academy of Management Journal,* 33(4), 847-858.

Alon, I. (2004). Global Franchising and Development in Emerging and Transitioning Markets. 24(2), 156-167.

Altmann, F. W. (1996). *Stabilität vertraglicher Kooperationsverhältnisse im Franchising – Eine institutionenökonomische Analyse.* Frankfurt am Main: Peter Lang.

Anderson, E. W. & Sullivan, M. W. (1993). The Antecedents and Consequences of Customer Satisfaction for Firms. *Marketing Science,* 12(2), 125-143.

Anderson, J. C. & Gerbing, D. W. (1991). Predicting the performance of measures in a confirmatory factor analysis with a pretest assessment of their substantive validities. *Journal of Applied Psychology,* 76(5), 732-740.

Anderson, J. C. & Narus, J. A. (1984). A Model of the Distributor's Perspective of Distributor - Manufacturer Working Relationships. *Journal of Marketing,* 48(4), 62-74.

Anderson, J. C. & Narus, J. A. (1986). Turn Your Industrial Distributors into Partners. *Harvard Business Review,* 64(2), 66-71.

Anderson, J. C. & Narus, J. A. (1990). A Model of Distributor Firm and Manufacturer Firm Working Partnerships. *Journal of Marketing,* 54(1), 42-58.

Armbruster, S. (2004). *Versorgungsnetzwerke im französischen und deutschen Gesundheitswesen: Eine vergleichende Studie unter Berücksichtigung rechts- und gesundheitswissenschaftlicher Aspekte.* Stuttgart: ibidem.

Arrow, K. J. (1963). Uncertainty and the Welfare Economics of Medical Care. *American Economic Review,* 53(5), 941-973.

Ärztezeitung. (2008). Arzt-Pleiten sind selten, aber es werden mehr. Abrufdatum 15.03.2009, Link http://www.aerztezeitung.de/praxis_wirtschaft/finanzen_steuern/article/496513/arzt-pleiten-selten-aber.html?sh=1&h=1473756274

Ashforth, B. E. & Saks, A. M. (1996). Socialization tactics: Longitudinal effects on newcomer adjustment. *Academy of Management Journal,* 39(1), 149-178.

Atteslander, P. (2000). *Methoden der empirischen Sozialforschung* (9. Auflage). Berlin: Erich Schmidt.

Auerbach, C. F. & Silverstein, L. B. (2003). *Qualitative Data: An Introduction to Coding and Analysis*. New York: NYU.

Backhaus, K. & Büschken, J. (1998). Einsatz der Kausalanalyse in der empirischen Forschung zum Investitionsgütermarketing. In L. Hildebrand & C. Homburg (Hrsg.), *Die Kausalanalyse: ein Instrument der betriebswirtschaftlichen Forschung* (S. 149-168). Stuttgart: Schäffer-Poeschel.

Backhaus, K., Erichson, B., Plinke, W. & Weiber, R. (2006). *Multivariate Analysemethoden: Eine anwendungsorientierte Einführung* (11. Auflage). Berlin: Springer.

Bagozzi, R. P. (1992). The Self-Regulation of Attitudes Intentions, and Behavior. *Social Psychology Quarterly,* 55(2), 178-193.

Bagozzi, R. P. & Phillips, I. W. (1982). Representing and Testing Organizational Theories: A Holistic Constructual. *Administrative Science Quarterly,* 27(3), 459-489.

Baldwin, A. & Sohal, A. (2003). Service quality factors and outcomes in dental care. *Managing Service Quality,* 13(3), 207-216.

Bamberg, G. & Spremann, K. (Hrsg.). (1989). *Agency-Theory, Information and Incentives*. Berlin.

Barber, S. L. (2006). Public and private prenatal care providers in urban Mexico: how does their quality compare? *International Journal for Quality in Health Care,* 18(4), 306-313.

Barclay, D. W., Thompson, R. & Higgins, C. (1995). The Partial Least Squares (PLS): Approach to causal modeling: Personal Computer Adoption and use as an Ilustrator. *Technology Studies,* 2(2), 285-309.

Barzel, Y. (1989). *Economic Analysis of Property Rights*. New York: Cambridge University Press.

Bea, F. X. (1988). Diversifikation durch Kooperation. *Der Betrieb,* 41(50), 2521-2526.

Bea, F. X. & Haas, J. (2001). *Strategisches Management* (2. Auflage). Stuttgart: UTB.

Becker, J. & Hensgen, R. (2000). Integrierte Versorgung - Innovationen oder Rückbesinnung auf historische Wurzeln? *Das Krankenhaus,* 92(4), 275-280.

Bellmann, K. & Hippe, A. (1996). *Management von Unternehmensnetzwerken: Interorganisationale Konzepte und praktische Umsetzung*. Wiesbaden: Gabler.

Berthold, G. & Klöpper, C. (2002). Erfolgsfaktoren von Franchising-Systemen. In D. Ahlert, H. Evanschitzky & J. Hesse (Hrsg.), *Exzellenz in Dienstleistung und Vertrieb - Konzeptionelle Grundlagen und empirische Ergebnisse* (S. 125-160). Wiesbaden: Gabler.

Beske, F., Drabinski, T. & Zöllner, H. (2004). *Das Gesundheitswesen in Deutschland im internationalen Vergleich – Eine Antwort auf die Kritik*. Kiel: Schmidt & Klaunig.

Beske, F. & Hallauer, J. F. (1999). *Das Gesundheitswesen in Deutschland* (3. völlig neu bearbeitete und erweiterte Auflage). Köln: Deutscher Arzte-Verlag.

Beyer-Rehfeld, A. (2005). Standpunkt Kliniksterben? *Deutsches Ärzteblatt,* 102, A80.

Beyer, W. E. (1988). *Franchising als Instrument zur Festigung der Marktstellung*. Berlin: Brockmeyer.

Bialaszewski, D. & Giallourakis, M. (1985). Perceived communication skills and resultant trust perceptions within the channel of distribution. *Journal of the Academy of Marketing Science,* 13(1), 206-217.

Bieberstein, I. (1998). *Dienstleistungs-Marketing* (2. Auflage). Ludwigshafen: Kiehl.

Bieger, T. (2007). *Dienstleistungs-Management – Einführung in Strategien und Prozesse bei persönlichen Dienstleistungen* (4., überarbeitete Auflage). Bern: Utb.

Bitner, M. J. (1990). Evaluating Service Encounters: The Effects of Physical Surroundings and Employee Responses. *Journal of Marketing,* 54(2), 69-82.

Bitsch, V. (2000). Die Fallstudie als Forschungsansatz: Konjunktur für eine vernachlässigte Strategie der Erkenntnisgewinnung. *Gartenbauwissenschaft,* 65(6), 229-236.

Blankart, C. B. (2001). *Öffentliche Finanzen in der Demokratie.* München: Vahlen.

Blomqvist, Å. (1991). The doctor as double agent: Information asymmetry, health insurance, and medical care. *Journal of Health Economics,* 10(4), 411-432.

Böcken, J. (2000). Einleitung: Problembefund. In J. Böcken, M. Butzlaff & A. Esche (Hrsg.), *Reformen im Gesundheitswesen: Ergebnisse einer internationalen Recherche* (S. 11-22). Gütersloh: Bertelsmann Stiftung.

Bollen, K. A. (1989). *Structural Equations with latent Variables.* New York: Wiley-Interscience.

Bollen, K. A. (2002). Latent Variables in Psychology and the Social Sciences. *Annual Review of Psychology,* 53(1), 605-634.

Bollen, K. A. & Lennox, R. (1991). Conventional Wisdom on Measurement: A Structural Equation Perspective. *Psychological Bulletin,* 110(2), 305-314.

Bolton, R. N. (1998). A Dynamic Model of the Duration of the Customer's Relationship with a Continuous Service Provider: The Role of Satisfaction. *Marketing Science,* 17(1), 45-65.

Bolton, R. N. & Lemon, K. N. (1999). A Dynamic Model of Customers' Usage of Services: Usage as an Antecedent and Consequence of Satisfaction. *Journal of Marketing Research,* 36(2), 171-186.

Böning, K. (2006). Derzeitiges Curriculum Zahnmedizin. In B. Reitemeier, N. Schwenzer & M. Ehrenfeld (Hrsg.), *Einführung in die Zahnmedizin* (S. 13-16). Stuttgart: Thieme.

Borchardt, A. & Göthlich, S. E. (2006). Erkenntnisgewinnung durch Fallstudien. In S. Albers, D. Klapper, U. Konradt, A. Walter & J. Wolf (Hrsg.), *Methodik der empirischen Forschung* (S. 37-54). Wiesbaden: Gabler.

Bornstedt, G. W. (1970). Reliability and Validity Assessment in Attitude Measurement. In G. F. Summers (Hrsg.), *Attitude Measurement* (S. 80-99). Chicago: Rand McNally.

Bortz, J. & Döring, N. (2006). *Forschungsmethoden und Evaluation für Human- und Sozialwissenschaftler* (4. Auflage). Berlin: Springer.

Breyer, F., Zweifel, P. & Kifmann, M. (2003). *Gesundheitsökonomie* (4 Auflage). Berlin: Springer.

Brickley, J. A. & Dark, F. H. (1987). The choice of organizational form the case of franchising. *Journal of Financial Economics,* 18(2), 401-420.

Brinkmann, G. (1997). *Analytische Wissenschaftstheorie: Einführung sowie Anwendung auf einige Stücke der Volkswirtschaftslehre* (3, überarbeitete und erweiterte Auflage). München: Oldenbourg.

Broekmans, J., Caines, K. & Paluzzi, J. E. (2005). *Investing in Strategies to Reverse the Global Incidence of TB: Tuberculosis. Achieving the Millennium Development Goals*. London: Earthscan.

Bröker, J. J. (2005). *Erfolgreiches Management komplexer Franchisesysteme auf Grundlage des Viable System Model.* Universität St. Gallen, St. Gallen.

Brown, J. R. & Dev, C. S. (1997). The Franchisor-Franchisee Relationship: A Key to Frachise Performance. *Cornell Hotel and Restaurant Administration Quarterly* 38(6), 30-38.

Brown, W. O. (1998). Transaction Costs, Corporate Hierarchies and the Theory of Franchising. *Journal of Economic Behavior and Organization,* 36(3), 319-329.

Bruhn, M. (2006). *Qualitätsmanagement für Dienstleistungen – Grundlagen, Konzepte, Methoden* (Vol. 6., überarbeitete und erweiterte). Berlin: Springer.

Büchs, M. J. (1991). Zwischen Markt und Hierarchie: Kooperation als alternative Koordinationsform. *Zeitschrift für Betriebswirtschaft - Sonderheft,* 61(1), 1-31.

Bundesministerium für Arbeit und Sozialordnung. (2009). *Übersicht über das Sozialrecht* (6. Auflage). Bonn: BW Verlag.

Bundesministerium für Gesundheit. (2009). *Daten des Gesundheitswesens.* Berlin: BMG.

Burger, R. (2007). *Sanierungsfall Arztpraxis? - Betriebswirtschaftliche Beratung der Ärzte tut Not.* Nürnberg: Datev.

Busse, R. (2006). Europäische Gesundheitssysteme - Grundfragen und Vergleich. *Die Volkswirtschaft, Das Magazin für Wirtschaftspolitik,* 79(12), 10-13.

Buzzell, R. (1968). Can You Standardize International Marketing? *Harvard Business Review,* 46(6), 102-113.

Cannon, J. P. & Homburg, C. (2001). Buyer-Supplier Relationships and Customer Firm Costs. *Journal of Marketing,* 65(1), 29-43.

Carmines, R. A. (1979). *Reliability and Validity Assessment.* Bowling Green: Sage.

Carney, M. & Gedajlovic, E. (1991). Vertical Integration in Franchise Systems: Agency Theory and Resource Explanations. *Strategic Management Journal,* 12(8), 607-629.

Carver, C. S. & Scheier, M. F. (1990). Origins and Functions of Positive and Negative Affect: A Control-Process View. *Psychological Review,* 97(1), 19-35.

Cassel, C. M., Hackl, P. & Westlund, A. H. (2000). On measurement of intangible assets: a study of robustness of partial least squares. *Total Quality Management,* 11(7), 897-907.

Castrogiovanni, G. J. & Justis, R. T. (2002). Strategic and Contextual Influences on Firm Growth: An Empirical Study of Franchisors. *Journal of Small Business Management,* 40(2), 98-108.

Caves, R. E. & Murphy, W. F. (1976). Franchising: Firms, Markets, and Intangible Assets. *Southern Economic Journal,* 42(4), 572-586.

Chaudhuri, A. & Holbrook, M. B. (2001). The Chain of Effects from Brand Trust and Brand Affect to Brand Performance: The Role of Brand Loyalty. *Journal of Marketing,* 65(2), 83-93.

Chin, W. W. (1998a). Issues and Opinions on Structural Equation Modeling. *Management Information Systems Quartaly,* 22(1), VII-XVI.

Chin, W. W. (1998b). The partial least squares approach to structural equation modeling. In G. A. Marcoulides (Hrsg.), *Modern methods for business research* (S. 295-336). Mahwah: Lawrence Erlbaum.

Chin, W. W. & Newsted, P. R. (1999). Structural Equation Modeling Analysis With Small Samples Using Partial Least Squares. In R. H. Hoyle (Hrsg.), *Statistical Strategies for Small Sample Research* (S. 307–341). London: Thousand Oaks.

Chin, W. W. & Todd, P. A. (1995). On the use, usefulness, and ease of use of structural equation modeling in MIS research: a note of caution. *Management Information Systems Quarterly,* 19(2), 237-246.

Chiou, J.-S., Hsieh, C.-H. & Yang, C.-H. (2004). The Effect of Franchisors Communication, Service Assistance, and Competitive Advantage on Franchisees Intentions to Remain in the Franchise System. *Journal of Small Business Management,* 42(1), 19-36.

Churchill, G. A., Ford, N. M. & Walker, O. C. (1976). Organizational Climate and Job Satisfaction in the Salesforce. *Journal of Marketing Research,* 13(4), 323.

Combs, J. G. & Castrogiovanni, G. J. (1994). Franchisor Strategy: A proposed Model and Empirical Test of Franchise versus Company ownership. *Journal of Small Business Management,* 32(2), 37-48.

Combs, J. G. & Ketchen, D. J., Jr. (1999). Can Capital Scarcity Help Agency Theory Explain Franchising? Revisiting the Capital Scarcity Hypothesis. *The Academy of Management Journal,* 42(2), 196-207.

Combs, J. G., Michael, S. C. & Castrogiovanni, G. J. (2004). Franchising: A Review and Avenues to Greater Theoretical Diversity. *Journal of Management,* 30(6), 907-931.

Contractor, F. & Lorange, P. (1988). Why should firms cooperate? The strategy and economic basis for cooperative ventures. In F. Contractor & P. Lorange (Hrsg.), *Cooperative strategies in international business*. Lexington: Lexington Books.

Corsten, H. (1985). *Die Produktion von Dienstleistungen: Grundzüge der Produktionswirtschaftslehre des tertiären Sektors*. Berlin: Erich Schmidt.

Cronbach, L. J. (1951). Coefficient alpha and the internal structure of tests. *Psychometrika,* 16(3), 297-334.

Cronin, J. J. & Taylor, S. A. (1992). Measuring Service Quality: A Reexamination and Extension. *Journal of Marketing,* 56(3), 55-68.

Däfler, M. N. (1997). *Franchising in der Unternehmensberatung*. Würzburg: Kovac.

Dahm, F.-J. & Ratzel, R. (2006). Liberalisierung der Tätigkeitsvoraussetzungen des Vertragsarztes und Vertragsarztänderungsgesetz - VändG. *Medizinrecht,* 24(10), 555-568.

Dant, R. P. (1995). Motivations for franchising: Rhetoric vs. reality. *International Small Business Journal,* 14(1), 10-32.

Dant, R. P. (2008). A Futuristic Research Agenda for the Field of Franchising. *Journal of Small Business Management,* 46(1), 91-98.

Dant, R. P. & Guntlach, G. T. (1999). The Challenge of Autonomy and Dependence in Franchised Channels of Distribution. *Journal of Business Venturing,* 14(1), 35-68.

Daumenlang, K. (1999). Querschnitt- und Längsschnittmethoden. In E. Roth & H. Hollinger (Hrsg.), *Sozialwissenschaftliche Methoden - Lehr- und Handbuch für Forschung und Praxis* (5. Auflage). München.

Davis, P. J. (2004). Effective communication strategies in a franchise organization. *Corporate Communications: An International Journal,* 9(4), 276 - 282.

Decker, M. & Montagu, D. (2007). Reaching Youth through Franchise Clinics: Assessment of Kenyan Private Sector Involvement in Youth Services. *Journal of Adolescent Health,* 40(3), 280–282.

Denzin, N. K. (1970). *The Research Act.* Chicago: McGraw-Hill.

Denzin, N. K. (1989). *The Research Act* (3. Auflage). Chicago: McGraw-Hill.

Denzin, N. K. & Lincoln, Y. S. (1994). Introduction: Entering the Field of Qualitative Research. In N. K. Denzin & Y. S. Lincoln (Hrsg.), *Handbook of Qualitative Research* (S. 1-17). London: SAGE.

Destatis. (2007). *Statistisches Jahrbuch 2007 - Gesundheitswesen.* Wiesbaden: Statistisches Bundesamt.

Deutsche Bank. (2007). *Franchising in Deutschland wird erwachsen.* Frankfurt: Deutsche Bank Research.

Deutsche Forschungsgemeinschaft. (1995). *Gesundheitssystemforschung in Deutschland.* Weinheim: Wiley-VCH.

Deutsche Krankenhausgesellschaft. (2004). *GKV-Modernisierungsgesetz: neue Versorgungsformen im Krankenhaus - Orientierungshilfe.* Düsseldorf.

Deutscher Franchise Verband. (2003). *Existenzgründung mit System – Ein Leitfaden des Deutschen Franchise – Verbands e.V.* Berlin.

DFV. (2008). Entwicklung der deutschen Franchise-Wirtschaft. Abrufdatum 29.08. 2008, Link http://www.dfv-franchise.com/wcms/bin/Server.dll?Article?ID=783 &Session=1-aqLy2NRK-0-121847200829082029&Via=Nav

Diamantopoulos, A. & Winklhofer, H. M. (2001). Index Construction with Formative Indicators: An Alternative to Scale Development. *International Marketing Review,* 16(6), 444-457.

Dickey, M. H. & Ives, B. (2000). The Impact of Intranet Technology on Power in Franchisee/Franchisor Relationships. *Information Systems Frontiers,* 2(1), 99-114.

Dieffenbach, S., Ladenberger, M. & von der Weiden, G. (2002). *Kooperation in der Gesundheitsversorgung: Das Projekt "VerKet" - praxisorientierte regionale Versorgungsketten*. Neuwieg: Luchterhand.

Diekmann, A. (1995). *Empirische Sozialforschung. Grundlagen, Methoden, Anwendung*. Reinbeck: Rowohlt.

DiFonzo, N. & Bordia, P. (2000). How Top PR Professionals Handle Hearsay: Corporate Rumors, Their Effects, and Strategies to Manage Them. *Public Relations Review,* 26(2), 173-190.

Dijkstra, T. (1983). Some Comments in Maximum Likelihood and Partial Least Squares Methods. *Journal of Econometric,* 22(1-2), 67-90.

Ditges, F. (2001). *Franchising – Die Partnerschaftsform mit System – Ein Leitfaden zur ersten Orientierung*. Berlin: Unternehmerverlag.

DKV. (2008a). Chronik der DKV. Abrufdatum 29.04.2008, Link http://www.dkv.com/dkv-unternehmen-zahlen-fakten-chronik_127_128_129.html

DKV. (2008b). *DKV - Das Unternehmen Gesundheit!* Köln.

DKV. (2008c). *Imagebroschüre - Das Unternehmen Gesundheit!* Köln.

DKV. (2008d). *Kompaktinformationen zum Tarif Optident O1D*. Köln.

Dnes, A. W. (1992). *Franchising: A case-study approach*. Avebury: Brookfield.

Dnes, A. W. (1993). A Case-Study Analysis of Franchise Contracts. *The Journal of Legal Studies,* 22(2), 367-393.

Domann, J. & Ehrmann, T. (2007). Handlungsfreiheit, Unterstützungsleistungen und Austrittsintentionen von Franchisenehmern. *Zeitschrift für Betriebswirtschaft,* 77(6), 645-674.

Doney, P. M. & Cannon, J. P. (1997). An Examination of the Nature of Trust in Buyer–Seller Relationships. *Journal of Marketing,* 61(2), 35-51.

Downs, C. W. & Hazen, M. D. (1977). A Factor Analysis Study of Communication Satisfaction. *Journal of Business Communication,* 14(3), 63-73.

Drazin, R. & Schoonhoven, C. (1996). Community, population and organization effects on innovation: A multilevel perspective. *Academy of Management Journal,* 39(5), 1065-1083.

Duncan, T. & Moriarty, S. E. (1998). A Communication-Based Marketing Model for Managing Relationships. *Journal of Marketing,* 62(2), 1-13.

Dyer, W. G. & Wilkins, A. L. (1991). Better Stories, Not Better Constructs, to Generate Better Theory: A Rejoinder to Eisenhardt. *Academy of Management Review,* 16(3), 613-619.

Ebers, M. (1999). The dynamics of inter-organizational relationships. *Research in the Sociology of Organizations,* 16(1), 31-56.

Ebers, M. & Gotsch, W. (1999). Institutionenökonomische Theorien der Organisation. In A. Kieser (Hrsg.), *Organisationstheorie* (3 Auflage, S. 199-252). Stuttgart.

Eisenhardt, K. M. (1989). Building Theories from Case Study Research. *Academy of Management Review,* 14(4), 532-550.

Ellwood Jr., P. (2005). Models for Organizing Health Services and Implications of Legislative Proposals. *The Milbank Quarterly,* 83(4), 1–31.

England, R. (2006). *HIV antiretroviral therapy: can franchising expand coverage?* London: DFID Health Resource Centre.

Epp, W. (1994). *Franchising und Kartellrecht.* Köln: Carl Heymanns.

Erbe, S. (2000). Kostenexplosion im Gesundheitswesen. *Wirtschaftsdienst,* 80(5), 308-310.

Evans, R. G. (1974). Supplier-Induced Demand: Some Empirical Evidence and Implications. In M. Perlmann (Hrsg.), *The Economics of Health and Medical Care* (S. 162-173). New York: Palgrave Macmillan.

Falbe, C. M., Dandridge, T. C. & Kumar, A. (1999). The effect of organizational context on entrepreneurial strategies in franchising - A longitudinal analysis. *Journal of Business Venturing,* 14(1), 125-140.

Falbe, C. M. & Welsh, D. H. B. (1998). NAFTA and Franchising: A Comparison of Franchisor Perceptions of Characteristics Associated with Franchisee Success and Failure in Canada, Mexico, and the United States. *Journal of Business Venturing,* 13(2), 151-171.

Fama, E. F. & Jensen, M. C. (1983). Agency Problems and Residual Claims. *Journal of Law and Economics,* 26(2), 327-350.

Fassott, G. (2005). Die PLS-Pfadmodellierung; Entwicklungsrichtungen, Möglichkeiten, Grenzen. In F. Bliemel, A. Eggert, G. Fassott & J. Henseler (Hrsg.), *Handbuch der PLS-Pfadmodellierung: Methoden, Anwendung, Praxisbeispiele* (S. 19-30). Stuttgart: Schäffer-Poeschel.

Federer, H. (1999). *Das Management der Arztpraxis*. München: Urban & Fischer.

Fehl, U. & Oberender, P. (2004). *Grundlagen der Mikroökonomie* (9. Auflage). München: Vahlen.

Felstead, A. (1991). The Social Organization of the Franchise: A Case of Controlled Self Employment. *Work Employment and Society,* 5(1), 37-57.

Fiebiger, G. (2002). *EG Nr 2790/1999 und deren Anwendung auf vertikale Beschränkungen in Franchisingvereinbarungen.* Universität Wien, Wien.

Fischer, D. (1988). *Marktstrukturen und Marktverhalten in der Krankenhauswirtschaft.* Universität Erlangen, Nürnberg.

Flick, U. (2007). *Qualitative Sozialforschung - Eine Einführung* (erw. und akt. Neuausg. Auflage). Reinbek: Rowohlt.

Flick, U. (2008). *Triangulation - Eine Einführung* (2. Auflage). Wiesbaden: Vs.

Föhr, S. (1993). Aktive Qualitätspolitik von Unternehmen als Investitionsproblem. *Zeitschrift für betriebswirtschaftliche Forschung,* 45(2), 107-122.

Fornell, C. (1982). A Second Generation of Multivariat Analysis - An Overview. In C. Fornell (Hrsg.), *A Second Generation of Multivariat Analysis* (S. 1-21). New York: Greenwood.

Fornell, C. (1987). A Second Generation of Multivariate Analysis: Classification of Methodes and Implications for Marketing Research. In M. J. Housten (Hrsg.), *Review of Marketing* (S. 407-450). Chicago: AMA.

Fornell, C. & Bookstein, F. I. (1982). Two Structural Equation Models: LISREL and PLS Applied to Consumer Exit-Voice Theory. *Journal of Marketing Research,* 19(4), 440-452.

Fornell, C. & Cha, J. (1994). Partial least squares. In R. P. Bagozzi (Hrsg.), *Advanced Methods of Marketing Research*. Oxford: Wiley.

Fornell, C., Johnson, M. D., Anderson, E. W., Cha, J. & Bryant, B. E. (1996). The American Customer Satisfaction Index: Nature, Purpose, and Findings. *Journal of Marketing,* 60(4), 7-18.

Fornell, C. & Larcker, D. F. (1981). Evaluating Structural Equation Models with Unobservable Variables and Measurement Error. *Journal of Marketing Research,* 18(1), 39-50.

Frazer, L. & Winzar, H. (2005). Exits and expectations: why disappointed franchisees leave. *Journal of Business Research,* 58(11), 1534-1542.

Freeman, R. E. (1984). *Strategic Management. A Stakeholder Approach.* Boston.

Freeman, R. E. (2004). The Stakeholder Approach Revisited. *Zeitschrift für Wirtschafts- und Unternehmensethik,* 5(3), 228-241.

Friedrichs, J. (1990). *Methoden empirischer Sozialforschung.* Opladen: VS.

Fritz, W. (1995). *Marketing-Management und Unternehmenserfolg: Grundlagen und Ergebnisse einer empirischen Untersuchung* (2. überarbeitete und ergänzte Auflage). Stuttgart: Schäffer-Poeschel.

Fulop, C. & Foward, J. (1997). Insights into Franchising: A Review of Empirical and Theoretical Perspectives. *Service Industries Journal,* 17(4), 603-625.

Gallini, N. T. & Lutz, N. A. (1992). Dual Distribution and Royalty Fees in Franchising. *Journal of Law, Economics, & Organization,* 8(3), 471-501.

Ganesan, S. (1994). Determinants of Long-Term Orientation in Buyer–Seller Relationships. *Journal of Marketing,* 58(2), 1-19.

Garbarino, E. & Johnson, M. S. (1999). The Different Roles of Satisfaction, Trust, and Commitment in Customer Relationships. *Journal of Marketing,* 63(2), 70-87.

Garg, V. K., Rasheed, A. A. & Priem, R. L. (2005). Explaining franchisors' choices of organization forms within franchise systems. *Strategic Organization,* 3(2), 185-217.

Gauzente, C. (2003). Measuring franchisees' satisfaction: theoretical considerations and empirical testing. *International Journal of Retail & Distribution Management,* 31(10), 508 - 517.

Gaynor, M. (1994). Issues in the industrial organization of the market for physician services. *Journal of Economics and Management Strategy,* 3(1), 211-255.

Gemeinsamer Bundesausschuss (Hrsg.). (2005). *Pressemitteilung – Qualitätsmanagement in vertragsärztlichen und psychotherapeutischen Praxen nun verbindlich geregelt*. Siegburg.

Göbel, E. (2002). *Neue Institutionenökonomik - Konzepte und betriebswirtschaftliche Anwendungen*. Stuttgart: UTB.

goDentis. (2008a). Bleaching - Warum? Abrufdatum 19.03.2008, Link http://www.godentis.de/godentis-bleaching-zahnaufhellung_57_68.php

goDentis. (2008b). DKV - Das Unternehmen Gesundheit!®. Abrufdatum 19.03.2008, Link http://www.godentis.de/godentis-und-das-unternehmen-gesundheit_60_108 .php

goDentis. (2008c). Erfolgsgeschichte. Abrufdatum 19.03.2008, Link http://www. godentis.de/godentis-erfolgsgeschichte_60_112.php

goDentis. (2008d). *Franchise-Partnerschaftsvertrag*. Köln.

goDentis. (2008e). goDentis-Zahnersatz: Qualität, die man spürt! Abrufdatum 19.03. 2008, Link http://www.godentis.de/godentis-angebot-zahnersatz_57_467.php

goDentis. (2008f). goDentis Regionalleiter. Abrufdatum 19.03.2008, Link http://www. godentis.de/downloads/goDentis.gif

goDentis. (2008g). Ihre Vorteile im Überblick. Abrufdatum 19.03.2008, Link http:// www.godentis.de/godentis-vorteile-im-ueberblick_59_118.php

goDentis. (2008h). Mitarbeiter. Abrufdatum 19.03.2008, Link http://www.godentis.de/godentis-mitarbeiter_60_110.php

goDentis. (2008i). Mundgeruch - Warum? Abrufdatum 19.03.2008, Link http://www. godentis.de/godentis-ursache-behandlung-mundgeruch_57_69.php

goDentis. (2008j). Tabuthema Mundgeruch. Abrufdatum 19.03.2008, Link http://www. godentis.de/godentis-tabuthema-mundgeruch_56_78_100.php

goDentis. (2008k). Weiße Zähne. Abrufdatum 19.03.2008, Link http://www. godentis.de/godentis-weisse-zaehne-zahnaufhellung-bleaching_56_77.php

goDentis. (2008l). Zahnersatz. Abrufdatum 19.03.2008, Link http://www.godentis.de/ godentis-zahnersatz_56_71_497.php goDentis. (2008m). Zahnprophylaxe-Versicherung OPTIDENT O1D. Abrufdatum 19. 03.2008, Link http://www.godentis.de/godentis-zahnprophylaxe-versicherung-optident_57_67.php

goDentis. (2008n). Zahnprophylaxe - Warum? Abrufdatum 19.03.2008, Link http://www.godentis.de/godentis-zahnprophylaxe-professionelle-zahnreinigung_57_70.php

Godley, A. (2006). Selling the sewing machine around the world: Singer's international marketing strategies, 1850-1914. *Enterprise and Society,* 7(2), 266-314.

Görge, A. (1979). *Die Internationalisierung von Franchise-Systemen.* Göttingen: Vandenhoeck und Ruprecht.

Götz, O. & Liehr-Gobbers, K. (2004). Analyse von Strukturgleichungsmodellen mit Hilfe der Partial-Least-Squares (PLS) Methode. *Die Betriebswirtschaft,* 64(6), 714-738.

Grace, C. (2004). Social Franchising - An Overview. *IHSD Learning,* August 2004, 1-6.

Gross, H. & Skaupy, W. (1968). *Das Franchise-System.* Düsseldorf: Econ.

Grote, B. (1990). *Ausnutzung von Synergiepotenzialen durch verschiedene Koordinationsformen ökonomischer Aktivitäten – Zur Eignung der Transaktionskosten als Entscheidungskriterium.* Frankfurt am Main: Peter Lang.

Grünhagen, M. & Dorsch, M. J. (2003). Does the Franchisor Provide Value to Franchisees? Past, Current, and Future Value Assessments of Two Franchisee Types. *Journal of Small Business Management,* 41(4), 366-384.

Grünhagen, M. & Mittelstaedt, R. A. (2005). Entrepreneurs or Investors: Do Multi-unit Franchisees Have Different Philosophical Orientations? *Journal of Small Business Management,* 43(3), 207-225.

Guba, E. G. & Lincoln, Y. S. (1989). *Fourth generation evaluation.* Newbury Park: Sage.

Häder, M. (2006). *Empirische Sozialforschung: Eine Einführung.* Wiesbaden: Vs.

Hadfield, G. K. (1991). Credible Spatial Preemption through Franchising. *The RAND Journal of Economics,* 22(4), 531-543.

Haller, S. (2002). *Dienstleistungsmanagement – Grundlagen – Konzepte – Instrumente* (2., überarbeitete und erweiterte Auflage). Wiesbaden: Gabler.

Handrieder, M. (1991). *Franchising: Planung und Praxis*. Neuwied.

Hänlein, M. & Kaplan, R. S. (2004). A Beginners Guide to Partial Least Square Analysis. *Understanding Statistics,* 3(4), 283-297.

Hanrieder, M. (1991). *Franchising: Planung und Praxis*. Neuwied.

Harr, R. (2001). TQM in dental practice. *International Journal of Health Care Quality Assurance,* 14(2), 69 - 81.

Hart, O. & Moore, J. (1990). Property Rights and the Nature of the Firm. *Journal of Political Economy* 98(6), 1119-1158.

Hauschild, J. (2006). Theorie-Orientierung oder Problem-Orientierung in der empirischen betriebswirtschaftlichen Forschung? *Journal für Betriebswirtschaft,* 56(1), 61-63.

Heimerl-Wagner, P. & Köck, C. M. (Hrsg.). (1996). *Management in Gesundheitsorganisationen: Strategie, Qualität, Wandel.* Wien.

Hellmann, W. (2005). *Handbuch Integrierte Versorgung - Strategien - Konzepte - Praxis*. Landsberg/Lech: Economica.

Henke, K.-D. & Göpffarth, D. (1997). *Das Krankenhaus im System der Gesundheitsversorgung*. Berlin: BZPH.

Herder-Dornreich, P. (1994). *Ökonomische Theorie des Gesundheitswesens: Problemgeschichte, Problembereiche, Theoretische Grundlagen*. Baden-Baden: Nomos.

Herder-Dornreich, P. & Wasem, J. (1986). *Krankenhausökonomik zwischen Humanität und Wirtschaftlichkeit*. Baden-Baden: Nomos.

Herrmann, A. & Homburg, C. (1999). Marktforschung: Ziele, Vorgehensweisen und Methoden. In A. Herrmann & C. Homburg (Hrsg.), *Marktforschung* (S. 15-32). Wiesbaden: Gabler.

Hildebrand, L. (1990). Der Transaktionskostenansatz. *Das Wirtschaftsstudium,* 19(3), 153-155.

Hildebrand, L. (1998). Kausalanalytische Validierung in der Marketingforschung. In L. Hildebrand & C. Homburg (Hrsg.), *Die Kausalanalyse: Instrument der empirischen betriebswirtschaftlichen Forschung* (S. 85-110). Stuttgart: Schäffer-Poeschel.

Hildebrand, L. & Görz, N. (1999). Zum Stand der Kausalanalyse mit Strukturgleichungsmodellen - Methodische Trends und Software-Entwicklungen, *Discussion Paper Nr. 46*. Berlin.

Hing, N. (1995). Franchisee Satisfaction: Contributors and Consequences. *Journal of Small Business Management,* 33(2), 12-25.

Hing, N. (1999). Maximizing franchisee satisfaction in the restaurant sector. *Journal of Consumer Marketing,* 16(5), 502 - 513.

Hinterhuber, H. & Stahl, H. (1996). Unternehmensnetzwerke und Kernkompetenzen. In K. Bellmann & A. Hippe (Hrsg.), *Management von Unternehmensnetzwerken.* München: Gabler.

Hoffman, R. C. & Preble, J. F. (2003). Convert to Compete: Competitive Advantage through Conversion Franchising. *Journal of Small Business Management,* 41(2), 187-204.

Hogan, P., Purcey, T. & Hager, A. (2006). A Closer Look at Franchised Home Care. *Home Health Care Management Practice,* 18(2), 138-143.

Holler, A. (1985). Das Finanzierungssystem nach dem Krankenhausfinanzierungsgesetz (KHG) und Fragen der Versorgungseffizienz. In C. Ferber, U. E. Reinhardt, H. Schaefer & T. Thiemeyer (Hrsg.), *Kosten und Effizienz im Gesundheitswesen* (S. 153-171). München: Oldenbourg.

Holmstrom, B. & Milgrom, P. (1991). Multitask Principal-Agent Analyses: Incentive Contracts, Asset Ownership, and Job Design. *Journal of Law, Economics, & Organization - Special Issue,* 7, 24-52.

Homburg, C. (1995). *Kundennähe von Industriegüterunternehmen: Konzeption - Erfolgsauswirkungen - Determinanten.* Wiesbaden: Gabler.

Homburg, C. & Baumgartner, H. (1998). Beurteilung von Kausalmodellen: Bestandsaufnahme und Anwendungsempfehlungen. In L. Hildebrandt & C. Homburg (Hrsg.), *Die Kausalanalyse: ein Instrument der betriebswirtschaftlichen Forschung* (S. 343-369). Stuttgart: Schäffer-Poeschel.

Homburg, C. & Giering, A. (1998). Konzeptionalisierung und Operationalisierung komplexer Konstrukte: "Ein Leitfaden für die Marktforschung". In L. Hildebrand & C. Homburg (Hrsg.), *Die Kausalanalyse: Instrument der empirischen betriebswirtschaftlichen Forschung* (S. 15-43). Stuttgart: Schäffer-Poeschel.

Homburg, C. & Hildebrand, L. (1998). Die Kausalanalyse: Bestandsaufnahme, Entwicklungsrichtung, Problemfelder. In C. Homburg & L. Hildebrand (Hrsg.), *Die Kausalanalyse: ein Instrument der betriebswirtschaftlichen Forschung* (S. 111-146). Stuttgart: Schäffer-Poeschel.

Hopkins, D. M. (1996). International Franchising: Standardization versus Adaptation to Cultural Differences. *Franchising Research,* 1(1), 15-24.

Hopkinson, G. C. & Hogarth-Scott, S. (1999). Franchise relationship quality: micro-economic explanations. *European Journal of Marketing,* 33(9/10), 827-843.

Horn, N. (2008). *Das Gesundheitswesen - Ist die Kostenexplosion unaufhaltsam?* Saarbrücken: Vdm.

Hoyle, R. H. (1995). The structural equation modeling approach: basic concepts and fundamental issues. In R. H. Hoyle (Hrsg.), *Structural equation modeling: concepts, issues, and applications* (S. 1-15). Thousand Oaks: Sage.

Hujer, R. & Cremer, R. (1978). *Methoden der empirischen Wirtschaftsforschung: Verfahren zur Diagnose und Prognose makroökonomischer Prozesse.* München: Vahlen.

Hulland, J. (1999). Use of partial least squares (PLS) in strategic management research: a review of four recent studies. *Strategic Management Journal,* 20(2), 195-204.

Ingham, H. & Thompson, S. (1994). Wholly-Owned vs. Collaborative Ventures for Diversifying Financial Services. *Strategic Management Journal,* 15(4), 325-334.

Ingruber, H. (1994). *Krankenhausbetriebslehre: Grundlagen für modernes Krankenhausmanagement.* Wien: Dieter Göschl.

Institut der Deutschen Zahnärzte. (2006). *Vierte Deutsche Mundgesundheitsstudie - Kurzfassung.* Berlin.

Jahn, S. (2007). *Strukturgleichungsmodellierung mit LISREL, AMOS und SmartPLS - Eine Einführung.* Technische Universität Chemnitz, Chemnitz.

Jensen, K. B. (1988). When Is Meaning? Communication Theory, Pragmatism, and Mass Media Reception. In J. A. Anderson (Hrsg.), *Communication Yearbook* (Nr. 14, S. 3–32). Newbury Park: Routledge.

John, G. (1984). An Empirical Investigation of Some Antecedents of Opportunism in a Marketing Channel. *Journal of Marketing Research,* 21(3), 278-289.

Jones, M. A. & Suh, J. (2000). Transaction-Specific Satisfaction and Overall Satisfaction: An Empirical Analysis. *Journal of Services Marketing* 14(2), 147-159.

Jöreskog, K. G. & Sörbom, D. (1989). *LISREL 7: A Guide to the Program and Applications*. Chicago: SPSS.

Judd, C. M., Hoyle, R. H. & Harris, M. J. *Research methods in social relations* (6. Auflage). Fort Worth: Wadsworth.

Jurgeleit, P. (1974). *Moderne Partnerschaften im Know-how- und Lizenzgeschäft: manche nennen es auch Franchising*. Freiburg: Haufe.

Kaas, K.-P. (Hrsg.). (1995). *Kontrakte, Geschäftsbeziehungen, Netzwerke - Marketing und Neue Institutionenökonomik*. Frankfurt am Main.

Kane, J. R. (2001). Communication: The Road to Solid Franchisee Relations. *Franchising World,* 33(1), 28-30.

Katz, B. G. & Owen, J. (1992). On the existence of franchise contracts and some of their implications. *International Journal of Industrial Organization,* 10(4), 567-593.

Kaufmann, P. J. & Dant, R. P. (1996). Multi-unit franchising: Growth and management issues. *Journal of Business Venturing,* 11(5), 343.

Kaufmann, P. J. & Eroglu, S. (1999). Standardization and Adaptation in Business-Format Franchising. *Journal of Business Venturing,* 14(1), 69-85.

Kaufmann, P. J. & Stanworth, J. (1995). The decision to Purchase a Franchise: A Study of Prospective Franchisees. *Journal of Small Business Management,* 33(4), 22-33.

Kidwell, R. E., Nygaard, A. & Silkoset, R. (2007). Antecedents and effects of free riding in the franchisor-franchisee relationship. *Journal of Business Venturing,* 22(4), 522-544.

Kieser, A. & Walgenbach, P. (2007). *Organisation* (5. Auflage). Stuttgart: Schäffer-Poeschel.

Kirmani, A. & Rao, A. R. (2000). No Pain, No Gain: A Critical Review of the Literature on Signaling Unobservable Product Quality. *Journal of Marketing,* 64(2), 66-79.

Klandt, H. (2009). *Empirische Forschungsmethoden in der Betriebswirtschaftslehre.* München: Oldenbourg, im Erscheinen.

Klappreich, J. (2003). Geschichte des Franchising. In E. Flohr (Hrsg.), *Franchising im Wandel – Gedächtnisschrift für Walther Skaupy* (S. 187-192). München: Beck.

Kleinaltenkamp, M. (2001). Begriffsabgrenzung und Erscheinungsformen von Dienstleistungen. In M. Bruhn & H. Meffert (Hrsg.), *Handbuch Dienstleistungsmanagement* (2., überarbeitete und erweiterte Auflage). Wiesbaden: Gabler.

Kleinfeld, A. (2002). *Menschenorientiertes Krankenhausmanagement.* Wiesbaden: Gabler.

Klingebiel, N. (2006). Standortbestimmung der Betriebswirtschaftlehre. In W. Pepels (Hrsg.), *ABWL – Eine praxisorientierte Einführung in die moderne Betriebswirtschaftslehre* (3. Auflage, S. 21-40). Troisdorf: Fortis.

Köck, C. M. (1996). Das Gesundheitssystem in der Krise: Herausforderungen zum Wandel für System und Organisation. In P. Heimerl-Wagner & C. M. Köck (Hrsg.), *Management in Gesundheitsorganisationen: Strategie, Qualität, Wandel* (S. 17-71). Wien.

Kogut, B. (1988). Joint Ventures: Theoretical and Empirical Perspectives. *Strategic Management Journal,* 9(4), 319-332.

Kortendieck, G. (1993). *Gesundheitsökonomie und Wirtschaftspolitik: Neoklassische versus österreichische Markttheorie dargestellt am Beispiel des Gesundheits- und Krankenversicherungswesens.* Freiburg: Haufe.

Krafft, M., Götz, O. & Liehr-Gobbers, K. (2005). Die Validierung von Strukturgleichungsmodellen mit Hilfe des Partial-Least-Squares (PLS)-Ansatzes. In F. Bliemel, A. Eggert, G. Fassott & J. Henseler (Hrsg.), *Handbuch PLS-Pfadmodellierung: Methode, Anwendung, Praxisbeispiele* (S. 71-86). Stuttgart: Schäffer-Poeschel.

Krauskopf, D. (1995). Einführung. In *SGB V - Gesetzliche Krankenversicherung* (Nr. 4., überarbeitete Aufl.). München: Beck.

Kromrey, H. (2006). *Empirische Sozialforschung. Modelle und Methoden der standardisierten Datenerhebung und Datenauswertung* (11. überarbeitete Auflage). Stuttgart: UTB.

Kumaranayake, L., Lake, S., Mujinja, P., Hongoro, C. & Mpembeni, R. (2000). How do countries regulate the health sector? Evidence from Tanzania and Zimbabwe. *Health Policy and Planning,* 15(4), 357-367.

Kunkel, M. (1994). *Franchising und asymmetrische Informationen - Eine institutionenökonomische Untersuchung.* Wiesbaden: Deutscher Universitätsverlag.

KZBV. (2004). *Häufige Fragen zur Praxisgebühr beim Zahnarzt.* Köln.

KZBV. (2008). *Jahrbuch 2007 - Statistische Basisdaten zur Vertragszahnärztlichen Versorgung.* Köln.

Lafontaine, F. (1992). Agency Theory and Franchising: Some Empirical Results. *The RAND Journal of Economics,* 23(2), 263-283.

Lafontaine, F. & Kaufmann, P. J. (1994). The evolution of ownership patterns in franchise systems. *Journal of Retailing,* 70(2), 97-113.

Lafontaine, F. & Shaw, K. L. (1998). Franchising growth and franchisor entry and exit in the U.S. market: Myth and reality. *Journal of Business Venturing,* 13(2), 95.

Lal, R. (1990). Improving Channel Coordination through Franchising. *Marketing Science,* 9(4), 299-318.

Lamnek, S. (2005). *Qualitative Sozialforschung* (4., vollständig überarbeitet Auflage). Weinheim: Beltz Psychologie Verlags Union.

Langeard, E. (1981). Grundfragen des Dienstleistungsmarketing. *Marketing - Zeitschrift für Forschung und Praxis,* 3(4), 233-240.

Lasswell, H. D. (1948). The Structure and Function of Communication in Society. In L. Bryson (Hrsg.), *Communication of Ideas* (S. 37-51). New York: Cooper Square.

Leitner, J. (2003). *Prinzipal-Agent-Theorie in Franchising-Verträgen.* München: GRIN.

Liesgang, H. (1997). *Der Franchisevertrag - Heidelberger Musterverträge* (5. Auflage). Heidelberg.

Lohmöller, J.-B. (1989). *Latent variable path modeling with partial least squares.* Heidelberg: Physica.

Lonnroth, K., Aung, T., Maung, W., Kluge, H. & Uplekar, M. (2007). Social franchising of TB care through private GPs in Myanmar: an assessment of treatment results, access, equity and financial protection. *Health Policy and Planning,* 22(3), 156-166.

Love, J. (1986). *McDonald's: Behind the Arches*. Toronto: Bantam Books.

Luangsuvimol, T. & Kleiner, B. H. (2004). Effective franchise management. *Management Research News,* 27(4/5), 63 - 71.

Ma, C.-t. A. & McGuire, T. G. (1997). Optimal Health Insurance and Provider Payment. *American Economic Review,* 87(4), 685-704.

MacCallum, R. C. & Brown, M. W. (1993). The use of Causal Indicators in Covariance Structure Models: Some Practical Issues. *Psychological Bulletin,* 114(3), 533-541.

Mahler, T. (2006). *Franchising und professioneller Ligasport*. Stuttgart: Boorberg.

Maleri, R. (2008). *Grundlagen der Dienstleistungsproduktion* (5., vollständig überarbeitete Auflage). Berlin: Springer.

Martin, R. E. & Justis, R. T. (1993). Franchising, liquidity constraints and entry. *Applied Economics,* 25(9), 1269 - 1277.

Martin, T. N. (1979). A Contextual Model of Employee Turnover Intentions. *Academy of Management Journal,* 22(2), 313-323.

Martinek, M. (1987). *Franchising - Die Grundlagen der zivil- und wettbewerbsrechtlichen Behandlung der vertikalen Gruppenkooperation beim Absatz von Waren und Dienstleistungen*. Heidelberg: von Decker.

Mathewson, G. F. & Winter, R. A. (1985). The Economics of Franchise Contracts. *Journal of Law and Economics,* 28(3), 503-526.

Mattmüller, R. (2002). Zur Vorteilhaftigkeit von Franchisesystemen – Ursachen und Lösungsansätze der Informationsasymmetrie. In D. Möhlenbruch & M. Hartmann (Hrsg.), *Der Handel im Informationszeitalter*. Wiesbaden.

McIntyre, F. & Gilbert, F. (1999). Market perceptivness to Franchise systems in the health care industry. *Journal of Applied Business Research,* 15(4), 47-54.

Meffert, H. (2008). *Marketing - Grundlagen marktorientierter Unternehmensführung – Konzepte – Instrumente – Praxisbeispiele* (10., vollständig überarbeitete und erweiterte Auflage). Wiesbaden: Gabler.

Mendelsohn, M. (1985). *The Guide to Franchising*. Oxford: Thomson Learning.

Merk, W. (1999). *Wettbewerbsorientiertes Management in der Arztpraxis*. Wiesbaden: Deutscher Universitätsverlag.

Metzlaff, K. (2003). Der Vertragsinhalt. In K. Metzlaff (Hrsg.), *Praxishandbuch Franchising*. München: Beck.

Meurer, J. (1986). *Führung von Franchisesystemen, Führungstypen - Einflussfaktoren - Verhaltens- und Erfolgswirkungen*. Münster: Gabler.

Meyer-Lutterloh, K. (1999). *Praxiskooperationen und Praxisnetze - Chancen, Vorteile, Umsetzung*. München.

Meyer-Lutterloh, K. (2000). *Praxiskooperationen und Praxisnetze - Chancen, Vorteile, Umsetzung* (5. Auflage). Berlin: MD-Verlag- und Verlagsgesellschaft.

Meyer, A. & Mattmüller, R. (1987). Qualität von Dienstleistungen. Entwurf eines praxisorientierten Qualitätsmodells. *Marketing ZFP,* 9(3), 187-195.

Michael, S. C. & Combs, J. G. (2008). Entrepreneurial Failure: The Case of Franchisees. *Journal of Small Business Management,* 46(1), 73-90.

Miles, M. B. & Huberman, A. M. (1994). *Qualitative Data Analysis: An Expanded Sourcebook* (2. Auflage). Thousand Oaks: Sage.

Minkler, A. (1992). Why Firms franchise: A Search Cost Theory. *Journal of Institutional and Theoretical Economics,* 148(2), 249-259.

Mohr, J. J., Fisher, R. J. & Nevin, J. R. (1999). Communicating for Better Channel Relationships. *Marketing Management,* 8(2), 39-45.

Mohr, J. J. & Nevin, J. R. (1990). Communication Strategies in Marketing Channels: A Theoretical Perspective. *Journal of Marketing,* 54(4), 36-51.

Mondy, R. W. & Premeaux, S. R. (1997). *Management - Concepts, Practices, and Skills* (7. Auflage). Boston: Allyn & Bacon.

Monroy, M. F. & Alzola, L. M. (2005). An analysis of quality management in franchise systems *European Journal of Marketing,* 39(5/6), 585-605.

Montagu, D. (2002). Franchising of Health Services in low-income countries. *Health Policy and Planning,* 17(2), 121-130.

Monye, S. O. (1997). The Theory and Practice of Franchising: An International Perspective. *Franchising Research,* 2(4), 167-176.

Moore, H. L. & Sherwood, C. (1963). The Franchise and Market Structure: A Case Study. *Journal of Farm Economics,* 45(5), 1375-1379.

Morgan, R. M. & Hunt, S. D. (1994). The Commitment -Trust Theory of Relationship Marketing. *Journal of Marketing* 58(3), 20-38.

Morrison, A. & Lashley, C. (2003). A Franchise: A Resource-Rich Small Service Firm? *Service Industries Journal,* 23(4), 135-149.

Morrison, K. A. (1996). An Empirical Test of a Model of Franchisee Job Satisfaction. *Journal of Small Business Management,* 34(3), 27-41.

Morrison, K. A. (1997). How Franchise Job Satisfaction and Personality Affects Performance, Organizational Commitment, Franchisor Relations, and Intention to Remain. *Journal of Small Business Management,* 35(3), 39-67.

Mubleman, J. (1996). The Franchise Relationship Channel. *Franchising World,* 28(1), 20-24.

Müller, C. (1995). Agency-Theorie und Informationsgehalt. Der Beitrag des normativen Prinzipal-Agenten-Ansatzes zum Erkenntnisfortschritt der Betriebswirtschaftslehre. *Die Betriebswirtschaft,* 55(1), 61-76.

Murphy, J. E. (1996). *Mobile Dentistry*. Tulsa: PennWell.

Naumes, W. & Naumes, M. J. (1999). *The Art and Craft of Case Writing*. New York: Sharpe Reference.

Nebel, J. (2008). Die vier Säulen des Franchisesystems. In J. Nebel, A. Schulz & E. Flohr (Hrsg.), *Das Franchise-System - Handbuch für Franchisegeber und Franchisenehmer* (4., vollständig überarbeitete Auflage). München: Luchterhand.

Nelson, R. & Winter, S. (1982). *An Evolutionary Theory of Economic Change*. Cambridge: Belknap Press.

Netting, F. E. & Kettner, P. M. (1987). Franchising, Merging, and Profit-Making Ventures: Implications for Health and Human Services. *Nonprofit and Voluntary Sector Quarterly,* 16(4), 15-21.

Neubauer, G. (1988). Regulierung und Deregulierung im Gesundheitswesen. In T. Thiemeyer (Hrsg.), *Regulierung und Deregulierung im Bereich der Sozialpolitik* (S. 9-46). Berlin.

Norton, S. W. (1988a). An Empirical Look at Franchising as an Organizational Form. *The Journal of Business,* 61(2), 197-218.

Norton, S. W. (1988b). Franchising, Brand Name Capital, and the Entrepreneurial Capacity Problem. *Strategic Management Journal - Special Issue,* 9(S1), 105-114.

Norton, S. W. (1995). Is franchising a capital structure issue? *Journal of Corporate Finance,* 2(1), 75-101.

Oberender, P. & Zerth, J. (2004). Ordnungsökonomische Konsequenzen einer flächendeckenden Versorgung im liberalisierten Gesundheitswesen: Notwendigkeit einer Regulierung? In D. Cassel (Hrsg.), *Wettbewerb und Regulierung im Gesundheitswesen* (S. 111-138). Baden-Baden: Nomos.

Oliver, R. L. (1980). A Cognitive Model of the Antecedents and Consequences of Satisfaction Decisions. *Journal of Marketing Research,* 17(4), 460-469.

Oliver, R. L., Rust, R. T. & Varki, S. (1997). Customer Delight: Foundations, Findings, and Managerial Insight. *Journal of Retailing,* 73(3), 311-336.

Oxenfeldt, A. R. & Kelly, A. O. (1969). Will successful franchise systems ultimately become wholly-owned chains? *Journal of Retailing,* 44(4), 69-83.

Palmer, M. (1971). Application of Psychological Testing to Entrepreneurial Potential. *California Management Review,* 13(3), 32-38.

Parasuraman, A., Zeithaml, V. & Berry, L. (1988). SERVQUAL: A Multiple Item Scale for Measuring Customer Perceptions of Service Quality. *Journal of Retailing,* 64(1), 12-40.

Parasuraman, A., Zeithaml, V. & Berry, L. (1994). Reassessment of Expectations as a Comparison Standard in Measuring Service Quality: Implications for Further Research. *Journal of Marketing,* 58(1), 111-124.

Parment, A. (2008). Distribution strategies for volume and premium brands in highly competitive consumer markets. *Journal of Retailing and Consumer Services,* 15(4), 250-265.

Patton, M. Q. (2002). *Qualitative Evaluation and Research Methods* (3. Auflage). London: Sage.

Pauli, K. S. (1992). *Franchising.* Düsseldorf.

Pauly, M. V. (1968). The Economics of Moral Hazard: Comment. *American Economic Review,* 58(3), 531-537.

Peters, D. H., Mirchandani, G. G. & Hansen, P. M. (2004). Strategies for engaging the private sector in sexual and reproductive health: how effective are they? *Health Policy and Planning,* 19(1), 5-21.

Petersen, T. (2002). *Das Feldexperiment in der Umfrageforschung.* Frankfurt a.M.: Campus Verlag.

Peterson, A. & Dant, R. P. (1990). Perceived advantages of the franchise option from the franchisee perspective: Empirical insights from a service franchise. *Journal of Small Business Management,* 28(3), 46-61.

Pfaff, D. & Zweifel, P. (1998). Die Principal-Agent-Theorie - Ein fruchtbarer Beitrag der Wirtschaftstheorie zur Praxis. *Wirtschaftswissenschaftliches Studium,* 27(4), 184-190.

Picot, A. (1986). Transaktionskosten im Handel. *Betriebsberater,* 1-16.

Picot, A. (1991). Ökonomische Theorien der Organisation - Ein Überblick über neuere Ansätze und deren betriebswirtschaftliches Anwendungspotential. In D. Ordelheide (Hrsg.), *Betriebswirtschaftslehre und ökonomische Theorie* (S. 143-170). Stuttgart.

Picot, A. & Dietl, H. (1990). Transaktionskostentheorie. *Wirtschaftswissenschaftliches Studium* 19(4), 178-184.

Picot, A. & Wolff, B. (1995). Franchising als effiziente Vertriebsform. In K. P. Kaas (Hrsg.), *Kontrakte, Geschäftsbeziehungen, Netzwerke - Marketing und neue Institutionenökonomik, Sonderheft der Zeitschrift für betriebswirtschaftliche Forschung Nr. 35* (S. 223-243).

Pietsch-Breitfeld, B. (1999). *Qualitätsmanagement in Gesundheitsorganisationen: Konzept, Evaluation und Konzept der Evaluation.* Universität Heidelberg, Sankt Augustin.

Pilling, B. K. (1991). Assessing Competitive Advantage in Small Business: An Application to Franchising? *Journal of Small Business Management,* 29(4), 55-63.

Pizanti, I. & Lerner, M. (2003). Examining Control and Autonomy in the Franchisor-Franchisee Relationship. *Negligence,* 21(2), 131-159.

Popper, K. (1984). Prognose und Prophetie in der Sozialwissenschaft. In E. Topitsch (Hrsg.), *Logik der Sozialwissenschaften* (Nr. 11., S. 113-125). Königstein: Athenäum.

Porter, M. E. (1980a). *Competitive strategy. Techniques for analysing industries and competitors*. New York: Free Press.

Porter, M. E. (1980b). Industry structure and competitive strategy: Keys to profitability. *Financial Analyst Journal,* 36(4), 30-41.

Porter, M. E. (1981). The contributions of industrial organization to strategic management. *Academy of Management Review,* 6(4), 609-620.

Porter, M. E. & Fuller, M. B. (1989). Koalitionen und globale Strategien. In M. E. Porter (Hrsg.), *Globaler Wettbewerb: Strategien der neuen Internationalisierung* (S. 363-399). Wiesbaden: Gabler.

Prata, N., Montagu, D. & Jefferys, E. (2005). Private sector, human resources and health franchising in Africa. *Bulletin of the World Health Organization,* 83(4), 274-279.

Pratt, J. W. & Zeckhauser, R. J. (Hrsg.). (1991). *Principals and Agents - The structure of Business*. Boston.

Pritchard, M. P., Havitz, M. E. & Howard, D. R. (1999). Analyzing the Commitment-Loyalty Link in Service Contexts. *Journal of the Academy of Marketing Science,* 27(3), 333-348.

Raffée, H. (1974). *Grundprobleme der Betriebswirtschaftslehre*. Göttingen: UTB.

Ramme, I. (2003). Darstellung und Bedeutung von Dienstleistungen. In W. Pepels (Hrsg.), *Betriebswirtschaft der Dienstleistungen - Handbuch für Studium und Praxis*. Berlin: Nwb.

Randall, D. M. & Fernandes, M. F. (1991). The social desirability response bias in ethics research. *Journal of Business Ethics,* 10(11), 805-817.

Richard, S. (1993). *Informationsprobleme auf dem Markt für ärztliche Leistungen - Diskussionsbeiträge aus dem Institut für Volkswirtschaftslehre.* Universität Hohenheim, Hohenheim.

Richter, R. & Furubotn, E. (2003). *Neue Institutionenökonomik* (3 Auflage). Tübingen: Mohr Siebeck.

Rigdon, E. E. (1998). Structural equation modeling. In G. A. Marcoulides (Hrsg.), *Modern methods for business research* (S. 251-294). Mahwah: Lawrence Erlbaum.

Ringle, C. M. (2004). *Gütemaße für den Partial Least Squares- Ansatz zur Bestimmung von Kausalmodellen.* Universität Hamburg Institut für Industriebetriebslehre und Organisation, Hamburg.

Ritzer, G. (1996). *The McDonaldization of Society*. London: Pine Forge Press.

Rosanda, M. (1990). *Kundendienststrategien im Automobilsektor: theoretische Fundierung und Umsetzung eines Konzeptes zur differenzierten Vermarktung von Sekundärdienstleistungen*. Berlin.

Rosenberg, P. (1975). *Möglichkeiten der Reform des Gesundheitswesens in der Bundesrepublik Deutschland.* Göttingen: O. Schwartz.

Rossiter, J. R. (2002). The C-OAR-SE Procedure for Scale Development in Marketing. *International Journal of Research in Marketing,* 19(4), 305-335.

Rubin, P. H. (1978). The Theory of the Firm and the Structure of the Franchise Contract. *Journal of Law and Economics,* 21(1), 223-233.

Rubin, P. H. (1990). *Managing Business Transactions: Controlling the Cost of Coordinating, Communicating, and Decision Making*. New York: Free Press.

Rumelt, R. P., Schendel, D. E. & Teece, D. J. (1994). Fundamental Issues in Strategy. In R. P. Rumelt, D. E. Schendel & D. J. Teece (Hrsg.), *Fundamental Issues in Strategy* (S. 9-54). Boston: Harvard Business School Press.

Russo, M. V. (1991). The Multidivisional Structure as an Enabling Device: A Longitudinal Study of Discretionary Cash as a Strategic Resource *The Academy of Management Journal,* 34(3), 718-733.

Ruster, J., Yamamoto, C. & Rogo, K. (2003). Franchising in Health - Emerging Models, Experiences, and Challenges in Primary Care. *Public Policy for the privat Sector,* 263, 1-4.

Ryan, M. (1994). Agency in Health Care: Lessons for Economists and Sociologists. *American Journal of Economics and Sociology,* 53(2), 207-217.

Sachverständigenrat für die Konzentrierte Aktion im Gesundheitswesen. (1994). *Gesundheitsversorgung und Krankenversicherung 2000. Eigenverantwortung, Subsidiarität und Solidarität bei sich änderden Rahmenbedingungen.* Baden-Baden.

Sachverständigenrat für die Konzentrierte Aktion im Gesundheitswesen. (2003). *Finanzierung, Nutzerorientierung und Qualität*. Baden-Baden.

Sachverständigenrat zur Begutachtung der gesamtwirtschaftlichen Entwicklung (Hrsg.). (2000). *Chancen auf einen höheren Wachstumspfad, Jahresgutachten 2000/01*. Stuttgart.

Saleh, S. (2003). Lösungen für Freiberufler – Beispiel Gesundheit (Ärzte). In W. Pepels (Hrsg.), *Betriebswirtschaft der Dienstleistungen - Handbuch für Studium und Praxis* (S. 428-450). Herne: Nwb.

Schatzman, L. & Strauss, A. L. (1973). *Field Research. Strategies for a Natural Sociology*. Englewood Cliffs, NJ: Prentice Hall.

Schell, W. (1995). *Das Gesundheitswesen von A-Z*. Stuttgart: Thieme.

Schellhorn, M. (2004). Nachfragesteuerung oder Selektion: Die Wirkung wählbarer Selbstbehalte in der Krankenversicherung der Schweiz. In D. Cassel (Hrsg.), *Wettbewerb und Regulierung im Gesundheitswesen* (S. 33-52). Baden-Baden: Nomos.

Scherer, A. G. (2006). Kritik der Organisation oder Organisation der Kritik? - Wissenschaftstheoretische Bemerkungen zum kritischen Umgang mit Organisationstheorien. In A. Kieser & M. Ebers (Hrsg.), *Organisationstheorien* (6. Auflage). Stuttgart: Kohlhammer.

Scheuch, F. (2002). *Dienstleistungsmarketing* (2., völlig neugestaltete Auflage). München: Vahlen.

Schiller, U. (1996). Long-Term Franchise Contracts - A closer Look at the Hold-Up Problem. In A. Picot & E. Schlicht (Hrsg.), *Firms, Markets and Contracts - Contribution to Neoinstitutional Economics* (S. 132-152). Heidelberg: Physica.

Schmelter, R., Mauer, R. & Brettel, M. (2007). Einfluss des Managements auf die unternehmerische Ausrichtung in etablierten Unternehmen, *g-Forum*. Aachen.

Schmidt-Wilke, J. (2004). *Nutzenmessung im Gesundheitswesen - Analyse der Instrumente vor dem Hintergrund zielfunktionsabhängiger Informationsverwendung*. Wissenschaftliche Hochschule für Unternehmensführung (WHU), Vallendar.

Schneider, U. (1998). *Der Arzt als Agent des Patienten Zur Übertragbarkeit der Principal-Agent-Theorie auf die Arzt-Patient-Beziehung*. Greifswald.

Schneider, U. (1999). *Ärztliche Leistung und Compliance des Patienten – der Fall des Double Moral Hazard.* Greifswald.

Schneider, U. (2001). *Ökonomische Analyse der Arzt-Patient-Beziehung:Theoretische Modellierung und empirische Ergebnisse.* Greifswald.

Schneider, U. (2002a). Beidseitige Informationsasymmetrien in der Arzt-Patienten-Beziehung: Implikationen für die GKV. *Vierteljahrheft zur Wirtschaftsforschung,* 71, 447-458.

Schneider, U. (2002b). *Theorie und Empirie der Arzt-Patienten-Beziehung: zur Anwendung der Principal-Agent-Theorie auf die Gesundheitsnachfrage.* Universität Greifswald, Wiesbaden.

Schramm, W. (1973). *Men, Messages and Media: A Look at Human Communication.* New York: Harper & Row.

Schulenburg, J.-M. G. v. d. & Greiner, W. (2007). *Gesundheitsökonomik* (2. neu bearbeitete Auflage). Tübingen: Mohr.

Schulenburg, J.-M. G. v. d., Vauth, C., Mittendorf, T., Mittendorf, T. & Greiner, W. (2007). Methoden zur Ermittlung von Kosten-Nutzen-Relationen für Arzneimittel in Deutschland *Gesundheitsökonomie & Qualitätsmanagement,* 12(1), 3-25.

Schulz, A. (1995). Franchising in Germany. In M. Mendelsohn (Hrsg.), *Franchising in Europe* (S. 132-167). New York: Cassell.

Scott, F. A. (1995). Franchising vs. company ownership as a decision variable of the firm. *Review of Industrial Organization,* 10(1), 69-81.

Semlinger, K. (1999). Effizienz und Autonomie in Zulieferungsnetzwerken - Zum strategischen Gehalt der Kooperation. In J. Sydow (Hrsg.), *Management von Netzwerkorganisationen: Beiträge aus der Managementforschung* (S. 29-74). Wiesbaden: Gabler.

Shane, S. A. (1996a). Hybrid organizational arrangements and their implications for firm growth and survival: A study. *Academy of Management Journal,* 39(1), 216.

Shane, S. A. (1996b). Why franchise companies expand overseas. *Journal of Business Venturing,* 11(2), 73-88.

Shane, S. A. (1998). Making new franchise systems work. *Strategic Management Journal,* 19(7), 697-707.

Sharma, J. M. (1979). Organizational Communications: A Linking Process. *The Personnel Administrator,* 24(7), 35-45.

Siebert, H. (1999). Ökonomische Analyse von Unternehmensnetzwerken. In J. Sydow (Hrsg.), *Management von Netzwerkorganisation: Beiträge aus der Managementforschung* (S. 8-27). Wiesbaden: Gabler.

Simon, M. (2008). *Das Gesundheitssystem in Deutschland, Eine Einführung in Struktur und Funktionsweise* (2. vollständig überarbeitete Auflage). Bern: Huber Hans.

Singh, J. & Sirdeshmukh, D. (2000). Agency and Trust Mechanisms in Consumer Satisfaction and Loyalty Judgments. *Journal of the Academy of Marketing Science,* 28(1), 150-167.

Skaupy, W. (1995). *Franchising - Handbuch für die Betriebs- und Rechtspraxis* (2. Auflage). München: Vahlen.

Skaupy, W. (2003a). Arten des Franchising. In K. Metzlaff (Hrsg.), *Praxishandbuch Franchising* (S. 9-14). München: Beck.

Skaupy, W. (2003b). Grundlagen. In K. Metzlaff (Hrsg.), *Praxishandbuch Franchising* (S. 9-14). München: Beck.

Sobczak, C. U. (2007). *Nicht-finanzielle Unterstützung von Private-Equity-Gesellschaften und der Erfolg von Buyouts.* RWTH Aachen, Aachen.

Spielberg, P. (2007). Apothekenrecht: Kein Pardon. *Deutsches Ärzteblatt,* 104(6), 318.

Spitzer, W. (1970). The Small General Hospital: Problems and Solutions. *The Milbank Memorial Fund Quarterly,* 48(4), 413-447.

Stanworth, J., Stanworth, C., Watson, A., Purdy, D. & Healeas, S. (2004). Franchising as a Small Business Growth Strategy - A Resource-Based View of Organizational Development. *International Small Business Journal,* 22(6), 539-559.

Stein, G. (1996). *Franchisingnetzwerke im Dienstleistungsbereich - Management und Erfolgfaktoren.* Wiesbaden: Deutscher Universitätsverlag.

Stelzl, I. (1995). Experiment. In E. Roth (Hrsg.), *Sozialwissenschaftliche Methoden: Lehr- und Handbuch für Forschung und Praxis* (4. Auflage, S. 108-125). München: Oldenbourg.

Stephenson, R., Tsui, A. O., Sulzbach, S., Bardsley, P., Bekele, G., Giday, T., et al. (2004). Franchising Reproductive Health Services. *Health Services Research,* 39(1), 2053-2080.

Stier, W. (1999). *Empirische Forschungsmethoden* (2. Auflage). Berlin: Springer.

Stiftung Warentest. (2006). Blendende Beißer. *Test,* 41, 26-29.

Stillfried, D. (1996). *Gesundheitssysteme im Wandel - das Dilemma zwischen Bedarfskonzept und Eigenverantwortung: medizinische Grundsicherung als Reformperspektive? Eine evolutorische Analyse.* Bayreuth: PCO.

Stillfried, D. & Jelastopulu, E. (1997). Zu den Hintergründen des Themas "Verzahnung zwischen ambulanter und stationärer Versorgung": Bestimmungsursachen der Schnittstellenproblematik. In M. Arnold & D. Paffrath (Hrsg.), *Krankenhaus Report '97 - Schwerpunkt: Sektorübergreifende Versorgung* (S. 21-34). Stuttgart: Gustav-Fischer.

Strahota, H. (2007). Curing Widespread Disease: The Missing Piece of the Puzzle May be Franchising. *Franchising World,* 39(9), 72-75.

Sul, H.-K. & Khan, M. A. (2006). Restaurant Franchisees' View of the Relationships Among the Determinants of Franchisors' Entrepreneurial Strategy Processes. *Journal of Hospitality & Tourism Research,* 30(4), 427-451.

Sutton, R. I. (1997). The Virtues of Closet Qualitative Research. *Organization Science,* 8(1), 97-106.

Swartz, L. (1997). What the Doctor Ordered: Franchising Healthcare. *Franchising World,* 29(6), 21.

Sydow, J. (1992). *Strategische Netzwerke - Evolution und Organisation.* Wiesbaden.

Sydow, J. (1995). Franchising-Systeme als strategische Nerzwerke - Über das Warum des Franchising hinaus. In H. Meffert, H. Wagner & K. Backhaus (Hrsg.), *Führung von Franchisesystemen, Dokumentationspapier Nr. 94* (S. 16-44). Münster.

Sydow, J. (1999). Editorial - Über Netzwerke, Allianzsysteme, Verbünde, Kooperationen und Konstellationen. In J. Sydow (Hrsg.), *Management von Netzwerkorganisationen: Beiträge aus der Managementforschung* (S. 1-5). Wiesbaden: Gabler.

Theis, S. (1995). *Partial Least Squares: Ordnungsbestimmung und restringierte Schätzer.* Univeristät Dortmund, Dortmund.

Thommen, J.-P. (1996). *Betriebswirtschaftslehre, Band 3: Personal, Organisation, Führung, spezielle Gebiete des Management* (4. Auflage). Zürich: Versus.

Thommen, J.-P. & Achleitner, A.-K. (1999). *Allgemeine Betriebswirtschaftslehre - Umfassende Einführung aus managementorientierter Sicht* (2. Auflage). Wiesbaden: Gabler.

Thompson, S. R. (1994). The Franchise Life Cycle and the Penrose Effect. *Journal of Economic Behavior & Organization,* 24(2), 207-218.

Thorelli, H. B. (1986). Networks: Between Markets and Hierarchies. *Strategic Management Journal,* 7(1), 37-51.

Tietz, B. (1988a). Franchising (I). *Das Wirtschaftsstudium,* 17(4), 205-210.

Tietz, B. (1988b). Franchising (II). *Das Wirtschaftsstudium,* 17(5), 265-268.

Tietz, B. (1991). *Handbuch Franchising* (2. völlig überarbeitete Auflage). Landsberg am Lech: Moderne Industrie.

Tietz, B. & Mathieu, G. (1979). *Das Kontraktmarketing als Kooperationsmodell: Eine Analyse für die Beziehung zwischen Konsumgüterindustrie und Handel.* Köln: Heymanns.

Toffler, A. (1983). *Die dritte Welle, Zukunftschance. Perspektiven für die Gesellschaft des 21. Jahrhunderts.* München: Goldmann.

Tracey, P. & Jarvis, O. (2007). Toward a Theory of Social Venture Franchising. *Entrepreneurship Theory and Practice,* 31(5), 667-685.

Tuschen, K. H. (2001). BMG setzt Anreize für Einstieg 2003: Referentenentwurf eines DRG-Einführungsgesetzes. *f&w,* 18(4), 334-340.

Tuschen, K. H. & Quaas, M. (2001). *Bundespflegesatzverordung: Kommentar mit einer umfassenden Einführung in das Recht der Krankenhausfinanzierung* (5., aktualisierte Auflage). Berlin.

Tuunanen, M. & Hyrsky, K. (2001). Entrepreneurial Paradoxes in Business Format Franchising: An Empirical Survey of Finnish Franchisees. *International Small Business Journal,* 19(4), 47-62.

Ulrich, V. & Schneider, U. (2004). Die Rolle des Patienten im Rahmen der Arzt-Patienten-Beziehung. In D. Cassel (Hrsg.), *Wettbewerb und Regulierung im Gesundheitswesen* (S. 69-88). Baden-Baden: Nomos.

Urban, D. & Mayerl, J. (2008). *Regressionsanalyse Theorie, Technik und Anwendung* (3., überarbeitete und erweiterte Auflage). Wiesbaden: VS.

van de Ven, A. H. (1976). On the nature, formation, and maintenance of relations among organizations. *Academy of Management Review,* 1(4), 24-36.

van Zwoll, C., Mai, V., Eckardt, B. & Rehborn, M. (2007). *Die Arztpraxis in der Krise und Insolvenz - Ein praktischer Ratgeber.* Köln: RWS.

Vaughn, C. L. (1974). *Franchising.* Lexington: D. C. Heath and Company.

Verschuren, P. J. M. (2003). Case Study as a Research Strategy: Some Ambiguities and Opportunities. *International Journal of Social Research Methodology,* 6(2), 121-139.

von Alemann, U. (1984). *Der Forschungsprozeß. Eine Einführung in die Praxis der empirischen. Sozialforschung* (2. Auflage). Stuttgart: Teubner.

von der Oelsnitz, D. (2003). Kooperationen: Entwicklung und Verknüpfung von Kernkompetenzen. In J. Zentes, B. Swoboda & D. Moschett (Hrsg.), *Kooperationen, Allianzen und Netzwerke. Grundlagen - Ansätze - Perspektiven.* Wiesbaden: Gabler.

Vortmann, J. (1996). *Franchise-Verträge* (4. Auflage). Planegg: WRS.

Wachs, P.-C. (2007). Erfolgsmodell für Deutschland? Ausländische Beispiele des Social Franchising. *Stiftung & Sponsoring,* 10(04), 36-37.

Waldman, B. H. (1980). The Reaction of the Dental Profession to Changes in the 1970s. *American Journal of Public Health,* 70(6), 619-624.

Webb, E., Champbell, D., Schwartz, R. & Sechrest, L. (1966). *Unobtrusive Measures: Nonreactive Research in the Social Sciences.* Chicago: Rand McNally.

Wegehenkel. (1992). Die Internalisierung mehrdimensionaler externer Effekte im Spannungsfeld zwischen Zentralisierung und Dezentralisierung. In G. R. Wagner (Hrsg.), *Ökonomische Risiken und Umweltschutz* (S. 319-335). München: Vahlen.

Weltrich, O. (1992). *Franchising im EG-Kartellrecht.* Köln: Heymanns.

Westbrook, R. A. (1980). A Rating Scale for Measuring Product/Service Satisfaction. *Journal of Marketing,* 44(4), 68-72.

Wieken, K. (1974). Die schriftliche Befragung. In J. v. Koolwijk & M. Wieken-Mayser (Hrsg.), *Techniken der empirischen Sozialforschung - Band 4. - Erhebungsmethoden: Die Befragung*. München: Oldenbourg.

Wille, E. & Ulrich, V. (1991). Eine Charakterisierung von Gesundheitssystemen: Welche sind von Vorteil bei welchen Herausforderungen? In P. Oberender (Hrsg.), *Probleme der Transformation im Gesundheitswesen* (S. 9-43). Baden-Baden: Nomos.

Williamson, O. (1975). *Markets and Hierarchies: Analysis and antitrust implications; a study in the economics of internal organizations*. New York: Free Press.

Williamson, O. E. (1991). Comparative Economic Organization - Vergleichende ökonomische Organisationstheorie: Die Analyse diskreter Strukturalternativen. In H. Ordelheide, H. Rudolph & K. Büsselmann (Hrsg.), *Betriebswirtschaftslehre und Ökonomische Theorie*. Stuttgart: Schäffer-Poeschel.

Windsperger, J. (2003). Complementarities and Substitutabilities in Franchise Contracting: Some Results from the German Franchise Sector. *Journal of Management and Governance,* 7(3), 291-313.

Wingchen, A. (2007). *Unternehmen Arztpraxis - Wandel bei den Heilberufen verlangt intensivere Beratung* (2. Auflage). Nürnberg: Datev.

Wingefeld, V. (1989). Wie Franchising erfolgreich wird. *Harvard Businessmanager,* 11(3), 122-129.

Wöhe, G. & Döring, U. (2000). *Einführung in die Allgemeine Betriebswirtschaftslehre* (20. neubearbeitete Auflage). München: Vahlen.

Wold, H. (1966a). Estimation of Principal Components and Related Models by Iterative Least Squares. In P. R. Krishnaiah (Hrsg.), *Multivariate Analysis* (S. 391-420). New York: Academic Press.

Wold, H. (1966b). Nonlinear Estimates by Iterative Squares Procedures. In F. N. David (Hrsg.), *Research Papers in Statistic: Festschrift for J. Neyman* (S. 411-444). New York: Wiley.

Wold, H. (1982). Soft modeling: the basic design and some extensions. In K. G. Joereskog & Wold H. (Hrsg.), *Systems under indirect observations: causality, structure, prediction; part 2*. Amsterdam North Holland.

Yavner, S. (1991). *Managing Professionals in Health Care Organizations: Implications from a Study of Dental Franchises.* Massachusetts Institute of Technology, Cambridge.

Yin, R. K. (1981). The Case Study Crisis: Some Answers. *Administrative Science Quarterly,* 26(1), 58-65.

Yin, R. K. (2003a). *Applications of Case Study Research* (2. Auflage). Newbury Park: Sage.

Yin, R. K. (2003b). *Case Study Research: Design and Methods* (3. Auflage). Newbury Park: Sage.

Yorke, M. (1993). Quality Assurance for Higher Education Franchising. *Higher Education,* 26(2), 167-182.

Zahn, E. & Foschiani, S. (2000). Wettbewerbsfähigkeit durch interorganisationale Kooperationen. In B. Kaluza & T. Blecker (Hrsg.), *Produktions- und Logistikmanagement in virtuellen Unternehmen und Unternehmensnetzwerken* (S. 493-532). Berlin: Springer.

Zajac, E. & Olsen, C. (1993). From transaction cost to transactional value analysis: Implications for the study of interorganizational strategies. *Journal of Management Studies,* 30(1), 131-145.

Zdrowomyslaw, N. & Dürig, W. (1997). *Gesundheitsökonomie: Einzel- und gesamtwirtschaftliche Einführung*. München: Oldenbourg.

Zeithaml, V. A., Berry, L. L. & Parasuraman, A. (1996). The Behavioral Consequences of Service Quality. *Journal of Marketing,* 60(2), 31-46.

Zerbe, W. J. & Paulhus, D. L. (1987). Socially Desirable Responding in Organizational Behavior: A Reconception. *Academy of Management Review,* 12(2), 250-264.

Zweifel, P. (1994). Eine Charakterisierung von Gesundheitssystemen: Welche sind von Vorteil bei welchen Herausforderungen? In P. Oberender (Hrsg.), *Probleme der Transformation im Gesundheitswesen* (S. 9-43). Baden-Baden: Nomos.

Anhangsverzeichnis

Anhang 1: Stand der Forschung – „Health“ und „Franchising“

Studie (nach Jahren)	Fokus	Untersuchte Parameter	Land
Waldman, 1980	Zahnärzte	Veränderungen des Marktes	USA
Netting & Kettner, 1987	Joint Venture, Franchising und Fusionen im Vergleich	Vor- und Nachteile	USA
Yavner, 1991	Zahnärzte	Fallstudien der zahnärztlichen Franchisesysteme	USA
Swartz, 1997	Drei Franchisesysteme für ambulante medizinische Leistungserbringer	Franchising allgemein	USA
McIntyre & Gilbert, 1999	Gesundheitswesen	Wahrnehmung von Franchising durch Patienten	USA
Kumaranayake, Lake, Mujinja, Hongoro & Mpembeni, 2000	Gesundheitssysteme	Patientenversorgung	Tansania und Zimbabwe
Montagu, 2002	Gesundheitswesen in Entwicklungsländern	Franchising allgemein	Entwicklungsländer
Ruster, Yamamoto & Rogo, 2003	drei Franchisesysteme in Entwicklungsländern	Patientenversorgung	Entwicklungsländer
Stephenson et al., 2004	Reproduktionsmedizin	Vor- und Nachteile	Entwicklungsländer
Peters et al., 2004	Reproduktionsmedizin	Effektivität	weltweit
Broekmans, Caines & Paluzzi, 2005	Tuberkulose	Patientenversorgung	Kenia
Prata, Montagu & Jefferys, 2005	Gesundheitswesen	Patientenversorgung	Afrika
Hogan, Purcey & Hager, 2006	Häusliche Pflege	Vor- und Nachteile	USA
Barber, 2006	Öffentliche und private vorgeburtliche Vorsorge	Qualität	Mexiko
England, 2006	HIV	Patientenversorgung	k. A.
Agha et al., 2007	Reproduktionsmedizin	Kundenzufriedenheit	Nepal
Decker & Montagu, 2007	Reproduktionsmedizin	Patientenversorgung	Kenia
Lonnroth et al., 2007	Tuberkulose	Patientenversorgung und Qualität	Myanmar
Strahota, 2007	CFW Franchisesystem	Patientenversorgung	Afrika

Anhang 2: Stand der Forschung – „Case-Study“ und „Franchising“

Studie (nach Jahren)	**Fokus**	**Untersuchte Parameter**	**Branche**
Moore & Sherwood, 1963	Marktstrukturen	Anwendbarkeit von Franchising	Softeis
Dnes, 1993	Franchiseverträge	Engagement und Verpflichtungen	verschiedene
Dickey & Ives, 2000	Einzelfallstudie eines Franchisesystems mit 25 Franchisenehmern	Einfluss eines Intranets auf die Kommunikation	Gastronomie
Stanworth et al., 2004	Erfolgreiche Franchisegeber	Humankapital und Wettbewerbsvorteile	verschiedene
Tracey & Jarvis, 2007	Zwei Social-Franchisesysteme in UK	Überprüfung der Ressourcen und der Prinzipal-Agenten-Theorie	gemeinnützige Unternehmen
Michael & Combs, 2008	Einflussfaktoren auf das Scheitern von Franchisenehmern	Scheitern von Franchisenehmer	Gastronomie
Parment, 2008	Distributionsstrategie	niedrige Kosten und Wettbewerbsvorteile	Autos

Anhang 3: Stand der Forschung – „Satisfaction“ und „Franchising“

Studie (nach Jahren)	Fokus	Untersuchte Parameter	Abhängige Variable
Hing, 1995	Neun Gastronomie-Franchisesysteme mit 127 Franchisenehmern in Australien	Kaufverhalten der Franchisenehmer	Zufriedenheit
Morrison, 1996	307 Franchisenehmer aus vier verschiedenen Branchen in den USA	Persönlichkeit, subjektives Wohlbefinden der Franchisenehmer und verschiedene Tätigkeitsmerkmale	Zufriedenheit
Morrison, 1997	307 Franchisenehmer aus vier verschiedenen Branchen in den USA	Persönlichkeit und Zufriedenheit des Franchisenehmers	Performance, Einsatz, Beziehung zum Franchisegeber und Intention, weiterhin am System teilzunehmen
Brown & Dev, 1997	Franchisesysteme in der Hotelbranche	Intensität der Beziehung	Performance
Tuunanen & Hyrsky, 2001	686 Franchisenehmer aus 16 verschiedenen Franchisesystemen in Finnland	Vor- und Nachteile des Franchisings	keine abhängige Variable; Ziel der Untersuchung: Priorisierung/Ranking der Parameter durch die Franchisenehmer
Gauzente, 2003	32 verschiedene Franchisesysteme in Frankreich	drei Modelle mit verschiedenen Freiheitsgraden und Eintrittswahrscheinlichkeiten	Zufriedenheit
Chiou et al., 2004	Gemischtwarenläden in Korea	Kommunikation, Vertrauen, Wettbewerbsvorteile, Unterstützung, Gesamtzufriedenheit	Intention, weiterhin am System teilzunehmen

Anhang 4: Interviewleitfaden

A. Einleitung

- Vorstellung der Person
- Erklärung des Dissertationsprojektes
- Bitte, das Gespräch zur Dokumentation aufzeichnen zu dürfen
- Erläuterung der zentralen Zielsetzung und der Forschungsfragen
- Anfragen von weiterer Informationsquellen (z.B. Pressemappe, Online…)

B. Interviewpartner

- Welche Position bekleiden Sie zurzeit?
- Welches sind Ihre derzeitigen Aufgabengebiete?
- Welches sind aktuelle Projekte an denen Sie arbeiten?
- Welche Themen werden zukünftig von Bedeutung sein?

C. goDentis

- Wie sind die zentralen Unternehmensdaten (Mitarbeiter, Anzahl Franchisenehmer)?
- Gab es ein Pilotprojekt? Wann war es, wie lange hat es gedauert und welche Ergebnisse gab es?
- Welche Bestandteile hat das Franchisesystem?
- Welche aktuellen Entwicklungen und Weiterentwicklungen gibt es?
- Welche Ziele werden kurzfristig bzw. langfristig verfolgt?
- Arbeitet goDentis gewinnorientiert?
- Wie Kommunizieren Sie (wechselseitig) mit Ihren Partner?
- Wer ist für die Partnerakquise und die Partnerbetreuung zuständig?
- Wer bestimmt die Höhe der Einstiegs- und Franchisegebühr? Wie hoch ist sie? Ist diese fix oder variabel?
- Wie ist der Vertrieb von goDentis organisiert?
- Wie und wo wird für zukünftige goDentis Partner geworben?
- Wie werden zukünftige goDentis Partner selektiert?
- Welche Maßnahmen werden zur Qualitätssicherung getroffen?
- Was sind die Vorteile für einen Zahnarzt an goDentis teilzunehmen
- Was sind die Vorteile für einen goDentis Patienten
- Welche Gründe gibt es, einen Partner nicht auf der Webseite anzuzeigen?

D. Unternehmensumfeld Fragen

- Welche Konkurrenten sehen Sie?
- Gibt es Austausch mit anderen (Gesundheits-) Franchising-Systemen?
- Gibt es Parallelen zu anderen (Gesundheits-) Franchising-Systemen?
- Warum wurde bei der Kooperationsstrategie Franchising gewählt (und nicht z.B. Filialisierung oder Lizensierung)?
- Wird mit dem Begriff „Franchising“ offen umgegangen und wie ist die Außenwirkung insb. bei den Zahnärzten?
- Ergeben sich für Sie irgendwelche systemspezifischen Nachteile durch Franchising?
- Gibt es irgendwelche generellen Probleme durch die Nutzung von Franchising (insb. juristische, mit Franchisenehmern etc.)?
- Ist die Teilnahme an mehreren Systemen möglich?

Anhang 5: Interview goDentis I – Carsten Bischoff

Dipl.–Kfm. Carsten Bischoff

Scheidtweilerstraße 4

50933 Köln

Herr Carsten Bischoff ist Geschäftsführer der goDentis – Gesellschaft für Innovation in der Zahnheilkunde mbH.

Das Interview wurde am Mittwoch, den 12.03.2008 um 10:00 Uhr von Herrn Dipl.-Kfm. Carsten Bischoff (CB) und Herrn Dipl.-Kfm. Florian Muschaweck (FM) in den Räumen der goDentis in Köln geführt und dauerte circa 90 Minuten.

Auf ausdrücklichen Wunsch von Herrn Carsten Bischoff wurde auf eine Aufzeichnung des Gespräches verzichtet. Aus den Gesprächsnotizen wurde direkt im Anschluss an das Gespräch eine sinngemäße Transkription erstellt. Als Basis hierfür wurden die während des Gespräches aufgezeichneten Stichworte verwendet. Um Missverständnisse während des Interviews auszuschließen, wurde die Transkription Herrn Carsten Bischoff zur Kenntnisnahme vorgelegt.

Die Transkription des Interviews liegt dem Autor vor.

Anhang 6: Interview goDentis II – Moritz Bach

Dipl.–Kfm. Moritz Bach

Scheidtweilerstraße 4

50933 Köln

Herr Dipl.-Kfm. Moritz Bach ist in der Abteilung *Kommunikation und strategische Kooperationen* der goDentis – Gesellschaft für Innovation in der Zahnheilkunde mbH verantwortlich für die Bereiche Marketing und Internet.

Das Interview wurde am Dienstag, den 27.05.2008 um 10:00 Uhr von Herrn Dipl.-Kfm. Moritz Bach (MB) und Herrn Dipl.-Kfm. Florian Muschaweck (FM) telefonisch durchgeführt und dauerte circa 90 Minuten.

Auf eine Aufzeichnung des Gespräches wurde verzichtet, da dies vonseiten der goDentis nicht gewünscht wurde. Aus den Gesprächsnotizen wurde direkt im Anschluss an das Gespräch eine sinngemäße Transkription erstellt. Als Basis hierfür wurden die während des Gespräches aufgezeichneten Stichworte verwendet. Um Missverständnisse während des Interviews auszuschließen, wurde die Transkription Herrn Moritz Bach zur Kenntnisnahme vorgelegt.

Die Transkription des Interviews liegt dem Autor vor.

Anhang 7: Interview goDentis III – Dr. Lars Job

Dr. Lars Job

Scheidtweilerstraße 4

50933 Köln

Herr Dr. Lars Job ist der Leiter des Bereiches *Vertrieb und Kundenservice* der goDentis – Gesellschaft für Innovation in der Zahnheilkunde mbH.

Das Interview wurde am Dienstag, den 03.06.2008 um 10:00 Uhr von Herrn Dr. Lars Job (LJ) und Herrn Dipl.-Kfm. Florian Muschaweck (FM) telefonisch durchgeführt und dauerte circa 40 Minuten.

Auf eine Aufzeichnung des Gespräches wurde verzichtet, da dies vonseiten der goDentis nicht gewünscht wurde. Aus den Gesprächsnotizen wurde direkt im Anschluss an das Gespräch eine sinngemäße Transkription erstellt. Als Basis hierfür wurden die während des Gespräches aufgezeichneten Stichworte verwendet. Um Missverständnisse während des Interviews auszuschließen, wurde die Transkription Herrn Dr. Lars Job zur Kenntnisnahme vorgelegt.

Die Transkription des Interviews liegt dem Autor vor.

Anhang 8: Anschreiben Fragebogen

European Business School
International University · Schloss Reichartshausen
Prof. Dr. Heinz Klandt
Dipl.-Kfm. Florian Muschaweck

<Anrede>
<Titel> <Vorname> <Nachname>
<Adresse>
<PLZ> <Stadt>

Oestrich-Winkel, 21.05.2008

<Briefanrede> <Titel> <Nachname>,

im Rahmen meiner Doktorarbeit an der European Business School, Oestrich-Winkel untersuche ich, ob Franchisesysteme als Organisationsform im deutschen Gesundheitswesen den Teilnehmern Vorteile bringen.

Ich bitte **Sie** herzlich, in dem beiliegenden Fragebogen **Ihre** Meinungen über und Erfahrungen mit dem Franchisesystem wiederzugeben, an dem Sie teilnehmen. Durch die circa 8-10 Minuten dauernde Beantwortung des Fragebogens können Sie einen wichtigen Beitrag zu diesem Forschungsthema leisten. Im Rahmen der Studie werden **alle** zahnärztlichen Franchisenehmer in Deutschland befragt. Dadurch können Ihnen die Ergebnisse aufzeigen, wie zufrieden die Teilnehmer mit ihrem Franchisesystem sind und wie sie den Nutzen aus den jeweiligen Franchisesystemen bewerten.

Damit die Befragung aussagekräftig und repräsentativ wird, ist **Ihre** Teilnahme an der Befragung von höchster Wichtigkeit. Ich versichere Ihnen, dass Ihre Angaben **anonym** und **streng vertraulich behandelt** werden.

Bei der Mehrzahl der Fragen werden Sie nach Ihrer persönlichen Einschätzung gefragt. Falls eine Frage für Sie nicht beantwortbar ist, gehen Sie bitte weiter zur jeweils nächsten Frage.

Je nach Ihrer Präferenz, können Sie entweder den beiliegenden Fragebogen ausfüllen und baldmöglichst, spätestens aber bis zum **13.06.2008**, im beiliegenden Antwortkuvert zurücksenden oder aber den Fragebogen online unter www.muschaweck.com bearbeiten.

Bei Rückfragen wenden Sie sich bitte an Herrn Florian Muschaweck, Tel.: 0179-6917900 oder florian@muschaweck.com. Die Ergebnisse der Befragung können ab Anfang Juli auf der Seite www.muschaweck.com (Passwort: *Bruxismus*) abgerufen werden.

Vielen Dank für Ihre Mitarbeit.

Mit freundlichen Grüßen

Florian Muschaweck

Anhang 9: Fragebogen

European Business School
International University · Schloss Reichartshausen

Prof. Dr. Heinz Klandt
Dipl.-Kfm. Florian Muschaweck

Franchising im deutschen Gesundheitswesen – eine empirische Analyse am Beispiel des zahnärztlichen Bereiches

Fragebogen

Um Ihren zeitlichen Aufwand für die Beantwortung möglichst gering zu halten, können Sie die meisten Fragen durch einfaches **Ankreuzen** beantworten. Sind Beurteilungen gefragt, so haben Sie die Möglichkeit, Ihre Antworten abzustufen, indem Sie diese auf einer Skala einordnen.

stimme vollständig zu	stimme eher zu	teils/teils	stimme eher nicht zu	stimme nicht zu
1	2	3	4	5

Sofern keine Antwort vorgegeben wird, benutzen Sie bitte zur freien Beantwortung den dafür vorgesehenen Platz

Bitte senden Sie den ausgefüllten Fragebogen in den nächsten Tagen – falls möglich bis zum 13.06.2008 – im beiliegenden Rückkuvert an mich zurück

-1-

Part I: Systemleistungen

Dieser Teil der Umfrage befasst sich mit den in Ihrem System durch den Franchisegeber angebotenen Leistungen.

1. Ich bin mit den folgenden vom Franchisegeber angebotenen Systemleistungen zufrieden:	*Stimme vollständig zu*				*Stimme nicht zu*		
	1	2	3	4	5	Nicht angeboten	Nicht beansprucht
• Einführungsschulung	☐	☐	☐	☐	☐	☐	☐
• laufende Schulungen	☐	☐	☐	☐	☐	☐	☐
• laufende Informationen	☐	☐	☐	☐	☐	☐	☐
• Marktbeobachtungen	☐	☐	☐	☐	☐	☐	☐
• Hilfe bei Personalauswahl	☐	☐	☐	☐	☐	☐	☐
• Buchführung	☐	☐	☐	☐	☐	☐	☐
• Betriebsvergleiche	☐	☐	☐	☐	☐	☐	☐
• Einkaufsrabatte	☐	☐	☐	☐	☐	☐	☐
• Gebäudemanagement	☐	☐	☐	☐	☐	☐	☐
• lokale Werbung	☐	☐	☐	☐	☐	☐	☐
• überregionale Werbung	☐	☐	☐	☐	☐	☐	☐
• Betreuung vor Ort	☐	☐	☐	☐	☐	☐	☐
• Versicherungen	☐	☐	☐	☐	☐	☐	☐
• Finanzierungsberatung	☐	☐	☐	☐	☐	☐	☐
• Finanzierungshilfe	☐	☐	☐	☐	☐	☐	☐
• Systemweiterentwicklung	☐	☐	☐	☐	☐	☐	☐

Systemhandbücher	*Stimme vollständig zu*				*Stimme nicht zu*
	1	2	3	4	5
2. Ich kenne den Inhalt der Systemhandbücher	☐	☐	☐	☐	☐
3. Der Franchisegeber stellt hilfreiche Systemhandbücher zur Verfügung	☐	☐	☐	☐	☐
4. Der Franchisegeber hat mich in die Nutzung der Systemhandbücher eingeführt	☐	☐	☐	☐	☐
5. Ich halte mich an die Anweisungen aus den Systemhandbüchern	☐	☐	☐	☐	☐
6. Die Systemhandbücher umfassen folgende Bereiche:					

☐ Medizinisches ☐ Organisatorisches ☐ Kaufmännisches ☐ Sonstiges

Part II: Kommunikation

Dieser Teil der Umfrage befasst sich mit der Kommunikation zwischen Ihnen und dem Franchisegeber.

Kommunikation	*Stimme vollständig zu*				*Stimme nicht zu*
	1	3	3	4	5
1. Der Franchisegeber legt Wert auf wechselseitige Kommunikation	☐	☐	☐	☐	☐
2. Die vom Franchisegeber zur Verfügung gestellten Informationen sind hilfreich und helfen, tägliche Probleme zu lösen	☐	☐	☐	☐	☐

3. Wenn ich als Partner dem Franchisegeber eine Frage oder einen Vorschlag unterbreite, reagiert er darauf unverzüglich	☐	☐	☐	☐	☐

Part III: Vertrauen

Dieser Teil der Umfrage befasst sich mit dem Vertrauen, das Sie Ihrem Franchisegeber entgegenbringen.

Vertrauen	*Stimme vollständig zu* 1	2	3	4	*Stimme nicht zu* 5
1. Ich vertraue darauf, dass der Franchisegeber sich an die Vereinbarungen im Franchisevertrag hält	☐	☐	☐	☐	☐
2. Die vom Franchisegeber zur Verfügung gestellten Informationen sind glaubwürdig	☐	☐	☐	☐	☐
3. Der Franchisegeber berücksichtigt die Bedürfnisse der Franchisenehmer, bevor er wichtige Entscheidungen trifft	☐	☐	☐	☐	☐
4. Der Franchisegeber verhält sich verantwortungsvoll und gemäß seinen Zusagen	☐	☐	☐	☐	☐

Part IV: Kosten

Dieser Teil der Umfrage befasst sich mit den absoluten Kosten sowie den Kosten bezogen auf die vom Franchisegeber gebotenen Leistungen.

Absolute Kosten

1. Die Einstiegsgebühr hat ____________ € betragen ☐ keine Einstiegsgebühr
2. Die laufenden Gebühren sind: ☐ umsatzabhängig ____________ % des Umsatzes
   ☐ fix ____________ € pro Monat

Kosten im Bezug auf die gebotenen Leistungen	*Stimme vollständig zu* 1	2	3	4	*Stimme nicht zu* 5
3. Die Einstiegsgebühr war angemessen	☐	☐	☐	☐	☐
4. Die laufende Franchisegebühr ist im Vergleich zu den Leistungen angemessen	☐	☐	☐	☐	☐
5. Ich bin vertraglich gebunden, z.B. medizinisches Equipment, Verbrauchsmaterialien oder Ausstattungsgegenstände vom Franchisegeber abzunehmen	☐	☐	☐	☐	☐
6. Durch die Teilnahme am System habe ich einen Teil meiner Selbstständigkeit aufgegeben	☐	☐	☐	☐	☐

Part V: Vorteile für den Zahnarzt

Dieser Teil der Umfrage befasst sich mit den Vorteilen, die Ihnen durch die Teilnahme an Ihrem Franchisesystem entstehen.

Vorteile für den Zahnarzt	*Stimme vollständig zu* 1	2	3	4	*Stimme nicht zu* 5
1. Wenn ich das System verlasse, würden meine Patienten weiterhin zu mir kommen	☐	☐	☐	☐	☐
2. Es wäre für mich schwierig, aus dem System auszusteigen oder zu einem anderen zahnmedizinischen Franchisesystem zu wechseln	☐	☐	☐	☐	☐
3. Schlechte Presse über das System würde auch meine Praxis in Mitleidenschaft ziehen	☐	☐	☐	☐	☐
4. Ich profitiere vom starken Markenname des Franchisesystems	☐	☐	☐	☐	☐
5. Der Patient wird durch den Markennamen des Systems auf meine Praxis aufmerksam	☐	☐	☐	☐	☐
6. Die Anzahl an Patienten in meiner Praxis ist durch die Teilnahme am System gestiegen	☐	☐	☐	☐	☐
7. Der Umsatz meiner Praxis ist durch die Teilnahme am System gestiegen	☐	☐	☐	☐	☐
8. Der Gewinn meiner Praxis ist durch die Teilnahme am System gestiegen	☐	☐	☐	☐	☐
9. Durch die Teilnahme am Franchisesystem konnte ich mein unternehmerisches Risiko reduzieren	☐	☐	☐	☐	☐

Part VI: Vorteile für den Patienten

Dieser Teil der Umfrage befasst sich mit den Vorteilen, die den Patienten durch Ihre Teilnahme am System entstehen.

Vorteile für den Patienten	*Stimme vollständig zu* 1	2	3	4	*Stimme nicht zu* 5
1. Der Patient kann sich durch das Franchisesystem vorab besser informieren und Informationen werden für ihn transparenter	☐	☐	☐	☐	☐
2. Ich kann durch die Teilnahme am Franchisesystem meinen Patienten mehr Leistungen anbieten	☐	☐	☐	☐	☐
3. Der Patient spart durch meine Teilnahme am Franchisesystem Geld	☐	☐	☐	☐	☐
4. Der Patient erhält durch meine Teilnahme am Franchisesystem eine bessere zahnärztliche Versorgung	☐	☐	☐	☐	☐

Part VII: Zukünftige Erwartungen

Dieser Teil der Umfrage befasst sich mit Ihren zukünftigen Erwartungen, die Sie an das Franchisesystem haben.

Zukünftige Erwartungen	*Stimme vollständig zu* 1	2	3	4	*Stimme nicht zu* 5
1. Ich erwarte zukünftig durch meine Teilnahme am Franchisesystem eine Steigerung meiner Patientenzahl	☐	☐	☐	☐	☐
2. Ich erwarte zukünftig durch meine Teilnahme am Franchisesystem eine Steigerung meines Umsatzes	☐	☐	☐	☐	☐

	1	2	3	4	5
3. Ich erwarte zukünftig durch meine Teilnahme am Franchisesystem eine Steigerung meines Gewinns	☐	☐	☐	☐	☐
4. Ich erwarte zukünftig durch meine Teilnahme am Franchisesystem eine Senkung meiner Kosten	☐	☐	☐	☐	☐

5. Ich erwarte zukünftig von meinem Franchisegeber konkrete Handlungsempfehlungen in den folgenden Bereichen:

☐ Medizinisches ☐ Organisatorisches ☐ Kaufmännisches Sonstiges ____________

Part VIII: Gesamtzufriedenheit

Dieser Teil der Umfrage befasst sich mit Ihrer übergreifenden Zufriedenheit mit dem Franchisesystem.

Gesamtzufriedenheit	*Stimme vollständig zu* 1	2	3	4	*Stimme nicht zu* 5
1. Ich bin froh über die Entscheidung, an diesem Franchisesystem teilgenommen zu haben	☐	☐	☐	☐	☐
2. Ich bin davon überzeugt, die richtige Entscheidung getroffen zu haben, als ich mich für das Franchisesystem entschieden habe	☐	☐	☐	☐	☐
3. Ich bin mit der Geschäftsbeziehung zu meinem Franchisegeber insgesamt zufrieden	☐	☐	☐	☐	☐

Part IX: Intention, weiterhin im Franchisesystem zu bleiben

Der vorletzte Teil der Umfrage befasst sich mit Ihrer Absicht, weiterhin an Ihrem Franchisesystem teilnehmen zu wollen.

Intention, weiterhin im Franchisesystem zu bleiben	*Stimme vollständig zu* 1	2	3	4	*Stimme nicht zu* 5
1. Ich würde das Franchisesystem anderen Kollegen empfehlen	☐	☐	☐	☐	☐
2. Ich beabsichtige zukünftig, weiterhin mit dem Franchisegeber zusammenzuarbeiten	☐	☐	☐	☐	☐
3. Obwohl ich die Wahl habe auch an anderen Franchisesystemen teilzunehmen, ist das derzeitige System meine erste Wahl	☐	☐	☐	☐	☐
4. Mit meinem heutigen Wissen würde ich die Entscheidung für mein Franchisesystem noch einmal treffen	☐	☐	☐	☐	☐

Part X: Allgemeine Fragen

Der letzte Teil der Umfrage befasst sich mit allgemeinen Fragen zu Ihrer persönlichen Einschätzung von Medizin-Franchising, zu Ihrer Praxis und zu Ihrer Person.

1. In wieweit sind Ihrer Meinung nach die folgenden Bereichen des Gesundheitswesens prinzipiell für Franchising geeignet:	*sehr geeignet* 1	2	3	4	*nicht geeignet* 5
• Allgemeinarztpraxen	☐	☐	☐	☐	☐
• Facharztpraxen	☐	☐	☐	☐	☐

• Krankenhäuser	☐	☐	☐	☐	☐
• Fachkliniken	☐	☐	☐	☐	☐
• Alten- und Pflegeheime	☐	☐	☐	☐	☐
• Ambulante Pflegedienste	☐	☐	☐	☐	☐
• Physiotherapie	☐	☐	☐	☐	☐
• Psychotherapie	☐	☐	☐	☐	☐
• Apotheken	☐	☐	☐	☐	☐

Allgemeine Fragen

2. Ich kenn neben meinem eigenen noch ___ (Anzahl) andere zahnärztliche Franchisesysteme
3. Wie sind Sie auf Ihr Franchisesystem aufmerksam geworden
4. Was haben Sie vor Ihrer Teilnahme am Franchisesystem gemacht?

   ☐ Niedergelassen ☐ Angestellt ☐ Student ☐ Sonstiges________________

5. Beitritt zum Franchisesystem _____ Jahr(e) _____ Monat(e)
6. Franchise Vertragslaufzeit Jahr(e) Monat(e)
7. Ihr Alter Jahre
8. Sie praktizieren seit _____ (Jahreszahl)
9. Ungefährer Umsatz in 2007 €
10. Zahnärzte in Ihrer Praxis _____ Zahnarzt/Zahnärzte
11. Mitarbeiter in Ihrer Praxis Vollzeit Teilzeit
12. Wo ist Ihre Praxis angesiedelt?

    ☐ Innerstädtisch ☐ Städtisch ☐ Stadtrand ☐ Ländlich

13. In welchem Bundesland befindet sich Ihre Praxis?

    ____

14. ☐ männlich ☐ weiblich
15. Sonstige Anmerkungen: ________________________________

Ganz herzlichen Dank für Ihre Zeit und Ihre Unterstützung!

Anhang 10: Erinnerungsschreiben

European Business School

International University · Schloss Reichartshausen

Prof. Dr. Heinz Klandt

Dipl.-Kfm. Florian Muschaweck

<Anrede>
<Titel> <Vorname> <Nachname>
<Adresse>
<PLZ> <Stadt>

Oestrich-Winkel, 30.05.2008

<Briefanrede> <Titel> <Nachname>,

vor circa 10 Tagen habe ich im Rahmen meiner Promotion zum Thema „Franchising im deutschen Gesundheitssystem" den von mir entwickelten Fragebogen an 439 Zahnärzte in ganz Deutschland versendet, die an einem solchen System teilnehmen. Es ist mir aufgrund der Anonymisierung der Fragebögen nicht möglich zurückzuverfolgen, wer mir geantwortet hat. Aus diesem Grund möchte ich mich mit dem Schreiben ganz herzlich bei den Zahnärzten bedanken, die sich für die Thematik interessieren und mich in meiner Promotion unterstützt haben. Gerne würde ich auch die Chance nutzen, diejenigen, die es aus Zeitmangel bisher nicht geschafft haben zu antworten, noch einmal eindringlich zu bitten, mir ihre Antworten bis **Freitag, 13. Juni 2008**, zukommen zu lassen, da die Studie durch nicht zurückgesendete Fragebögen gefährdet ist.

Sollte Ihnen der Fragebogen im ersten Rundschreiben nicht zugegangen oder verloren gegangen sein, würde ich Ihnen die Untersuchungsmaterialien noch einmal umgehend zukommen lassen. In diesem Fall erreichen Sie mich unter Tel.: **0179-6917900** oder **florian@muschaweck.com**. Sie können den Fragebogen je nach Ihrer Präferenz auch online unter www.muschaweck.com ausfüllen.

Die Ergebnisse lassen sich, wie bereits angekündigt, Anfang Juli auf **www.muschaweck.com** unter Benutzung des im ersten Schreiben angegebenen Passworts abrufen.

Ich möchte mich noch einmal ausdrücklich für Ihre Kooperation bedanken und verbleibe

mit freundlichen Grüßen

____

Florian Muschaweck

FGF ENTREPRENEURSHIP-RESEARCH MONOGRAPHIEN

Herausgegeben von Prof. Dr. Heinz Klandt, Oestrich-Winkel, Prof. Dr. Dr. h. c. Norbert Szyperski, Köln, Prof. Dr. Michael Frese, Gießen, Prof. Dr. Josef Brüderl, Mannheim, Prof. Dr. Rolf Sternberg, Hannover, Prof. Dr. Ulrich Braukmann, Wuppertal, und Prof. Dr. Lambert T. Koch, Wuppertal

Band 64
Daniel Markgraf
Einfluss von Persönlichkeit und Wissen auf den Gründungsprozess – Eine Untersuchung von kleinen Dienstleistungsunternehmen in Mitteldeutschland
Lohmar – Köln 2008 • 260 S. • € 62,- (D) • ISBN 978-3-89936-729-4

Band 65
Matthias Baum
International Entrepreneurship – Determinants of the Propensity to Internationalize and the Different Types of International New Ventures
Lohmar – Köln 2009 • 80 S. • € 37,- (D) • ISBN 978-3-89936-752-2

Band 66
Alexander Klaußner
Phasenangepasste Führung von Wachstumsunternehmen – Eine empirische Untersuchung im deutschsprachigen Raum
Lohmar – Köln 2009 • 324 S. • € 62,- (D) • ISBN 978-3-89936-843-7

Band 67
Benjamin Pfeifer
Zur Nachhaltigkeitsorientierung von Private Equity-Investoren
Lohmar – Köln 2009 • 408 S. • € 66,- (D) • ISBN 978-3-89936-877-2

Band 68
Florian Muschaweck
Franchising für Zahnärzte – Eine empirische Analyse
Lohmar – Köln 2010 • 308 S. • € 59,- (D) • ISBN 978-3-89936-994-6